多田 直人

精神疾患はなぜ生じるのか

精神疾患の本質に迫る

—パラダイムシフトをめざして—

東京図書出版

序章　この本の概要

精神疾患の診断基準の現代におけるスタンダード DSM-5・ICD-10には，多くの問題点があることが明らかになってきました。
したがって，精神疾患の本質・成因を知るには発想の転換が必要です。
そのために「プロセス概念」を提唱します。

精神疾患をひたすら細かく「分類」する DSM-5・ICD-10に対して，プロセス概念は「脳機能異常発現プロセス」という考えかたを用いて，
　　○社会的生き物であるヒトに，なぜ精神疾患は生じるのか
　　○精神疾患・精神症状（さまざまな精神病理・神経病理）はどのようにして
　　　生じるのか
　　○意識（自我意識）とは何か，それはどのようにして生じるのか
　　○病的体験（妄想や幻覚など）はどのようにして生じるのか
など，さまざまな疑問に答えます。

この章では，その概要を説明します。

１. この本を執筆した目的

パラダイムシフトをめざして（精神疾患の本質に迫る）

　この本は，現在の精神医学に多少の新しい知見をつけ加えることを目的に書かれたものではありません。精神医学と精神科医療におけるパラダイムシフトをめざしています。実にコンパクトではありますが，ここに書かれている内容は，私の「精神医学大系」です。精神疾患の全般にわたって説明します。精神疾患の本質は何か，それぞれの精神疾患，そして，幻覚や妄想などの精神症状はどのようにして生じるのか，治療薬はどのように選択すべきか，精神療法のポイントをどこに置くべきか，大脳における情報処理のメカニズムはどのようなものか，意識とは何かなど，精神あるいは精神医学についての幅広い領域にわたって，極力わかりやすく説明していきます。

　現在（ここ40年ほど）DSM-5[1]やICD-10[2]など，いわゆる操作的診断基準[3]は，疾患の本質や成因にもとづく真の診断基準ではなく，類型分類にすぎないにもかかわらず，しかも症状の重複が多すぎるにもかかわらず[4]，精神科の医療・研究のすべてがDSM-5（ないしはDSM-III, DSM-IV[5]，あるいはその国際版であるICD-10）に

---

[1] 米国精神医学会が出版した「精神障害の診断と統計マニュアル第5版」American Psychiatric Association: Diagnostic and Statistical Manual of Mental Disorders 5th Edition。脚注5も参照してください。

[2] WHO（世界保健機関）が1990年に策定した「疾病及び関連保健問題の国際統計分類第10版」International Classification of Disease 10th Edition。精神疾患に関してはいわば「DSM-IIIの国際版」です。

[3] 診断基準に基づいて機械的に診断していくことができるという意味合いで，DSM-5やICD-10はこのように呼ばれます。ただし，必ずしもそうはなっていないことを本論で指摘します。脚注4などのように，最近は批判的意見が増えてきています。

[4] Allsopp, K. et al: Heterogeneity in psychiatric diagnostic classification. Psychiatry Research 279: 15–22, 2019。DSM-5の精神医学診断に科学的根拠がないことが述べられています。

[5] DSM-III は DSM第3版のことで，1980年に発表されました。DSM第4版であるDSM-IVは1994年，DSM-5は2013年に発表されました。それまで富裕層を中心に精神分析が偏重され

依拠し，精神科におけるいわゆる実証医学[6]の議論もすべて DSM-5 に準拠しています。その結果，精神科の臨床現場においても精神医学の研究分野においても多くの混乱が生じています。もちろん学術論文はすべて原則的に DSM-5 に準拠していなければ論文として評価されず，学術雑誌に掲載してもらえません。したがって，ここ40年ほどの間（DSM-III の使用が世界中に求められるようになった1980年以降）に，精神医学に関連する自由な発想はほぼなくなり，多くの研究者は DSM-5 で思考し研究発表せざるを得なくなりました。

とはいえ，これから説明するように DSM-5 は多くの問題・矛盾をかかえているため，有効な治療法（的確な診断，明確な治療目標の設定，治療薬の選択，早期の治療的介入，患者さんへの的確なアドバイス，あるいは予防や啓発活動などを含めて）を確立するためには，DSM-5 にとらわれず（DSM-5 を離れて）精神疾患の本質を追究する必要があります。

私はこのような観点から，統合失調症やうつ病などの精神疾患を的確に理解するために最初に行うべきことは「分類」の試みではなく，まず「その本質，さらにはその成り立ちかた」を探究することであると考えました。このように発想を大きく転換して精神疾患の本質を追究する作業を進めていくなかで，パラダイムシフトが生まれました。すなわち，新しい病態の発見があり，新たな枠組み（後述する新たな疾患概念，すなわち私が「脳機能異常発現プロセス」，略して「プロセス概念」と名づけた枠組み）の導入が必要であることがわかり，さらにこの新たな枠組みのなかで「共感性障害」（ないしは「コミュニケーション障害」と呼ぶべきも

ていた米国において，本来の精神医学への揺り戻しの動きが始まったのはよかったのですが，精神分析の「対極」ともいえる極端な方向に振れてしまい「操作的診断基準」が作られ，それに従うことを世界中が強要されることになりました。ただし，厳密にいえば，精神分析から大きく離れることはできず，結局は同じ土俵の上での議論がなされていることが DSM-5 を詳読するとわかります。すなわち，方法論は真逆ですが，その精神は同じで随所に精神分析学的考察が含まれています。

[6] 根拠に基づく医療（Evidence-based Medicine，略して EBM）のことで，最新・最良の医学研究の成果を医療分野に十分に適切に利用しようという考えかたです。EBM に基づくとされる「治療ガイドライン」が精神疾患ごとに出版されていますが，それらのガイドラインに基づいて選択した治療法や治療薬は，いずれも必ずしも実効があがっているとはいえません。

の。DSM-5の注意欠如・多動性障害や自閉症スペクトラム障害に相当します[7]が，なぜ私がこのように呼ぶのかということについては本論のなかで詳述します）やいわゆる認知症（本論のなかで「後天性の全機能障害」と呼ぶべきであるという説明を行います）の位置づけなどについても明確になり，その結果として精神疾患の全体像を簡潔かつ明解に捉えることができるようになりました。

---

[7] DSM-5の「神経発達症群 / 神経発達障害群」のなかの「注意欠如・多動症 / 注意欠如・多動性障害」（Attention-Deficit/Hyperactivity Disorder，略してADHD。一般には注意欠陥多動性障害とも呼ばれます），「自閉スペクトラム症 / 自閉症スペクトラム障害」（Autism Spectrum Disorder，略してASD。一般には自閉症とも呼ばれます）などのことです。

2．発想の転換

「疾患の分類」の追求ではなく「各薬剤が効く病態」の追究

　このような発想の転換は，まず「うつ病」に注目するところから始まりました。

　うつ病患者さんは，精神科医療機関（メンタルクリニック，精神科病院，総合病院の精神科など）を受診する患者さんのなかの大きな部分を占めています[8]。ところが，「うつ病の治療方法」は必ずしも確立しているとはいえません。実際の臨床現場では，うつ病の治療に「抗うつ薬」のみならず「抗精神病薬」や「抗てんかん薬」が使用されています。なぜかというと，これらの薬がうつ病に対して実際に効くからなのです。とはいえ，すべての薬がどの患者さんにも効くわけではありません。「抗うつ薬が効く」うつ病患者さん，「抗精神病薬が効く」うつ病患者さん，そして，「抗てんかん薬がよく効く」うつ病患者さんもいます。「これらの薬剤の組み合わせが有効な」うつ病患者さんもいます。

　これはなぜなのでしょうか。

　ここで私は発想を変えてみました。すなわち最初から「うつ病」ないしは「うつ病の本質」を探究（定義）するのではなく，まず，

　　「抗うつ薬が効く病態」

　　「抗精神病薬が効く病態」

　　「抗てんかん薬が効く病態」

をそれぞれ探究（定義）していくべきではないかと考えたのです。このような探究を進めていくなかで**「精神疾患」の新しい診かた（的確な診断）・的確な治療方法の選択に近づけるのではないか**，と考えました。

　そもそもDSM-5の診断基準は矛盾だらけであることを，いわゆる２大精神疾患（２大精神病）[9]ともいえる「うつ病」と「統合失調症」についてDSM-5の診断

---

[8]　第１章の**グラフ1-1**を参照してください。

[9]　「てんかん」を加えて３大精神疾患（３大精神病）と呼ぶこともあります。ちなみに，この

基準を対比してみることで簡単に論破することができます。そのうえで,「では,どのように考えたならば真の診断を下せるのか」を考えていきます。

　結論から先にいえば,精神疾患はヒト特有の疾患であるということがわかります。すなわち,ヒトは「**先天的能力**（DNA[10]情報）とともに,**後天的能力**（ことばなどを使った伝承・経験や学習によって蓄積される脳情報[11]）を用いて,**コミュニティ**（共同社会）を形成・維持しつつ,**勤勉**で,**自立性**（私生活,独自の精神世界,個性）を保持し,**協調**し合って生きる,とても**社会的な生き物**である」ということがわかります（ちなみに,アリやハチは共同社会・コロニーを作って分業制で生活しますが,ヒトと違って各個体は独自性 individuality・私生活 privacy をもちません。また,各コロニーが密にコミュニケーションを取り協調し合って,より大きなコロニーに発展していくこともありません）。

　ヒトでは社会性を支えるために「社会形成に有用な**勤勉性・協調性・自立性・共感性**（コミュニケーション能力）・**知性**（知能）などの形質」が淘汰の末に残されて,DNA にプログラミングされてきました。しかし,ヒトは社会性を支えるために他の動物とは比べものにならないほどの「**大脳の高効率性**（大脳を効率的に働かせるメカニズム）という形質」も淘汰の末に獲得し,その結果,ヒトの大脳は酷使され過活動状態（興奮状態）が持続するようになり,「**大脳の脆弱性**が

分類法にも問題があり,その点を第6章で説明します。

[10] Deoxyribonucleic acid デオキシリボ核酸のことで,略して DNA。遺伝子（生物の設計図）を記録している物質で,おそらく地球上でもっとも安定した物質です。複製ミスは10^8（1億）塩基を複製してわずかに1個ですが,DNA 修復機構が働き複製エラーを修復する結果,複製ミスの頻度は10^{10}（100億）塩基に1個にまで減少します。ちなみに,ヒトのゲノム（ヒトの遺伝情報の総体）は DNA の二重らせん構造上に配置された約30億塩基対でできています。

[11] ヒトの場合,文化的学習に有利な大きな脳を生む「文化と遺伝子の共進化」が進んだという説があります。すなわち,文化的進化が累積していくことによって遺伝子の進化（文化的学習に有用な「より大きな大脳」を形成するための遺伝子進化）が加速し,遺伝子進化によってヒトの大脳は徐々に大きくなりいっそう文化的学習を促してきたという「文化的学習と遺伝子の共進化」説です。そして,より大きな社会の形成は集団の知恵・知識の蓄積をより加速し文化的学習をいっそう有利にしました。
〔参考文献〕ジョセフ・ヘンリック（今西康子訳）:文化がヒトを進化させた —— 人類の繁栄と〈文化−遺伝子革命〉,白揚社,2019年。

顕在化」することが多くなりました。そして，これらの形質の過剰な発揮などの結果として「精神疾患」が生じる，ということがわかってきました[12]。

図0-1[13]　「精神疾患の分類」を追求するのではなく，「各薬剤が効く病態」を追究する

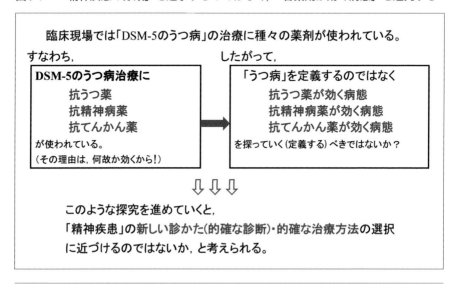

　以前はうつ病に対する治療には大変苦労していました。なぜかというと「うつ病」だからといって「抗うつ薬」で治療しても必ずしも病状が改善しない患者さんが多かったからです。
　そこで，この図に示すような「発想の転換」が生まれ，各薬剤が効く病態を発見するための追究が始まりました。

---

[12]　ヒトおよびヒトの社会がこのように発展・進化してきたという着想には，ジャレド・ダイアモンド（1937～）などの進化生物学・社会人類学の研究が大いに役立ちました。

[13]　この本では，図・表・グラフの出現場所を見つけやすいようにそれらが出てくる順番で（その種別を無視して），「章番号-章ごとの通し番号」という形式で番号を振ってあります。

3. さまざまな精神疾患・精神症状の本質，そして意識とは何か

「精神疾患」の本質を追究すると「意識」が解明される

　この本では，いろいろな精神疾患や精神症状の本質・成り立ちかた（すなわち精神病理・神経病理），認知症とは何か，いかにして精神疾患・認知症を予防するか（私たちが精神的に健康な生活を送るには，どのような心がけが必要か）などの議論も進めていきます。そして，精神疾患の本質が見えてくると「意識とは何か」という一見難解な疑問にも簡単に答えられるようになります。これは脳科学の研究では到達し得ないことがらであり，精神科医が精神疾患の本質を深く追究していくことによってのみ知り得ることがらです[14]。これについても説明します。

　このように内容は盛り沢山かもしれませんが，「コンパクトに」「わかりやすく」を心がけて説明していきます。この本のベースになったのは，当院のスタッフ向け勉強会で用いたスライドであり，同じものは製薬会社が主催する医療関係者（精神科医のみならず，医療機関の他職種のかたがたを含みます）向けの WEB 講演会などにも使用しています。さらに医師や医療関係者のみならず，非専門の職種のかたがたにもわかりやすいように説明させていただいたものがベースになっていますから，あまり肩の凝らない本にすることができたと思っています。とはいえ，精神疾患の本質を追究しており，深く切り込んだ内容になっていると自負しています。

---

[14] なお，精神・意識・知能などの本質に関しては，ロボット工学や人工知能の研究のほうが精神医学や脳科学よりもはるかに研究が進んでいるように思われます。ロボット工学などの研究成果は私がこれらの本質について考察するのに大いに役立ちました。

4. プロセス概念とスペクトラム概念 [15]

疾患の捉えかたの本質的な違い

　一般に,「抗うつ薬」はうつ病の治療薬,「抗精神病薬」は統合失調症の治療薬,「抗てんかん薬」はてんかんの治療薬であるとされています。しかし,この本ではお話の前提として,

- ●「抗うつ薬が効く病態」とは勤勉性が過度に発揮されている状態(いわば狭義の"うつ病")であり,これを**精神力枯渇プロセス**と仮称します。
- ●「抗精神病薬が効く病態」とは協調性が過度に発揮されている状態(いわば広義の"統合失調症")であり,これを**主体性喪失プロセス**と仮称します。
- ●「抗てんかん薬が効く病態」とは大脳の脆弱性が顕在化した状態(いわば広義の"てんかん")であり,これを**脆弱脳プロセス**と仮称します。
- ●薬剤は効きませんが「自立性を放棄した病態」すなわち依存的になっている状態(依存性)を**依存プロセス**と仮称します(依存性の治療は薬物療法ではなく精神療法が主体になりますが,詳しくは本論で説明します)。

　さらに,いわゆる発達障害とは「共感性(コミュニケーション能力)のためのインフラが先天的・生来的に障害されている状態」であり,**共感性障害**(コミュニケーション障害)と仮称します。**精神発達遅滞**(知的障害)は「知性(知能)のためのインフラが先天的・生来的に,ないしは発達期に障害された状態」であること,いわゆる認知症とは「主体性喪失プロセスや脆弱脳プロセスによって大脳の機能荒廃が徐々に進行していった先の最晩期の状態」であり,**後天性の全機能障害**であることを説明します。DSM-5の双極性障害(**躁うつ病**という呼称のほうがふさわしいことを本論で説明します)の実態にも触れ,双極性障害の**躁状態とうつ状態の混合状態**(いわば「対極にある状態」の混在)がどのようにして生じるのかと

---

[15] プロセス process は「過程」という意味で使用しています。さまざまな精神疾患が「発生する過程」「進行する過程」です。スペクトラム spectrum には「分布範囲」「連続体」という意味があります。

いう疑問にも答えます[16]。

　なお，DSM-5やICD-10を「スペクトラム概念」と総称した場合，「プロセス概念」はそれらと対比させた概念（各種の「脳機能異常発現プロセス」によって精神疾患の成り立ちかたを説明する概念）ということで，このように呼称します。これも本論のなかで説明していきます。

　いわゆる統合失調症は感情・主体性・自我意識などの障害であるといわれますが，感情・主体性・自我意識とは何かをさぐっていくなかで，**意識**とは何かという疑問に対する解答が得られました。同時に，この掘り下げは**病的体験**（異常内的体験。すなわち幻覚や被害妄想，あやつられ体験，思考伝播など）がどのようにして生じるのかという疑問に対しても解答を与えてくれます。

---

[16] DSM-5では「そのような状態がある」という説明が1行弱で済まされています。DSM-5では，「混合性症状」が認められたときに「混合性の特徴を伴う」という「特定用語」を付記してよい，という記載があるだけです。なぜ両者が併存するかの説明はもちろん，なぜ「混合性症状」が生じるのかについての説明も一切ありません。第6章「6．うつ状態と躁状態の関係」で詳述します。

5．生物学的精神医学と現象学的精神医学

精神医学の研究方法の２大潮流

　現在，精神医学の研究は DSM-5 に基盤を置くとともに，「生物学的精神医学」と呼ばれる，セロトニン・ノルアドレナリン・ドパミンなどの神経伝達物質[17]やその受容体[18]の働き，大脳（など中枢神経系）の神経核[19]同士のつながりなどで精神疾患の成り立ちを説明しようとする手法に基盤が置かれていますが，この手法だけでは大脳のある部位でなぜいっせいにセロトニンやノルアドレナリンが枯渇するのか，別のある部位でなぜいっせいにドパミンが溢れ出すのか，あるいは，なぜある神経核・神経回路がオーバーワークになるのか，などの疑問にうまく答えられません。いろいろな精神疾患において仮にそのような状態が現われたとしても，それは疾患の原因を説明するには不十分です（原因ではなく結果かもしれず，あるいは原因や結果としてではなく何か別の理由で生じている生化学的な異常にすぎないのかもしれません）。

　「生物学的精神医学」に対して，かつては「現象学的精神医学」という研究方法・考えかたがあり，それは精神疾患あるいは精神症状の成り立ちを現象学的（人間学的）にうまく説明することができていたと思います[20]。その観点に立ち

---

[17]　neurotransmitter。脳の神経細胞（ニューロン）同士は完全には接触していません。シナプス間隙という 0.00002 mm（20 nm）ほどの狭いすき間を挟んで相対しています。神経細胞同士（シナプス前細胞とシナプス後細胞）の情報伝達には，シナプス前細胞からシナプス間隙に神経伝達物質が放出され，シナプス後細胞にある受容体（次の脚注を参照）に結合してシナプス後細胞を興奮あるいは抑制することによって神経信号（容量性電流の移動に伴う電気変化の波，すなわち活動電位の発生によって生じる活動電流）を伝達します。
　〔参考文献〕杉晴夫：神経とシナプスの科学，講談社ブルーバックス，2015年。

[18]　neuroreceptor。シナプス後神経細胞の細胞膜にあり，neurotransmitter が結合することによって，その神経細胞は興奮したり抑制されたりして，神経信号は伝達されます。

[19]　大脳を含む中枢神経系内にあって，神経細胞が塊になって集まっている場所のことです。大脳基底核（黒質，線条体，淡蒼球などの神経核の集まり），側坐核，尾状核，扁桃体（扁桃核），視床下核，顔面神経核……など多数あります。

[20]　従来からあった「現象学的」な精神医学に対して，「新しく先進的」な精神医学，とくに数式・化学式を使って説明する定性的・定量的で緻密な「自然科学的」精神医学という考えか

返って精神疾患を捉え直すと，多くの現象をすっきりと説明できることも，この本の議論のなかでわかってきます。ただし，この本はただ単に「現象学的精神医学」の立場に立ち戻るだけではなく，新たに進化生物学・社会人類学などが解明した「人間および人間社会の本質」，ロボット工学などの AI（artificial intelligence。人口知能）に関する研究が解明しつつある「知性（ないしは知能）のしくみ」などに関する新しい知見を取り入れつつ，頭部 CT 検査[21]，脳波検査[22]を併用することでたどり着いた，まったく新たな考えかたに基づいています。

　そして，最初に挙げた「どうしてうつ病には，抗うつ薬が効くもの，抗精神病薬が効くもの，抗てんかん薬が効くものなど多彩な種類があるのか」という疑問に対する答えが得られます。抗うつ薬が効くうつ病はいわゆる「軽症うつ病」であり，抗精神病薬が効くうつ病は「メランコリー型うつ病[23]」であり，抗てんかん薬が効くうつ病は「ディスチミア型うつ病[24]」であること，DSM-III 登場以前に

たが生まれたともいえます。「現象学的」のような「人文・社会科学的」で観念的・哲学的な要素が入り込まない，とても精緻で厳密な研究方法という意味合いも多分に含まれていると思います。
　しかし，人の心の動き・人間や人間社会の動きは「数式」「化学式」であらわせる性質のものではなく，ましてや神経伝達物質やその受容体の種類などで説明しきれるものではありません。そこで「現象学的」に捉える研究方法の重要性が増します。なお，現象学的精神医学は「人間学的精神医学」とも呼ばれます。
[21] 本論で説明しますが，CT 検査（コンピュータ断層撮影法。単に「脳の形態・構造」を調べる検査）であることが重要です。MRI 検査（核磁気共鳴画像法。「脳の機能」を画像化する検査）でも脳の形態がわかるのではないかと思われるかもしれませんが，MRI でわかるのは，あくまでも脳の各部位における機能の高低・強弱の違いであり，脳機能が低い大脳表面は写らないので，脳萎縮（とくに脳表面の萎縮）を精密に検査することはできません。
[22] すべての中枢神経系・末梢神経系が機能するには，「神経伝達物質」のみならず「電気信号の流れ」も不可欠であるという事実があります。脳の電位変化を調べるのが脳波検査です。
[23] メランコリー melancholy とは「憂うつ，気分の落ち込み」のことです。几帳面で献身的，責任感が強く頼まれたら断れない，仕事熱心などの性格を「メランコリー親和型性格」と呼び，そのような性格の人が陥りやすい「うつ病亜型」を「メランコリー親和型うつ病（メランコリー型うつ病）」あるいは「メランコリア melancolia（憂うつ症，うつ病）」と呼んでいました。
[24] ディスチミア dysthymia とは「気分変調症」のことです。気分が変わりやすい，イライラしやすいなどの性格を「ディスチミア親和型性格」と呼び，そのような性格の人が陥りやすい「うつ病亜型」を「ディスチミア親和型うつ病（ディスチミア型うつ病）」あるいは単に

はそのような「うつ病分類」（うつ病亜型の考えかた）があったことを説明します。また，プロセス概念のなかで考えると，それぞれがほぼ「精神力枯渇プロセス」「主体性喪失プロセス」「脆弱脳プロセス」に該当するものの，厳密には多少のずれがあり，また，プロセス概念は「うつ病」だけを説明するものではありませんから，それらの正しい位置づけは本論のなかで示します。

「ディスチミア（気分変調症）」などと呼んでいました。

6. 私の探究方法

丹念な聞きとり，フィードバックのくり返し

　私が精神疾患の本質を探究・追究するためにとる方法は比較的単純です。たとえば，ある患者さんに認められた症状の有無を他の患者さんにも確認し，9割がたの患者さんに認められたならば，本質に少しは近づけたのかもしれません。しかし，決して10割ではないので「本質」そのものにたどり着けたわけではありません。ある考えかたをする患者さんにある症状が多く認められても，それだけで両者の間に因果関係があると断言することはできません。なぜならば単なる相関関係にすぎないかもしれないからです。たとえば「睡眠障害のある人は自殺リスクが高い」という事実がわかったとします。しかし，このことから「睡眠不足が自殺の原因である」と考える人はあまりいないでしょう。実際にこの2つの事象の間に因果関係はありません。あるいは「睡眠薬を飲んでいる人は認知症に罹病しやすい」という事実があります。多くの人はこれには間違いなく因果関係があると考えるでしょう。しかし，綿密な疫学調査を行ったところ，「認知症になりやすい人」あるいは「すでに軽い認知症に罹病している人」は睡眠障害を伴いやすいだけであって，睡眠薬の服用は認知症のリスクを高めないことがわかっています。むしろ睡眠障害を放っておくと認知症に罹病する確率が高くなるので，適切な睡眠障害対策（睡眠薬など適切な向精神薬[25]の服用など）は認知症の予防に有用である（認知症リスクを下げる）ということがわかっています。このように「常識的」な考えかただけでは，必ずしも2つの事象の間に因果関係があるのか，単なる相関関係にすぎないのかを判断することはできません。

　ある一定割合の患者さんに「このように考える傾向がある」ということを臨床的に（診察室やベッドサイドでの診療中に）見いだしたならば，それを別の患者さんにも訊いてみます。違っていたら別の質問，より本質に近いと予測される少し別の質問を考えだし，それを多くの患者さんに訊いていきます。そのような地道

25　抗うつ薬・抗精神病薬・抗不安薬など，中枢神経系に作用して生物の精神活動に何らかの影響を与える薬物の総称です。

な作業を長年にわたって何度も何度もくり返しながら，より本質に迫っていきました。ある程度まで迫ると，1つ1つのピースがうまく嵌まりだします。

　また，頭部CT検査を行って，ある部位が萎縮しているという傾向を認めた場合（これは実際に認められる検査所見ですから本論で詳しく説明します），それらの患者さんに共通する特徴は何なのか，何が原因でどのようにして萎縮が生じたのか，いつごろから始まった萎縮なのか，萎縮は治るのか，などの疑問が次々とわいてきます。これも多くの患者さんに対する時間をかけた丹念な診察をくり返し行っていくなかで，そして，患者さんたちの訴えを丹念に聞くなかで，その疑問に対する解答，その本質が見えてきます。

　国公立の病院に勤務し，多くの外来患者さん・入院患者さんを診てきました。2000年に現在のメンタルクリニックを開業する直前には一時期民間の精神科病院にも籍を置き，多くの患者さんを診てきました。そのなかで，ふと疑問に思ったこと，この症状はほかの患者さんにもあるのか，この症状はどのようにして生じるのか，このCT検査所見・脳波検査所見は臨床症状とどのように関連しているのかなど，さまざまな疑問を今までの「医学的常識」「権威あるものの説明」だけでわかったつもりにならず，本当に自分が納得できるまで地道に突き詰めていくと，いろいろなものの本質が徐々にではありますが見えてきました。また，ある患者さんは病気が良くなったときに「このように考えられるようになりました」と話してくれます。それはとても貴重で，とても示唆に富む発言です。その考えかた（思考パターン，そして行動パターンも含めて）のどの部分に疾患の本質が隠されているのか，どこに治療のポイントが隠されているのか，疾患の本質とどのように結びついているのかを考え，私なりの結論が出たところで，それを他の患者さんにも伝えていきます。その作業のくり返しによって，より適切なアドバイスを行えるようになっていきました。この作業は疾患の本質をより深く掘り下げて理解するためにも非常に役に立ちました。

　そのようにして現時点で辿り着いたところに，パラダイムシフトが見えてきたので，この本を書きあげました。

　なお，この本の構成は，第1章および第2章でDSM-5の問題点と精神疾患の

捉え直しかた（私なりに考えている精神疾患の本質）を述べ，第3章および第4章がメインの部分（プロセス概念の詳しい説明）になっていて，少し読みごたえがあるかもしれません。しかし，第5章以降はふたたびさほど肩の凝らない内容になっていると思います。とくに第3章はさらっと読み流した後でもう一度目を通してくださったほうがこの本の内容を把握しやすいのではないか，とも思います。

　それでは皆さん，私の診察室にどうぞお入りください。

目　次

第1章　精神疾患の現状とDSM-5の問題点

グラフを使って精神科医療の現状を説明します。

次いで，２大精神疾患「うつ病」と「統合失調症」のDSM-5における定義を示し，そのなかでDSM-5の問題点を洗い出します。

1. 精神疾患・精神科臨床の現状

「うつ病」と「アルツハイマー型認知症」が増えている

　3年に1度行われる厚生労働省の「患者調査」の結果が**グラフ1-1**です。うつ病とアルツハイマー型認知症が調査年ごとに着実に増えていることがわかります。これは「治療を受けている患者さんの人数」であって，実際にその疾患に「罹病している人数」を示しているわけではありません。うつ病患者数は，わが国で新たな抗うつ薬フルボキサミン[26]が発売された後に急激に増えています。アルツハイマー型認知症の患者数も抗認知症薬ドネペジル[27]が発売された後に急激に増えています。すなわち画期的な薬（良い効果をもつ薬，副作用が少ない薬など）が出ると，それまで治療を諦めていた人たちが治療を受けるようになるために患者数が増えるという傾向があり，必ずしも罹病者数が増加した（有病率が上がった）ということを示しているわけではありません[28]。また，うつ病に関しては**グラフ1-2**のような統計もあります。うつ病患者数の男女比を見ると，どの調査年においても女性のほうが男性より1.5倍以上多いことがわかります。

　一般的にうつ病というと「自殺」の主要な原因疾患と考えられていますが，戦後の自殺者数の年次推移をみた**グラフ1-3**では，戦後に自殺者数増加の3つのピークがあり，そのいずれもが男性自殺者数の増加によって形成されていること

---

[26]　Fluvoxamine（商品名ルボックス，デプロメール，フルボキサミン）。1999年に発売されました。SSRI（選択的セロトニン再取り込み阻害薬）という新しい種類の抗うつ薬で，副作用が多かった従来の三環系抗うつ薬（脚注49）や四環系抗うつ薬（脚注50）などに取って代わったことで，うつ病治療が圧倒的に受けやすくなりました。脚注46と**表3-1**も参照してください。

[27]　Donepezil（商品名アリセプト，ドネペジル）。1999年に発売されました。それまで治療薬がなかったアルツハイマー型認知症の進行を遅らせる画期的な薬ですが，認知症を治したり悪化を防いだりする薬ではありません。現在はレビー小体型認知症にも使用されています。日本の製薬会社が開発しました。

[28]　逆にいえば，いろいろな疾患に罹病していても治療を諦めている人がかなりいるのではないでしょうか。画期的な薬が開発されると潜在していた患者さんが治療を受けられるようになります。ここ数年でいえば，たとえば「発達障害」の患者数が増えています。

がわかります。これに関連するのが**グラフ1-4**です。これを見ると，バブル崩壊後に始まる不況（バブル崩壊は平成5年〈1993年〉ころで，それに伴う大きな不況は平成10年〈1998年〉ころから始まり，銀行や証券会社までが経営破綻しました）以降に働き盛りの男性の自殺者数が極端に増加していることがわかります。女性ではバブル崩壊前後で大きな変化は見られません。これは第6章「5. 逃避願望と自殺企図の相違点と関連性」のなかで脆弱脳プロセスとの関連で説明します。

グラフ1-1　精神疾患が増えている（厚生労働省患者調査，2017年）

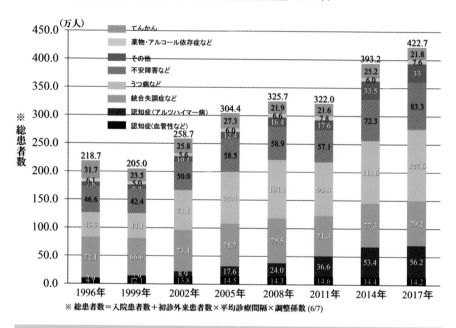

※ 総患者数＝入院患者数＋初診外来患者数×平均診療間隔×調整係数(6/7)

患者調査は3年ごとに実施されますが，調査年を追うごとに精神科などで治療を受ける患者数が増えていることがわかります。2002年の調査年以降，とくにうつ病やアルツハイマー型認知症の患者数が増加しています（脚注26，脚注27も参照してください）。
てんかんや統合失調症に関しては大きな変化を認めません。

グラフ 1-2　うつ病患者数の推移 (厚生労働省患者調査, 2017 年)

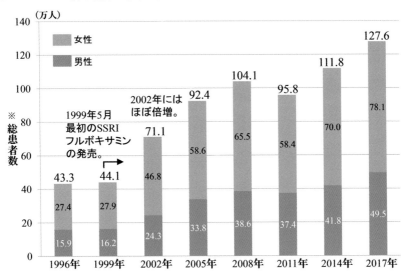

気分 (感情) 障害 (躁うつ病を含む, ICD-10：F30-39) の総患者数.
総患者数とは, 調査日 (各年の10月) には医療施設に行っていないが, 継続的に治療を受けている患者を含めた患者数
※総患者数＝入院患者数＋初診外来患者数×平均診療間隔×調整係数 (6/7)

　うつ病患者さんの数は調査年 (3年ごと) を追うごとに (受診患者数が全体的に減少した 2011 年を除いて) ほぼ増加の一途をたどっていることが, いっそうわかりやすいと思います。男女比を見ると女性患者数が多く, 男性の 1.5 倍以上に達することがわかります。
　日本では現在もまだ就業者のなかに占める男女比は男性のほうが約 1.5 倍と高く, 正規・非正規の比率, フルタイム・パートタイムの比率においても同様の傾向がみられます。そして, 相変わらず共働き世帯であっても女性のほうが家事・育児の負担が大きいという傾向が強く認められます。それらの要因が「うつ病患者数の男女差」と何らかの関連をもっているのか, まったく別の生物学的な性差のあらわれなのか, 男女差が生じる理由は不明です。
　なお, ここで注意すべきは, この調査でわかるのは「治療を受けている人のなかでは女性のほうが多い」ということであって, 必ずしも「女性のほうが罹病率が高い」ことの明示ではないということです。

グラフ1-3　自殺者数の年次推移（厚生労働省，人口動態統計）

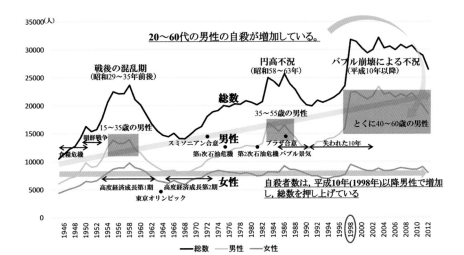

　戦後の自殺者数の年次推移を示すグラフですが，自殺者数の増加を示す3つのピークがあります。
　　①最初のピークは戦後の混乱期（昭和29年〜35年，1954年〜1960年）
　　②2番目のピークは円高不況期（昭和58年〜63年，1983年〜1988年）
　　③3番目のピークはバブル崩壊による不況（平成10年〜，1998年〜）
です。ここで注目しなければならない点が2つあります。すなわち，
　　①経済的に困難な時期に自殺者数が増えている。
　　②女性の自殺者数は戦後一貫してほぼ横ばいであり，戦後に認められる3つのピークは主に男性の自殺者数の増加によって形成されている。
という2つの事実です。「うつ病」は「自殺」という現実とリンクさせて考えられがちですが，「うつ病患者数」は女性が多いのに対して，「自殺者数」は男性が圧倒的に多いという事実があります。なぜなのかは第3章「3．脆弱脳プロセス」および第6章「5．逃避願望と自殺企図の相違点と関連性」で考察します。
　なお，長期的な推移をみると，昭和30年前後・昭和60年前後に2つの山を形成した後，平成10年に急増し，その後連続して3万人前後で推移していましたが，ここ数年自殺者数が減少傾向にあります。ここで1つ注意すべき点があります。すなわち「自殺者」とは「遺書を残した変死者」であり，変死者数は例年10〜20万人にも及んでいるという点です。したがって，必ずしも「ここ数年自殺者数が間違いなく減少に転じている」と断定することはできません。

グラフ1-4　雇用状況の悪化等に伴う男性自殺者数の増加 (厚生労働省，人口動態統計)

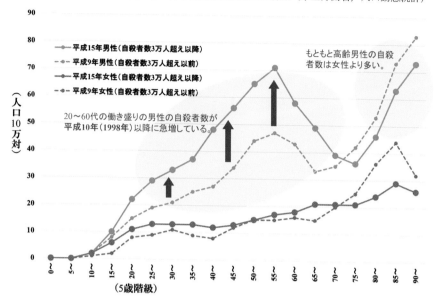

平成10年（1998年）にバブル崩壊による大不況が始まりましたが，それ以前（平成9年，1997年）とバブル崩壊後（平成15年，2003年）における「年齢別自殺者数」を比べたグラフです。
　ここで注目したい事実があります。それは，
　　①「働き盛りの20〜60代男性」でバブル崩壊以降に自殺者数が著しく増加している。
　　②「高齢男性」における自殺者数の異常な多さで，これはバブル崩壊前後で変わらない。
という2つの事実です。戦後に認められる自殺者数の3つのピークは経済的困難期における男性自殺者数の増加によって形成されていましたが，それはとくに「働き盛りの男性の自殺者数増加」によって形成されているのです。

　さて，精神疾患の患者数に占める「うつ病の患者数」の割合が比較的多いことを含めて，精神科の医療現場の実態を多少はわかっていただけたかと思います。ところで，皆さんは「うつ病」とはどのような病気であるとお考えでしょうか？
　一般的には，うつ病には精神症状と身体症状があり，「うつ病の精神症状」としては，
　　○気分が憂うつである，落ち込んでいる，沈んでいる。
　　○追い詰められた感じがする。

○マイナスの考えがぐるぐるまわって止まらない。

　○気力がわかない，何をするのも億劫である。

　○ひどくイライラする。

　○いっそ死にたくなる。

などがあり，多くの場合，朝に調子が悪く，昼過ぎから少しずつ回復し，夕方から夜にかけては朝方よりもいく分マシになるという「日内変動」がある，と捉えられています。

　一方「うつ病の身体症状」としては，

　○全身がだるい，体が重い。

　○頭痛がする，頭が重い。

　○めまい。

　○肩こり。

　○動悸，ため息。

　○胸やけ，吐き気。

　○食欲不振。

　○性欲の減退。

　○下痢，便秘。

　○手足のしびれ，冷え。

　○耳鳴。

　○目がかすむ。

　○夜不眠で，寝つきが悪い，眠りが浅い，熟睡感がない。

などがあり，このような身体症状が現われ，元気がなくなり，気分が落ち込む精神疾患が「うつ病」である，と考えられています。そして，この病態を「厳密」に記述したもの，すなわち「うつ病」のもっとも適切な（もっとも慎重かつ十分に考え抜かれた）診断基準がDSM-5であると信じられています。

　果たしてそうなのでしょうか？

　それをこれから検証していきます。

２．DSM-5とは

精神疾患の細分化

　アメリカ精神医学会が策定し出版したDSM-5では，精神疾患を以下のように分類しています。
1．神経発達症群 / 神経発達障害群
2．統合失調症スペクトラム障害および他の精神病性障害群
3．双極性障害および関連障害群
4．抑うつ障害群
5．不安症群 / 不安障害群
6．強迫症および関連症群 / 強迫性障害および関連障害群
7．心的外傷およびストレス因関連障害群
8．解離症群 / 解離性障害群
9．身体症状症および関連症群
10．食行動障害および摂食障害群
11．排泄症群
12．睡眠－覚醒障害群
13．性機能不全群
14．性別違和
15．秩序破壊的・衝動制御・素行症群
16．物質関連障害および嗜癖性障害群
17．神経認知障害群
18．パーソナリティ障害群
19．パラフィリア障害群
20．他の精神疾患群
21．医薬品誘発性運動症群および他の医薬品有害作用
22．臨床的関与の対象となることのある他の状態

　DSMは改訂のたびに（疾患分類体系を作り変えるたびに）新しい疾患名に変更

されるため，病名（とその診断基準）を覚えるのが大変です（個々の疾患群の説明
は，この本にとって重要ではないので，省略させていただきます）。古い文献を検索
するときには，（これはどの研究分野にも当てはまることですが）それが DSM-III な
のか DSM-IV なのかその改訂版なのか DSM-5 なのか，あるいは ICD-10 に基づく
分類名なのかを考えるのに苦労します（後述しますが，これは細分化しすぎによる
弊害であり，しばしば疾患群が新たに誕生したり消滅したりをくり返しているからでも
あります）。

　さて，この22分類にはさらに下位分類があって，精神疾患を非常に細かく
規定しています。たとえば『DSM-5精神疾患の診断・統計マニュアル（日本語
版）[29]』は B5 サイズで800ページ超の分厚く「とても精緻な分類マニュアル」に
なっています。ちなみに今皆さんが手に取られているこの本は A5 サイズと二回
りほど小さく（紙の面積で66％），しかもページ数は3分の1ほどです。

　たとえば「2. 統合失調症スペクトラム障害および他の精神病性障害群」の下
位分類は以下のとおりです。

- 統合失調型（パーソナリティ）障害
- 妄想性障害
- 短期精神病性障害
- 統合失調症様障害
- 統合失調症
- 統合失調感情障害
- 物質・医薬品誘発性精神病性障害
- 他の医学的疾患による精神病性障害
- 他の特定される統合失調症スペクトラム障害および他の精神病性障害
- 特定不能の統合失調症スペクトラム障害および他の精神病性障害

　それぞれに，さらに下位の分類も示されています。また，DSM-5 では「緊張
病」を独立した分類としては扱わず，「統合失調症スペクトラム障害および他の

[29] 「DSM-5精神疾患の診断・統計マニュアル（日本語版）」（日本語版用語監修：日本精神神経
学会，監訳：髙橋三郎・大野裕，訳：染矢俊幸・神庭重信・尾崎紀夫・三村將・村井俊哉），
医学書院，2014年。

精神病性障害群」のなかで言及されており，

- ■ 他の精神疾患に関連する緊張病
- ■ 他の医学的疾患による緊張病性障害
- ■ 特定不能の緊張病

となっています。「統合失調症スペクトラム障害および他の精神病性障害群」だけでも，合計35ページにわたって1つ1つに細かな規定が記載されています（この本の紙面でいえば，50ページ以上に相当します。もっとも，この本でも「主体性喪失プロセス」には37ページを割いていますが，この本では「分類」のみに紙幅を割いているのではなく，その「本質」「成因」「症状」「検査所見」「治療法」などに踏み込んで言及している点が大きく異なります）。

　なお，DSM-5の分類の21は治療薬による副作用として生じる症状群です。

　精神科以外の臨床診療科の疾患分類は改訂のたびにこれほど目まぐるしく変容を遂げることはありません。もちろん新しい病態・疾患が見つかれば多少の訂正や追加（補追）はありますが，改訂ごとに枠組み自体が大きく作り変えられることはありません。これは精神疾患領域だけに特有の事態です。

3．DSM-5の問題点

「うつ病 (DSM-5) / 大うつ病性障害」と「統合失調症」の対比を通して

DSM-5の問題点をさぐるのに，DSM-5の「統合失調症スペクトラム障害および他の精神病性障害群」のなかの「統合失調症」と「抑うつ障害群」のなかの「うつ病 (DSM-5) / 大うつ病性障害」(以下，「うつ病」と略) の２つを比較してみたいと思います。

なお，(1)と(2)は読まずに，(3)まで飛ばしていただいてかまいません。肝心な説明は(3)「うつ病」と「統合失調症」の対比から見えてくる問題点のなかで行っています。細かいところに興味があるかたは必要に応じて(1)と(2)に戻って読み直してみてください。

(1)「統合失調症」の診断基準

DSM-5の「統合失調症スペクトラム障害および他の精神病性障害群」のなかの「統合失調症」を引用させていただくと，以下のようになります (なお，文中の「または」は「/」という記号で置き換えてあります)[30]。

A．以下のうち２つ以上が，おのおの１ヵ月 (治療が成功した場合はより短い期間) ほぼ常に存在する。これらのうち少なくとも１つは① / ② / ③である。
①妄想
②幻覚
③まとまりのない発語 (例：頻繁な脱線 / 滅裂)
④ひどくまとまりのない / 緊張病性の行動
⑤陰性症状 (すなわち感情の平板化 / 意欲欠如)
B．障害の始まり以降の期間の大部分で，仕事，対人関係，自己管理などの面で

---

[30] 脚注29の p99–105 より。

１つ以上の機能レベルが病前に獲得していた水準より著しく低下している（注：小児期や青年期の発症の場合，期待される対人的，学業的，職業的水準にまで達しない）。

C．障害の持続的な徴候が少なくとも６ヵ月存在する。この６ヵ月の期間には，基準Aを満たす各症状（すなわち，活動期の症状）は少なくとも１ヵ月（治療が成功した場合はより短い期間）存在しなければならないが，前駆期／残遺期の症状の存在する期間を含んでもよい。これらの前駆期／残遺期の期間では，障害の徴候は陰性症状のみか，あるいは基準Aに挙げられた症状の２つ以上が弱められた形（例：奇妙な信念，異常な知覚体験）で表されることがある。

D．以下の理由で，統合感情障害と「抑うつ障害／双極性障害，精神病性の特徴を伴う」が除外されていること。

　　①活動期の症状と同時に，抑うつエピソード，躁病エピソードが発症していない。

　　②活動期の症状中に気分のエピソードが発症していた場合，その持続期間の合計は，活動期および残遺期の持続期間の合計の半分に満たない。

E．その障害は，物質（例：乱用物質，医薬品）／他の医学的疾患の生理学的作用によるものではない。

F．自閉症スペクトラム症や小児期発症のコミュニケーション症の病歴があれば，統合失調症の追加診断は，顕著な幻覚や妄想が，その他の統合失調症の必須症状に加えて，少なくとも１ヵ月（治療が成功した場合はより短い期間）存在する場合にのみ与えられる。

⑵「うつ病」の診断基準

　DSM-5の「抑うつ障害群」のなかの「うつ病」を引用させていただくと，以下のようになります（なお，文中の「または」は「／」という記号で置き換えてあります）[31]。

---

[31]　脚注29のp166–167より。

A．以下の症状が2週間に5項目以上みられ，病前の機能から変化がみられる。症状のうち少なくとも1つは，①/②のいずれかを満たす（注：明らかに他の医学的疾患に起因する症状は含まない）。

①患者自身のことば（例：悲しみ，空虚感，絶望感）/ 他者の観察（例：涙を流しているように見える）によって示される，ほぼ一日中，ほぼ毎日の抑うつ気分（注：子供や青年では易怒的な気分もありうる）。

②ほぼ一日中，ほぼ毎日の，（ほぼ）すべての活動における興味 / 喜びの著しい減退（患者自身のことば / 他者の観察によって示される）。

③食事療法なしで，有意の体重減少 / 体重増加（1ヵ月で体重5％以上の変化），または，ほぼ毎日の食欲の減退 / 増加（注：子供の場合，期待される体重増加がみられないことも考慮すること）。

④ほぼ毎日の不眠 / 過眠。

⑤ほぼ毎日の精神運動焦燥 / 制止（他者が観察可能で，ただ単に落ち着きがない / 緩慢になったという主観的感覚ではないもの）。

⑥ほぼ毎日の疲労感 / 気力の減退。

⑦ほぼ毎日の無価値感，過剰 / 不適切な罪責感（妄想的であることもある。単に自責 / 病気になったことへの罪悪感ではない）。

⑧ほぼ毎日の思考力や集中力の低下 / 決断困難（患者自身の言明 / 他者の観察による）。

⑨死についての反復思考（死の恐怖だけではない），具体的な計画はないが反復的な自殺念慮 / 自殺企図 / 自殺するための具体的な計画。

B．その症状は，臨床的に意味のある苦痛 / 社会的・職業的・他の重要な領域における機能障害を惹き起こす。

C．統合失調感情障害，統合失調症，統合失調症様障害，妄想性障害，他の統合失調症スペクトラム障害，他の精神病性障害群でうまく説明できない。

D．躁病エピソード / 軽躁病エピソードが存在したことがない。

⑶「うつ病」と「統合失調症」の対比から見えてくる問題点

長々と引用させていただきましたが，このようにDSM-5の診断基準は長大で

す。

さて，この2つの精神疾患の診断基準で，いったい何が問題になるのでしょうか？

それをお示しするために**表1-5**を作ってみました。

表1-5　DSM-5の「うつ病」と「統合失調症」の症状比較

うつ病	統合失調症
無価値観，過度/不適切な罪責感（単に自責/罪悪感ではなく，妄想） ※　妄想は他疾患でも出現する	妄想，幻覚 ※　妄想・幻覚は他疾患でも出現する
悲しみ，空虚感，絶望感，抑うつ気分，興味・喜びの著しい減退，疲労感/気力の減退 思考力・集中力の低下/**決断困難** ※　うつ病では談話が迂遠になる	感情の平板化（**陰性症状**） 意欲欠如（**陰性症状**） 思考の貧困（**陰性症状**） まとまりのない発語（頻繁な脱線/滅裂）
体重減少/増加，食欲の減退/増加	※　統合失調症でも同様に認められる
不眠/過眠	※　統合失調症でむしろ多い
精神運動焦燥/制止 ※　うつ病性興奮・昏迷と緊張病性は鑑別困難	ひどくまとまりのない/緊張病性の行動 ※　緊張病性興奮・昏迷とうつ病性は鑑別困難
死についての反復思考	※　むしろ統合失調症のほうが自殺率は高い
社会的/職業的な機能障害	仕事/対人関係/自己管理などの機能レベル低下
統合失調症，統合失調感情障害，妄想性障害，他の統合失調症スペクトラム障害，他の精神病性障害群，双極性障害を除外	統合失調感情障害，抑うつ障害，双極性障害を除外

（表中の"/"は"または"の意味です）

> 　DSM-5における「うつ病」と「統合失調症」の診断基準のなかから，主な症状を対比しやすいように左右に並べて示してあります。
> 　一目瞭然と思いますが，両者の区別は「症状の軽重」と「お互いの除外」だけであり，かつ，恣意的に「省略されている症状」が多いことがわかります。
> （※はDSM-5に記載がない症状に対する私のコメントです）

この表をよく見比べると一目瞭然かもしれませんが，一応補足の説明をさせていただきます。

まず，うつ病では単なる自責の念や罪責感ではない「過度または不適切」な，

すなわち「妄想的」な自責・罪責感があります。統合失調症では「妄想」あるいは「幻覚」が認められることがあります。両者の線引きは曖昧です（なお，幻覚は統合失調症以外でも認められ，妄想はうつ病や統合失調症以外でも認められます）。

　次に，うつ病では「空虚感，抑うつ気分，興味や喜びの著しい減退」があります。統合失調症では「感情の平板化」（統合失調症の場合，これを「陰性症状」と呼びます）が認められます。さらに「気力の減退」（うつ病）と「意欲欠如」（統合失調症の陰性症状）。「思考力・集中力の低下」（うつ病）と「思考の貧困」（統合失調症の陰性症状）。うつ病では談話が迂遠に（回りくどく）なりますが診断基準には記載がなく，「まとまりのない発語」（統合失調症）が診断基準には記載されています。これらは「程度の差」といえないでしょうか。

「体重減少または増加」「食欲の減退または増加」（うつ病）は，統合失調症の診断基準には記載されていませんが，統合失調症にも認められる症状です。

「夜不眠または睡眠過多（過眠）」（うつ病）は，統合失調症の診断基準には記載されていませんが，むしろ統合失調症に多い症状です。

「精神運動焦燥」（うつ病）の重症化したものは「うつ病性興奮」とも呼ばれ，「緊張病性興奮」（統合失調症）と臨床的に非常によく似ていて，病状が改善してみてはじめてその興奮が「うつ病性」のものだったのか「緊張病性（統合失調症性)」のものだったのかがわかるという病態です（軽快しても鑑別診断がつかない場合が多々あります）。「精神運動制止」（うつ病）の重症化したものは「うつ病性昏迷」とも呼ばれ，「緊張病性昏迷」（統合失調症）と臨床的に非常によく似ていて，やはり病状が改善してみてはじめてその昏迷が「うつ病性」のものだったのか「緊張病性（統合失調症性)」のものだったのかがわかるという病態です。すなわち，両疾患とも極端な病態を呈した場合には，まったく区別がつかず，改善してから**表1-5**に示すような鑑別診断を要します。

「死についての反復思考」（うつ病）は，統合失調症の診断基準には記載されていませんが，自殺率はむしろ統合失調症のほうが高いという事実があります。

「社会的または職業的な機能障害」（うつ病）と「仕事，対人関係または自己管理などの機能レベル低下」（統合失調症）になると，もはや両者の何が違うのかわかりません。

　極めつけが最後の項目です。うつ病は「統合失調症圏の病気」を除外し，統合

失調症は「うつ病圏の病気」を除外しなければならないのです。症状の軽重に
よる両疾患の明確な線引きは困難であり，結局お互いの除外（似たものどうしを
除外し合う）で区別をつけるしかありません。また，両疾患において「双極性障
害」の除外も求められていますが，このことはとりもなおさず「双極性障害」も
類似の症状を呈し得るということを認めているにほかなりません。はたして，こ
れが「科学的」あるいは「適切」な診断基準といえるでしょうか[32]。皆さんはど
のようにお考えになりますか。

　このように「とても精緻な診断基準」と考えられているDSM-5ですが，実際
は症状の重複が非常に多いうえに，特徴的な症状の記載があえて省かれているな
ど恣意的な操作が随所に認められます。さらには症状の重複が多いので，診る人
によって「うつ病」と診断したり「統合失調症」と診断したりすることができる
のです。なぜかといえば，除外し合う２つの疾患群の病態，すなわち「統合失調
症圏の病態」と「うつ病圏の病態」自体が，そもそも明確に区別しがたいものだ
からなのです。
　いわば"２大精神疾患"ともいえる「うつ病」と「統合失調症」においてさえ
（さらには「双極性障害」においてさえ）この状態ですから，事態は深刻です。

⑷　その他の精神疾患（DSM-5の疾患群）における問題点

　DSM-5に記載されている疾患群の多くで，「統合失調症」と「うつ病」に見ら
れたのと同様に「症状の重複」あるいは「症状の記載の省略」が随所にみられま
す。
　たとえば同じ「不安症群／不安障害群[33]」に含まれる「社交不安症／社交不安障
害（社交恐怖）」（この本では「社交不安障害」と略）と「パニック症／パニック障

---

[32]　なお，⑴と⑵の項に記載したとおり，症状の持続期間や出現頻度についても細かな規定が
　　あり，一見「精緻を極めた診断基準」のようですが，その数値の根拠はいっさい示されてい
　　ません。
[33]　脚注29のp187–224より。

43

害」(同じく「パニック障害」と略)でも同様の問題を認めます。すなわち，

①社交不安障害とは，「他者の注目を浴びる可能性のある1つ以上の社交場面に対する，著しい恐怖／不安。例として，社交的なやり取り（例：雑談すること，よく知らない人に会うこと），見られること（例：食べたり飲んだりすること），他者の前でなんらかの動作をすること（例：談話をすること）が含まれる。」

②パニック障害とは，「くり返される予期しないパニック発作。パニック発作とは，突然，激しい恐怖／強烈な不快感の高まりが数分以上でピークに達し，その時間内に以下の症状のうち4つ（またはそれ以上）が起こる。」

となっています。そして，

①′社交不安障害の場合は，不安状態に伴ってどのような症状が生じるのかという記載はなく，不安症状が生じる状況が「社交的状況」であり，どのような状況を回避したがるかという点が羅列されています。

②′パニック障害の場合は，不安状態がどのような状況で生じるのか・どのような状況を回避したがるのかという記載はなく，不安状態で起こり得るさまざまな症状が羅列されています。

要するに，それぞれ別カテゴリの症状・項目を羅列しており，両者の違いについては説明を回避しています。そのうえで，お互いの除外を求めています。これが「真の」あるいは「適切な」「科学的な」診断基準といえるでしょうか。

同じ「不安症群／不安障害群」に含まれる「広場恐怖症」についても同様のことがいえます。「社交不安障害」の場合と同様にどのような状況でそれが生じるかを羅列するだけで，「パニック障害」の場合のような不安状態に伴ってどのような症状が出現するかについての説明は回避されています。そして，「(社交不安障害のように) 社交的状況のみに関連するものではない」「(パニック障害の存在とは別に診断され) 両基準を満たせば，両方の診断が選択されるべきである」と記載されています。除外が無理であれば，両方の診断をつけましょう，という方針です (すなわち，広場恐怖症とパニック障害の両方，という意味です)。同じ「不安症群／不安障害群」のなかの各障害ですが，どれとどれはなぜ除外し合わなければならず，どれとどれはなぜ併記を認めるのか，ということの根拠はいっさい示されていません。

　そもそも「うつ病」と「統合失調症」の診断基準には「不安」についての記載がいっさいありませんでした。しかし，この両疾患においてこそ強い不安（不安感，杞憂，取り越し苦労，不安焦燥感，不安緊迫感など）が特徴的な症状の1つであったはずです。それにもかかわらず，両疾患の診断基準では「不安」症状の記載が省略されています。この問題については，第5章「2．プロセス概念」のなかで再度触れたいと思います。

　これ以上は取り上げませんが，DSM-5 の22個の疾患群の多くにおいて(a)症状の重複，(b)あえて診断基準に記載されず省略された症状，(c)お互いの除外，が認められます。さらにいえば，(d)根拠が示されていない各種の数値（たとえば症状の数，症状の出現頻度，症状が観察される期間など）も問題となります。

4．DSM-5とはいったい何か

「定義」ではなく単なる「同語反復（トートロジー）」に過ぎない

　図1-6はDSM-5のしくみを簡単に図示したものです。たとえば「気分が落ち込んだり，億劫になったりする」と　→「うつ病」です。この矢印（→）は逆方向も成り立ちます。すなわち「うつ病」とは　→「気分が落ち込んだり，億劫になったりする状態」です。「陽性症状や陰性症状がある」と　→「統合失調症」です。逆に「統合失調症」とは　→「陽性症状や陰性症状がある状態」です。永遠にくり返すことができます（ここで統合失調症の「陽性症状」「陰性症状」と呼ぶものの実態は，特異的な症状ではなく，前項でお示ししたとおり，それぞれ「統合失調症で認められる妄想・幻覚や興奮」と「統合失調症で認められるうつ症状」にすぎません）。他の疾患もすべて同様です（図1-6の説明文を参照してください）。

　これをトートロジー（同語反復）あるいは循環論法といいます。これは「定義」ではなく，ただの「言い直し」「言い換え」です。疾患の本質や原因は何かという議論をいっさい含んでいません。

　ですから，素人でも「診断」がつけられるのです。しかも「診断する人」の視点・立場で「自由に診断をつけられる（自由に診断を変えられる）診断基準」でもあるわけです（もしかすると「自由に操作できる」から「操作的診断基準」と呼ぶのでしょうか。これは冗談ですが……）。

図1-6　難解なDSM-5を端的に表現した表

気分が落ち込み，億劫になる	⇄	うつ病（抑うつ障害群）
陽性症状・陰性症状がある	⇄	統合失調症スペクトラム障害および他の精神病性障害群
いろいろなことが不安になる	⇄	全般性不安症 / 全般性不安障害（不安症群 / 不安障害群）
パニックになる	⇄	パニック症 / パニック障害（不安症群 / 不安障害群）
人と接するのが不安になる	⇄	社交不安症 / 社交不安障害 / 社交恐怖（不安症群 / 不安障害群）
適応できない	⇄	適応障害（心的外傷およびストレス因関連障害群）

過食・嘔吐をくり返す あるいは食べられなくなる	⇄	摂食障害（食行動障害および摂食障害群）
落ち着かず，集中できない	⇄	注意欠如・多動症／注意欠如・多動性障害（神経発達症 群／神経発達障害群）
認知機能障害がある	⇄	認知症（神経認知障害群）
眠れない，あるいは眠りすぎ る	⇄	睡眠－覚醒障害群

　DSM-5を端的に表現すると，上記のとおりになります。すなわち，素人でも「診断」が可能であり，しかも，診断する人の視点・立場で「自由に診断がつけられる診断基準」なのです。要するに，DSM-5は診断基準ではなく，単なるトートロジー（同語反復）にすぎません。

　ネットで調べて自己診断をつけて受診される患者さんが結構いますが，皆さんの「自己診断」はたいてい「当たって」います。

　ただし，それには大きな落とし穴があります。「どのような診断をつけても，ほとんどの場合当たっている」という落とし穴です。ご自分で「気分が落ち込んでいる」と感じれば「うつ病」で正解です。「周囲にうまく適応できていない」と感じれば「適応障害」で正解です。そのことで「対人関係が苦手だ，不安だ」と感じれば「社交不安障害」です。そして，「不安や緊張のあまり，状況によってはパニックになりそうだ」と感じれば「パニック障害」で正解です。そのような「いろいろなことで不安が強くなっている」と感じれば「全般性不安障害」でいいでしょう。しかし，患者さんから詳しく症状を聞いてみると，以上に挙げたすべての症状がそろっていることが多く，「患者さん自身がどの側面に焦点を当てているか」で診断名が違っているだけであることがわかります。

　そこがDSM-5の非常に大きな問題点です。

　そうすると，さまざまな精神疾患の本質とはいったい何か，精神疾患の原因はいったい何なのか，それをどのようにして見つけていけばいいのか，という素朴な疑問が改めてわいてきます。

第2章　精神疾患の成因

ヒトは非常に「社会的な生き物」です。

ヒトの社会性を支えるため DNA にプログラミングされている形質のうち,

    ○勤勉性

    ○協調性

    ○大脳の高効率性

    ○自立性

などの形質が過剰に発揮されたり放棄されたりすることによって,後天的にさまざまな精神疾患（脳機能異常発現プロセス）が生じます。

    ○共感性（コミュニケーション能力）

    ○知性（知能）

などの形質が先天的・生来的に障害されることによって,さまざまな精神障害が生じます。

1．ヒトはとても社会的な生き物である

精神科は社会的生命を救う科，身体科は肉体的生命を救う科

　結論からいえば「精神疾患」はヒトに特有の疾患です。もちろんヒト以外の動物もさまざまなストレスにさらされて，ときに身体症状や精神症状をあらわすことがあります。とくにヒトに飼われている動物（家畜やペットなど）に多いかもしれませんが，ヒトほど多彩で深刻な「精神症状」あるいは「精神疾患」は生じません。

　少し視点を変えて「私たち精神科医はいったい何をめざして患者さんたちを治療しているのか」と問いかけてみると，それは（少し乱暴な言いかた・分けかたになりますが），

　　　精神科　＝　社会的生命を救う科

　　　身体科（精神科以外の科）　＝　肉体的生命を救う科

と考えてみてもいいのではないでしょうか。もちろん精神科医も肉体的生命を救うために治療をしますし，身体科の医師も社会的生命を救うために治療をします。しかし，第一義的に救うのは，精神科が社会的生命，身体科が肉体的生命，という考えかた・分けかたも許されると思います。

　ヒトは多分に「社会的な生き物」なのです。

　その社会的生き物であるヒトは，ヒト特有の疾患である「精神疾患」に罹病します。その精神疾患を治療するのが精神科医です。ちなみに，精神分析医である土居健郎がその著書『「甘え」の構造』[34]のなかで「精神医学は教育と極めて近く，精神科医はいわば再教育者である」旨書いていますが，私のなかでは今でも心に残ることばです。私はこのことばを薬物療法とともに精神療法（とくに考えかたや生きかたに対する適切なアドバイスを行い，それらを変えていく努力のしかたについてアドバイス・指導をしていくこと）が大切であるという意味合いで捉えま

---

[34]　土居健郎（どいたけお，1920 − 2009）：「甘え」の構造，弘文堂，1971年。

した。また，精神科医自身もいわゆる「社会的常識」と医学に限らない広い範囲の「科学的常識」をしっかりと身につけなければ適切なアドバイスをすることはできません。したがって，精神科医は自分自身をみがいていくことがとても大切であると痛感しました（もっとも社会的常識や科学的常識の捉えかたは人それぞれでしょうが……）。

　それはさておき，ではなぜ「社会的生き物」であるヒトに，「精神疾患」は生じるのでしょうか。

２．ヒトの社会性を支えるもの

社会形成のために有用な形質が淘汰の末に残されてきた

　序章でも述べましたが，精神疾患はヒト特有の疾患です。そして，ヒトは「**先天的能力**（DNA 情報）とともに，**後天的能力**（ことばなどを使った伝承・経験や学習によって蓄積される脳情報）を用いて，**コミュニティ**（共同社会）を形成・維持しつつ，**勤勉**で，**自立性**（私生活，独自の精神世界，個性）を保持し，**協調**し合って生きる，とても**社会的な生き物**」です。

　ヒトの社会性を支えるために，社会形成に有用な形質（能力）が DNA にプログラミングされていて，これらの形質には後天的に（社会生活を行うなかでのさまざまな経験・学習を通して）さらにいっそうみがきがかかります。社会形成に有用な形質としては，

　　勤勉性

　　協調性

　　自立性（独自性を保ちつづけ，自己表現・自己決定できる能力）

　　共感性（コミュニケーション能力）

　　知性（知能）

などがあり，淘汰の末に残され DNA にプログラミングされてきました。しかし，ヒトではこれらの形質を最大限に発揮し社会性を支えるために大脳を効率よく機能させなければならず，

　　大脳の高効率性（大脳を効率的に働かせるメカニズム）

という形質もプログラミングされています。その結果，ヒトの大脳は酷使され過活動状態がつづくようになり，

　　大脳の脆弱性

が顕在化する場合が多くなりました。そして，これらの形質が過度に発揮されたり障害されたりすると（すなわち勤勉性・協調性の過度の発揮，自立性の放棄，共感性・知性の先天的・生来的な障害，大脳脆弱性の顕在化などが生じると），その結果としてさまざまな病態が生じます。それが「精神疾患」なのです。

　アリやハチも「社会的な生き物」かもしれません。しかし，アリやハチは共

同体・コロニーを作って分業制で生活するものの，ヒトとは違って独自性・個性（individuality），私生活（privacy）をもちません。ヒトでは個体ごとに独自の精神世界（内面世界 inner world，内面的な生活 internal life）をもっていて，個体ごとの独自性・個性，私生活が生まれます。言語などを用いた学習や伝承（文化的学習）によって脳情報を蓄積し，社会生活のなかでさまざまな経験を積んで個体ごとの独自性・個性を育んでいきます。さらに，ヒトがアリやハチ（そして，共同生活を営むほかのすべての動物）と決定的に異なるのは，ヒトは1つの共同社会を作り上げるだけでなく，他の共同社会と協調し合ってより大きな共同体を築き上げていくことです。

図2-1　ヒトは非常に「社会的な生き物」である

結論からいうと「精神疾患」はヒトに特有の疾患であるということがわかってくる

すなわち，ヒトは

先天的能力（DNA情報）とともに
後天的能力（言語などを使った学習や伝承によって蓄積される脳情報）
を用いて
　コミュニティ（共同社会）を形成・維持しつつ，勤勉で，自立性（私生活privacy，独自の精神世界，個性）を保持し，協調し合って生きる
とても社会的な生き物である。※ アリやハチは独自性・私生活（privacy）をもたない。

ということがわかる。そして，ヒトの社会性を支えるために「社会形成に有用な

| 勤勉性 | 協調性 | 自立性 | 共感性（コミュニケーション能力） | 知性（知能） |

などの形質」が淘汰の末に残されて，DNAにプログラミングされた。
しかし，ヒトでは社会性を支えるために「大脳が酷使され過活動状態が持続する結果，

大脳の脆弱性（大脳の過敏性）

が顕在化」することがある。これらが精神疾患を惹起することになる。

　精神疾患はヒト特有の疾患です。ヒトの「社会性」を支えるためのさまざまな形質（能力）がDNAにプログラミングされています。それらの形質の過剰な発揮などによって精神疾患が生じ，大脳の酷使によって大脳の脆弱性が顕在化したときにも精神疾患が生じます。

3. 勤勉性・協調性・自立性・大脳の高効率性などの形質

それぞれがどのようにして精神疾患と結びつくのか

社会形成にとって重要な形質（ヒトが社会性を保つために有用な形質・能力）について，その 1 つ 1 つを少し詳しく見ていきましょう。

(1) 勤勉性

勤勉性とは「自己のために努力しつつも，さまざまな価値観や利益を共有する仲間に対しても貢献しようとする形質」のことです。

私たちヒトは生まれてすぐから（あるいは胎児のときからすでに）好奇心の塊で，見て聴いて触れて外界の反応・外界からの情報を手に入れ，貪欲に知識を吸収し学習していきます。ふつうはある年齢に達すると幼稚園や学校に喜んで通い，卒業すると当たり前のように働き始めます。社会人になってからも知識の吸収に対する欲求・いろいろなことを学びとろうとする好奇心・向上心をもちつづけます。また，仕事を始めると自分の役割を十分に把握し，いちいち指示されなくても就業時間内は働きつづけます（好ましくはないのですが，ときにはサービス残業までしてしまいます）。このようにヒトはとても勤勉な生き物です。

勤勉性は知識の吸収のためにも，また，共同して作業を行っていくなかでも発揮されます（勤勉性は好奇心，知識欲，向上心などという表現型をとって現われます）。自分自身の趣味のためにも，傍の愛する者たちのためにも発揮されます。しかし，勤勉性が過度に発揮されると，仕事などを抱え込みすぎ休息を後まわしにしてしまう結果，精神力（精神的エネルギー）が枯渇した状態（いわゆる電池切れ状態）に陥ります。この状態は抗うつ薬が効く病態を追究していくなかで見つけたもので，私は「精神力枯渇プロセス」と名づけました。

⑵ 協調性

　協調性とは「他者へ気配りしつつ共同作業を行い，それによってより大きな集団を形成していこうとする形質」のことです。

　私たちヒトの最小の共同体は家族であり，そこでは夫婦（あるいは親子など）が協力し合って守るべき家族を養い育てます。地域社会・職場・学校などはより大きな共同体です。さらに自治体が集まり，国家が形成され，国際社会が共同してさまざまなものごとの解決に向かいます。犯罪者ですらたいていはつるんで（共犯関係を築いて）行動します。ヒトは協調性の塊なのです。

　しかし，協調性が過度に発揮されると周囲（他者）の評価を非常に気にするようになり周囲（他者）のペースに合わせようとしすぎ，そのために自分というもの（主体性）がなくなった状態に陥ります。主体性が失われると，病識がなくなる（精神疾患が重くなると自分が病気であることを認めなくなる）だけでなく，何といっても「疲労感」がなくなります（自分が疲れていると認識できなくなります）。抗精神病薬が効く病態にとってもっとも "要" となる（その病態の成因・病態の悪化の最大の要因ともいえる）症状は，「病識の欠如」ではなく「疲労感の欠如（疲れ知らずの状態）」です（詳しくは後述します）。疲れ知らずになると活動に（そして，ぐるぐる考えて止まらないマイナス思考に）歯止めがきかなくなり，底なしに疲れていき，慢性的な疲弊状態に陥ります。この状態は抗精神病薬が効く病態を追究していくなかで見つけたもので，私は「主体性喪失プロセス」と名づけました。

⑶ 大脳の高効率性

　ヒトが勤勉性や協調性などの形質（能力）をいかんなく発揮するために，ヒトには大脳を効率よく機能させるメカニズムが用意されていて（大脳を高効率に働かせるという形質がDNAにプログラミングされていて），ときに過活動の状態（大脳が興奮した状態，過敏性が亢進した状態）を惹き起こします。これが「大脳の脆弱性」を顕在化させます。

　ヒトと他の哺乳類（そのなかでも遺伝子的にヒトにもっとも近い霊長類であるチンパンジー）を比較してみましょう。チンパンジー（平均体重はオス49kg，メス

41 kg）の脳容積は 395 cc ほどです。390 万年前に誕生したアウストラロピテクス・アファレンシス（推定の平均体重はオス 45 kg，メス 30 kg）はもっとも古い人類の 1 つ[35]ですが，その脳容積は 434 cc です。200 万年前のホモ・ハビリス（同オス 37 kg，メス 32 kg）で脳容積は 612 cc に増大します。当初はチンパンジーとほとんど変わらなかった脳容積ですが，人類の進化とともに徐々に増大しつづけて，現代人であるホモ・サピエンス（同男性 58 kg，女性 49 kg）では脳容積は平均で 1350 cc（1200〜1500 cc，アウストラロピテクス・アファレンシスの 3 倍以上）に達します[36]。

　重量では体重の 2 ％ほどにすぎないヒトの脳が，全身が消費するエネルギー量の約 20 ％を消費します。脳の酸素消費量，ブドウ糖などの栄養消費量，発熱量は増大し[37]，もっとも酷使される臓器の 1 つになりました。

　大脳脆弱性が顕在化すると，さまざまな脳機能異常が生じます。もの忘れ，情緒不安定，過敏性（知覚過敏，神経過敏・神経質），脱抑制（自制心の低下），夢と現実の混同（せん妄状態など），幻覚などの症状となって顕在化します。この状態を私は「脆弱脳プロセス」と名づけました。この状態は抗てんかん薬（気分安定薬とも呼ばれます）が効く病態を追究していくなかで見つけました。

⑷　自立性

　ここでいう自立性とは「共同しつつも，個体・個人としての独自性を保ちつづけ，自己表現・自己決定できる形質」のことです。

　多少過剰な自立性は（協調性が失われないかぎりは）あまり問題を惹き起こしませんが，自立性が放棄されるとさまざまな問題が生じます。たとえばことばによる自己表現（自分の意見をことばで表明すること）ができなくなり，自己決定（も

---

[35]　420 万年前に誕生したアウストラロピテクス・アナメンシスが現在のところ最古の人類ですが，脳容積などの詳しい情報が得られていません。

[36]　島泰三：ヒト —— 異端のサルの 1 億年，中公新書，2016 年。

[37]　大脳（重量は体重の 2 ％）の血流量・酸素消費量・ブドウ糖消費量は全身のそれの 20 ％にも達します。最低で 1 日 2000 kcal 消費するうちの 400 kcal 以上のカロリーを消費し，1 日約 120 g のブドウ糖を消費し，20〜30 ワット の電力（電球 1 個を照らせる電力）を消費します。

のごとの最終的な判断・決定をみずから下すこと）ができなくなり，周囲（他者）に依存する状態に陥ります。この状態を「依存プロセス」と名づけました。この状態にはどのような薬剤も効かず，ひたすらその人が置かれている状況（依存的になっているという事実）を説明するしか解決方法はありません。

　当初はこの病態を明確に捉えることが難しく，いろいろな薬剤を用いた治療を試みましたが，かえって薬の副作用が出るばかりで病状が悪化する（依存性が強まる）ため，どのようにして治療するべきかでさんざん悩みました。しかし，まず患者さんに現在抱えている問題，要するに「患者さんが周囲に依存している」という事実を説明しました（要するに依存性の精神療法です）。そのような精神療法のみに治療方法を切り替えると速やかに回復することがわかりました。

　逆にいうと，どんな治療薬を使っても病状の改善が得られないときには「依存プロセス（依存性）」の存在を疑ってみる必要があります。

図2-2　協調性・勤勉性の過度の発揮，自立性の放棄などが精神疾患（精神病理・神経病理）を惹起する

勤勉性	自己のため努力しつつ，種々の価値観を共有する仲間に対しても貢献しようとする形質（能力）。

過度に発揮されると　➡　精神力の枯渇（狭義のうつ病＝SNRI/SSRIが奏効）が生じる。

協調性	他者へ気配りしつつ共同作業を行い，これによって，より大きな集団を形成していく形質（能力）。

過度に発揮されると　➡　主体性の喪失（広義の統合失調症＝抗精神病薬が奏効）が生じる。

自立性	共同しつつも，個体・個人としての独自性は保ち，自己表現・自己決定するための形質（能力）。

放棄すると　➡　自立性の喪失（依存性＝薬剤ではなく，精神療法が奏効）が生じる。

共感性（コミュニケーション能力）	知性（知能）	学習・協調・協働のために必要な形質（能力）。

先天性の障害　➡　共感性障害（ASD, ADHDなどの発達障害）・精神発達遅滞（知的能力障害）が生じる。

大脳の高効率性	社会性を支える諸形質の十分な発揮のため，大脳を効率よく機能させる形質。

大脳脆弱性が顕在化すると　➡　大脳の過活動状態（広義のてんかん＝抗てんかん薬が奏効）が生じる。

⇩⇩⇩

精神力の枯渇・主体性の喪失・大脳の過活動状態（脆弱脳）などは，いずれも「疲れ」から生じる病理であり，「疲れ」はヒトの精神疾患を理解するために有用なキーワードになる。

　生活するなかで後天的に協調性や勤勉性を過度に発揮するとき，あるいは自立性を放棄して依存的になるときなどに，ヒト特有の精神疾患（精神病理・神経病理）が生じます。
　さらに，共感性（コミュニケーション能力）や知性（知能）の先天性の障害によってもヒト特有の精神疾患・精神障害が生じます。

(5) 共感性 (コミュニケーション能力)

　ヒトはことばをあやつる能力を先天的にもっています。現代人ホモ・サピエンスの仲間であるホモ・ネアンデルターレンシス[38] (ネアンデルタール人。ちなみに脳容積はホモ・サピエンスより大きく男性で1600 cc, 女性で1350 cc前後あったといわれています[39]) は十分にことばを駆使できなかったとする考えもあります。私たちホモ・サピエンスに至ってことばをあやつる能力は, 特異的とはいえませんが非常に進化したものになりました。コミュニケーション手段・自己表現の手段は, もちろん言語だけではありません。身ぶり, 手ぶり, アイコンタクト (eye contact。目つき, あるいは相手の視線を追う), 表情, しぐさ, ボディランゲージ (body language。体の緊張感, リラックス感など), ことば以外の発声 (歓声, 嘆声, ため息……), 拍手や足踏みなどさまざまなものがあり, 逆に相手 (他者) のそれらを観察して意思疎通をはかり合います[40]。そして, 芸術的な手法 (音楽, 美術, 文学, 舞踊, 演劇など), さらにはスポーツなども自己表現の重要な手段となり, 逆にそれらを鑑賞したり観劇・観戦したりして感銘・感動や興奮を覚えます。それらのコミュニケーション手段を用いて自己表現し, また, 相手の思いや考えを汲みとり「共感し合う」ことができます。

　他者とコミュニケーションをはかるには,

　　○相手を思いやること

---

[38]　ちなみに, 私たち現生人類を「ホモ・サピエンス・サピエンス」と呼び, ネアンデルタール人を「ホモ・サピエンス・ネアンデルターレンシス」と呼ぶ場合 (現生人類とネアンデルタール人を別種とせず, 亜種とする場合) もあります。

[39]　脚注36の島泰三：ヒト —— 異端のサルの1億年を参照。

[40]　パット・シップマン (河合信和監訳, 柴田譲治訳)：ヒトとイヌがネアンデルタール人を絶滅させた, 原書房, 2015年。
　　この本のなかで, ネアンデルタール人はヒトほど言語能力・コミュニケーション能力が高くなく, 集団での狩りなどが苦手だったために十分な食料を確保することも大きな集団をつくることもできず, 一方でヒトはイヌ (オオカミ) を家畜化し, 両者はアイコンタクトを取り合いながら集団で大型動物などの狩りを行うことが得意だったので人口を増やし生存領域を拡げていき, したがって, ネアンデルタール人はヒトとの生存競争におのずと敗れていったのではないか, などの推測を行っています。

○気持ちを通じ合うこと

　　○模倣し合うこと・教え合うこと

　　○相互性・双方向性の会話ができること

などの「共感性」が必要です。ことばをあやつるには「単語」のほかに「文法」
が必要ですが，

　　○共感し合う（コミュニケーションをはかる）ために必要な仲間内の「あうん
　　　の呼吸[41]」の決まりごとが「文法」である

といえるでしょう。世界中にさまざまな言語があり，さまざまな文法が存在する
のも，それで説明がつきます。

　先天的に共感性（コミュニケーション能力）が障害されていると，「言語発達の
遅れ」と「社会性の障害」が生じますが，その基盤には「共感性の障害」があ
り，二次的に落ち着きのなさ（多動性），不注意（集中困難）などが生じます。こ

---

[41] コミュニケーションをはかるために必要なのは「あうんの呼吸」です。「文法」とは「仲間
うちで取り決めた暗黙の了解」です。強調や語尾の上げ下げなどのイントネーションであら
わされる意味合いはほぼ共通していますが，「単語をこのような順番で並べたら，このよう
な意味をあらわす」という決まりごとは，それぞれの仲間うちで「あうんの呼吸」「暗黙の
了解」がなされています。
世界中に多くの言語がありますが，それぞれが「さまざまな単語」と「さまざまな文法」
（さらにさまざまな身ぶり・しぐさなどの表現手段）を有しています。他国の言語を理解す
るには小難しい文法を習得するのではなく，この「暗黙の了解」を知り，共感性を発揮する
しかありません。
ヒトの世界では「名詞」や「動詞」が概念化の先陣を切って生まれてきたと思います。しか
し，それだけでは意思の疎通には不便・不十分です。より豊かな情報をそのなかに盛り込む
ためには，主語や副詞・助詞・目的語・過去形や未来形などの要素を発明し，それらを文章
のなかに詰め込む必要があります。そして，その並べかたなどで疑問文，肯定文，否定文な
どがあらわされることがあります。これはとりもなおさず，各コミュニティにおける「豊か
な共感性」すなわち「暗黙の了解」「あうんの呼吸」が形づくる「決まりごと」「決定事項」
なのです。
そのなかでも日本語は，世界に類を見ない「アバウト」な言語です。これは私たち日本人の
（良くも悪くも）共感性の高さが成し得た「決まりごと（文法）」なのかもしれません。な
お，同じ日本語にしても各地域によって訛り（方言）があり，また，話し言葉はひとりひと
りが厳密に文法を守って話し合われるわけではありません。年代や性別によっても違ってき
ますが，それでも意思疎通し合えます。言語とはまさに「あうんの呼吸」で用いられるもの
だからです。共感性（コミュニケーション能力）とは「相手を思いやること」「気持ちを通
じ合うこと」によって成立する「双方向性」の意思や感情の伝達です。

れが，いわゆる「発達障害」（DSM-5では注意欠如・多動性障害，自閉症スペクトラム障害などと呼ばれる病態）ですが，この本では「共感性障害（コミュニケーション障害）」と呼びます。

(6) 知性 (知能)

　言語をあやつることによってヒトは仲間と知識を共有し合い伝承し学習し後天的に豊富な脳情報を（個人としても集団としても）蓄えることができるようになりました。ヒトの勤勉性・協調性，そして，ヒトの社会性が知識の共有・伝承を可能にし，それが人類の知識・知恵を飛躍的に豊かなものにし，人類を発展させてきました。そのうえ，各個人ごとに異なる脳情報が豊富に蓄積されていくので，それぞれの個性が生まれることになります。知性とは言語をあやつるだけではなく，周囲の状況を的確に把握し判断し，ものごとを概念化し，比較し，新たな状況に適応していくための推理や判断を的確に下すなどの総合的な能力です。ひとりひとりで思考の道筋のつけかたは異なりますが，いずれにしても，この能力をいかんなく発揮するためのインフラ[42]が現代人（ホモ・サピエンス）には備わっています。

　このインフラがさまざまな形で障害されると精神発達遅滞（知的障害）が生じます。インフラが障害される場合には，知性に限らずいろいろな能力にも障害が生じる結果，知的障害のバリエーションは多彩なものになります。インフラの障害は大脳という神経組織のなかの電気の流れにもさまざまな齟齬を生じることがあり（電気生理学的な異常を生じることがあり），てんかん（脳内の電気活動の異常によって生じる発作性の疾患，あるいは意識や情動などの障害）などの併存（すなわち脆弱脳プロセスなどの併存）が多くなります。

---

[42]　Infrastructure。脳構造・脳内のネットワーク構造など，情報を蓄え，情報を駆使して思考する能力を支える下部構造のことを，ここではインフラと呼ばせていただきます。

図2-3　知性（知能）と身体は切り離せない

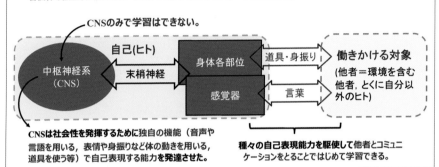

● CNS(動物)は，生き残りのため他者(外界)に選択的・能動的に働きかけ他者を主体的に変化させるものへと進化した。（ただし，多くのCNSでは脳情報の蓄積が非常に乏しくDNA情報のみであるため，環境に単に反射的・受動的に反応する。）

⇩⇩⇩

● CNSはヒトに至って脳情報を蓄積し，感情を含めた選択的・能動的な戦術をとるものへと進化した。

⇒ DNA情報(先天的能力)に経験・学習(脳情報の蓄積)による後天的能力が付与されて，各個体の独立した精神世界（個性・人格・アイデンティティ）が形成される。

CNSのみで学習はできない。

自己(ヒト)

中枢神経系
（CNS）

末梢神経

身体各部位

感覚器

道具・身振り

言葉

働きかける対象

(他者＝環境を含む他者，とくに自分以外のヒト)

CNSは社会性を発揮するために独自の機能（音声や言語を用いる，表情や身振りなど体の動きを用いる，道具を使う等）で自己表現する能力を発達させた。

種々の自己表現能力を駆使して他者とコミュニケーションをとることではじめて学習できる。

　中枢神経系（CNS: Central nervous system の略）だけで知性（知能）は成長・発達していくことはできません。あくまでも他者（外界）との相互作用を通して多くのことがらを学習し，成長していきます。逆に，他者（外界）とのより効率的な相互作用を行うために，中枢神経系ないしは知性（知能）は進化していくともいえます。
　周囲との円滑な相互作用のために，より優れた「共感性（コミュニケーション能力）」や「知性（知能）」が求められます。

(7) ヒト以外の動物の知性・共感性・言語能力についての考察

　ヒト以外の動物は，これらの能力をどの程度に獲得しているのかという疑問がわいてきます[43]。前頭葉（とくに前頭前皮質）の発達程度によって，記憶・予見・推論・駆け引きはある程度行えるでしょう（そのための前頭葉ですから）。しかし，言語を用いて仲間と知識を共有できるのは，社会的集団を形成する動物にほぼか

---

[43] エヴァ・メイヤー（安部恵子訳）：言葉を使う動物たち，柏書房，2020年。「ことば」と他のコミュニケーション手段を一緒くたにしているものの面白い議論を含みます。

ぎられると考えられます。DNA にプログラミングされている「独特の鳴き声・独特の動作」（警戒声や求愛ダンスなど）が種に共通する（生来的に獲得している）コミュニケーション手段になっていると考えられますが，それ以上のコミュニケーションは共同生活する集団内で形成される決まりごとのはずです。すなわち「ことば」は集団内における共有情報・共有財産としてその集団内で蓄えられ伝承され，その集団を構成する個体によって学習され後天的脳情報として蓄えられる必要があるので，「ことば」の使用はある程度社会的集団を形成する長寿命の動物（かつ長寿命の集団）にほぼかぎられてきます。集団のなかで育まれる「あうんの呼吸」だからです。交流がなく孤立して生活する群れ同士は「ことば」以外のまったく違うコミュニケーション手段を用いているでしょう。クジラやゾウのように遠方にいても「ことば」でコミュニケーションをはかる種も存在します（何キロメートルも離れた遠方にも，重低音は到達します）。

　ことばを習得するには，①音声を模倣する能力，②動作を模倣する能力，③その音声・動作と事物の関連づけをする能力，④それを学習するのに必要な期間だけ生きられること，⑤集団を形成して生活していること，などが必要になります。とくに集団生活・共同生活を継続するなかで「あうんの呼吸が生まれること」「波長がぴったり合ってくること」は，他種の動物の間にも認められます（たとえばヒトとペットや家畜間，共通の領域で生活する多種の動物同士など）。そして，これら多くのことがらを学習し脳情報として貯め込むためには，⑥より大きな大脳，が必要になります[44]。

　このようにしてある種の動物は「ことば」を用います。ヒトとイヌのように種が違っても「ことば」以外の手段（アイコンタクトなど）で共感性を発揮し協調し合いコミュニケーションをはかることができます。しかし，ヒト以外の動物はヒトほどには「ことば（単語や文法）」が顕著に発達することはなく，あらゆることがらを概念化し，論理思考を推し進めていくことはできません。

---

[44]　集団内に蓄積されていく知識・共通認識は「文化」と呼ばれます。文化的学習の蓄積によってヒトは道具や火を使いこなし，腕力・身体能力や咀嚼力・丈夫な消化管などに頼らなくてもよくなり，それによって多くのエネルギーを「高効率に機能する大脳」の維持のために回せるようになりました。脚注11のジョセフ・ヘンリック『文化がヒトを進化させた —— 人類の繁栄と〈文化－遺伝子革命〉』を参照。

ヒトの勤勉性・協調性，そして，ヒトの社会性が膨大な量の知識の共有・伝承を可能にし，それは人類の知識・知恵を世代を超えて蓄積させ飛躍的に豊かなものにさせ人類を発展させてきました。そのうえ各個人ごとに異なる脳情報が豊富に蓄積されていくので，ヒト以外の動物とは比べものにならないほどのそれぞれの個性がヒトには生まれることになります（属する集団の歴史や文化によっても個性は作られ，また，各個人の興味・関心の方向性によっても，あるいは職業など社会のなかにおける役割などによっても，それぞれの個性は育まれます）。

第3章　プロセス概念

各「脳機能異常発現プロセス」の説明を行います。すなわち，
　　○過剰な勤勉性がもたらす病態は，抗うつ薬が効く病態であり，
　　　「精神力枯渇プロセス」と称します。
　　○過剰な協調性がもたらす病態は，抗精神病薬が効く病態であり，
　　　「主体性喪失プロセス」と称します。
　　○大脳脆弱性が顕在化した病態は，抗てんかん薬が効く病態であり，
　　　「脆弱脳プロセス」と称します。
　　○自立性を放棄した病態（依存性）は，薬物は効かない病態であり，
　　　「依存プロセス」と称します。
それぞれの「プロセス」について詳しく説明していきます。

先天性・生来性の障害については第４章で説明します。

　プロセス概念は，１．精神力枯渇プロセス（Mental energy-exhausted process），２．主体性喪失プロセス（Subjectivity-loss process），３．脆弱脳プロセス（Fragile brain process），４．依存プロセス（Dependent process），という「脳機能異常発現プロセス」で構成されています。

　本章では各プロセスを１つ１つ掘り下げて詳しく説明し，各プロセスの成り立ち，症状，治療法などを説明します。

　次の第４章では「脳機能異常発現プロセス」以外の精神病理・精神疾患について触れます。すなわち(a)共感性（コミュニケーション能力）が先天的・生来的に障害されて生じる病態，(b)知性（知能）が先天的・生来的ないしは発達期に障害されて生じる病態，(c)認知症の本質（プロセス概念のなかでの位置づけ），(d)薬物依存について説明します。

１．精神力枯渇プロセス

過度の勤勉性によって精神的エネルギーが枯渇する

(1) 勤勉性の過剰な発揮が「生活習慣」になると

「勤勉性[45]」は基本的にヒトであれば誰もが生来的にもっている形質です。

　しかし，この勤勉性が過度に発揮されることがあります。たとえば，おせっかい焼き，せっかち（性急さ），ものごとに熱中しやすい（没頭性・没入性），何ごともきちんとやらなければ気がすまない（几帳面さ），完璧さを執拗に求めてしまう（完璧主義）という「性格」のもち主をときどき見かけます。

　この場合の「性格」とは，生まれつきの気質・性分ではなく，実は人生のある時期に身につけてしまった「生活習慣」なのです。そのような過度に勤勉な生活習慣を身につけてしまうと，

---

[45]　**勤勉性**：ヒトの DNA にプログラミングされている形質の１つで「自己のために努力しつつも，さまざまな価値観や利益を共有する仲間に対しても貢献しようとする形質」のことです。

(a) おせっかい焼き：他者の領分にまで入り込み，何にでも首を突っ込み，何ごとにも自分が率先して関わらなければ気が済まなくなり，他者の分まで自分でこなそうとします。多くのことがらに目配りしようとし，一身に背負いこんでしまいます。

(b) ハイテンション：つい気負ってしまい，ものごとに没頭しやすく，そのために心身の緊張状態が抜けなくなります。

(c) オーバーワーク：多くの役割を積極的に抱え込み，そのために時間的にも精神的にも余裕を失くしてしまいます。

(d) 精神的視野狭窄：完璧を求めて猪突猛進するために，周りが見えなくなり，ものごとの全体像を俯瞰できなくなり，その結果大きなミスを犯しがちになります。

(e) オーバーペース：性急で何ごとも一気にやってしまわなければ気が済まず，一定時間内にあらゆる作業を詰め込みすぎ，そのため疲れ切るまで休息をとれなくなります。

　このような生活習慣（思考と行動のパターン）を身につけてしまうと，休息のとりかたが下手になり，休息をとることを後まわしにするようになり，「精神力が枯渇した状態」，すなわち「精神的エネルギーの一時的な電池切れ状態」および「精神的余裕が失われた状態」などを生じます。(a)～(e)の生活習慣が徐々に強まる結果，1日の活動時間の後半になって，次の(f)～(h)を生じます。すなわち，

(f) 易疲労感（疲れやすさ）：疲れやすくなり，午前中（1日の活動の開始時）は好調でも徐々に疲れていき，午後（1日の活動の後半）には極度の疲労状態に陥ります。たとえば外出して帰るとぐったり疲れ切っています。学校や仕事から帰ると，あるいは家事を一気にやってしまうと，その後に「ぐったり感（極度の疲労感の出現）」を生じます。すなわち「疲れやすさ（易疲労感）」を自覚します。

(g) 精神的余裕（心のゆとり）の喪失：精神的余裕が失われると，不安感・イライラ感が生じます（ただし，不安感やイライラ感は精神力枯渇プロセス以外でも生じます）。精神力枯渇プロセスでは〈自分は疲れているのでイライラしている〉〈疲れているので不安になっている〉と自覚することができます。

(h)　社会機能（社交などの社会活動を行うエネルギー）の低下：精神的な電池切れ状態や精神的余裕の低下によって，ときに社会機能が低下します。すなわち，身の回りのことに対処するだけで手いっぱいになり，（興味や関心が失われたわけではないのに）社会生活にまで手が回らなくなります。しかし，精神的エネルギー不足が解消されると「社会的」な活動にふたたび目が向けられるようになり，社交などに対する不安や億劫さが解消され，十分な社会活動をふたたび積極的に行えるようになります。

⑵ 疲労感を自覚することができる（易疲労感がある）

　このときに重要な点は「疲労感がある」ということです（前章でも簡単に触れましたが，これは主体性喪失プロセスとの大きな相違点なので，主体性喪失プロセスの項で疲労感の有無の重要性を詳しく説明します）。

　疲労感があるので，疲れ切ると（電池切れ状態になると），自分が疲れ切っていること（電池切れになっていること）を自覚するので，そこでようやく（遅ればせに）休息をとります。休息をとるとエネルギーが充足される（充電される）ので，ふたたび性急に行動する結果，ふたたび電池切れになる……（性急な活動による電池切れ → 休息による充電 → 性急な活動による電池切れ……）という負の循環が生じます。

　一般に午前（1日の活動の前半）は精神力（精神的エネルギー）が充実しており，張り切って性急に1日の活動を開始し，午後（1日の活動の後半）は電池切れになるものの，一般的に精神力枯渇プロセスの場合は良質な睡眠をとることができるので翌日の起床時には疲れはリセットされています。そして，ふたたび新たな1日の活動を精力的にスタートさせる，ということがくり返されます。

　ここで1つ落とし穴があります。それは〈午後からは疲れて何もできなくなってしまうから，疲れ切る前の午前のうちにあれもこれも頑張って一気にやってしまおう〉と考えてしまうことです。その結果，午後から"案の定"いっそうの電池切れ状態に陥ります。午前中の活動を頑張れば頑張るほど，午後からの電池切れ状態のよりいっそうの増強をまねくことになります。このようにして電池切れはどんどん早まり，好不調のギャップはどんどん大きくなり，この負の循環から

抜け出せなくなります。

　疲れの本当の原因が自分自身の行動パターンにあることに気づかないために勘違いして，1日の後半の疲れをみずから強めていくという心理的な罠に嵌まってしまうことが往々にしてあります。この悪循環から抜け出せなくなると，徐々に作業効率は落ちていき，疲れやすさを感じるのが早まり，1日の活動時間の後半に生じる不安感・イライラ感が強まります。

　1日よりも長い周期の変動を示すことがあり，（たとえば睡眠障害・寝不足を伴うと）たとえば週の前半は好調で，週末が近づくにつれて疲れやすさを強く感じるようになり，休日に（十分に睡眠や休息をとることができるので）ようやく疲れがリセットされる，という少し長めの周期を示す場合があります。

⑶ 薬物療法（SSRIやSNRIなどの処方）

　治療には，抗うつ薬（**表3-1**）が使用されます。抗うつ薬のなかでも，とくにSSRI[46]，SNRI[47]，NaSSA[48]などの抗うつ薬がよく用いられます。2019年には新しいタイプの（SSRIとNaSSAの両方の機序をもつ）抗うつ薬が発売されました。ただし，これらの抗うつ薬は副作用が比較的少ないものの十分な効果を得られない場

---

[46]　Selective Serotonin Reuptake Inhibitors（選択的セロトニン再取り込み阻害薬）の略。フルボキサミン（商品名デプロメール，ルボックス，フルボキサミン），エスシタロプラム（同レクサプロ），パロキセチン（同パキシル，パキシルCR，パロキセチン），セルトラリン（同ジェイゾロフト，セルトラリン）があります。

[47]　Serotonin Noradrenaline Reuptake Inhibitors（セロトニン・ノルアドレナリン再取り込み阻害薬）の略。デュロキセチン（商品名サインバルタ），ミルナシプラン（同トレドミン，ミルナシプラン），ベンラファキシン（同イフェクサーSR）があります。

[48]　Noradrenergic and Specific Serotonergic Antidepressant（ノルアドレナリン作動性・特異的セロトニン作動性抗うつ薬）の略。ミルタザピン（商品名リフレックス，レメロン，ミルタザピン）があります。
　なお，2019年にこれらSSRI，SNRI，NaSSAとは別種のセロトニン再取り込み阻害とセロトニン作動性の両方の作用を併せもつ多重作用メカニズム型の抗うつ剤（正式な略称ではありませんがserotonin reuptake inhibitor and serotonin modulatorを略してS-RIMとも）であるボルチオキセチン（商品名トリンテリックス）が発売されました。

合があり，その際には三環系抗うつ薬[49]，四環系抗うつ薬[50]が有用です。

　抗うつ薬には臨床的に「精神的エネルギー（気力）を振り込み，それによって精神的余裕（心のゆとり）をとり戻す作用」があるといえます。患者さんには，抗うつ薬にはそのような効果がある（簡単にいうと「疲れやすさをとる薬」「気力・精神的エネルギーを振り込む薬」である）ことを説明して処方します。

　ここで，患者さんが陥りやすい問題点（そして，ときに医師側も陥りやすい問題点）があります。それは，抗うつ薬で元気になるとよりいっそう頑張ってしまい「精神力枯渇プロセス患者さんの生活習慣」が悪いほうに発揮される（調子が良くなるとつい無理をし，いっそう頑張る）ため，よりいっそう強い電池切れ状態が生じてしまうという問題点です。それによって処方薬の量が知らず知らずのうちに増えていくことになります。そのような悪い循環を断ち切るためには精神療法が有効であり，治療には不可欠です。

表3-1　抗うつ薬の種類

	一般名	商品名	メリット（効果）	デメリット（副作用）	他疾患への適応
三環系抗うつ薬（TCA）	イミプラミン	トフラニール	効果が強力．鎮静作用が強め．アモキサピンは抗コリン作用が比較的少なく，比較的即効性で，精神病性うつ病にも比較的効果が速い．	抗コリン作用．起立性低血圧症（α_1遮断作用）．心毒性（キニジン様作用）．体重増加．	遺尿症
	アミトリプチリン	トリプタノール			夜尿症，神経障害性疼痛
	クロミプラミン	アナフラニール			遺尿症，ナルコレプシー
	アモキサピン	アモキサン			

---

[49] Tricyclic Antidepressants（略してTCA）：**表3-1**および**図3-8**を参照してください。1950年代以降に開発された，もっとも古いタイプの抗うつ薬です。

[50] Tetracyclic Antidepressants：**表3-1**を参照してください。TCAの副作用（口渇，便秘，排尿困難，心毒性など）を改善するために開発されましたが，自律神経系の副作用（めまい，起立性低血圧など）が出やすいとされています。

四環系抗うつ薬	マプロチリン	ルジオミール	TCAより抗コリン作用が軽い.心毒性がない.	α₁遮断作用が強い.眠気.	
	ミアンセリン	テトラミド			
	セチプチリン	テシプール			
非定型抗うつ薬	トラゾドン	デジレル,レスリン	熟眠障害に効果がある.	副作用は少ないが,抗うつ効果が弱い.	
SSRI	フルボキサミン	ルボックス,デプロメール	「強迫性障害」「パニック障害」「社交不安障害」などにも効くといわれている.全身のセロトニン受容体以外の受容体を遮断する作用が少ない.	嘔気・下痢(セロトニン受容体刺激).眠気.効果発現が遅い.性機能障害.	OCD・SAD
	パロキセチン	パキシル,パキシルCR			PD・OCD・SAD・PTSD
	セルトラリン	ジェイゾロフト			PD・PTSD
	エスシタロプラム	レクサプロ			SAD
SNRI	ミルナシプラン	トレドミン	SSRIよりも「意欲・気力」に効くといわれる.効果発現はSSRIよりやや速め.	頭痛,尿閉.嘔気・下痢.血圧上昇,頻脈.	神経障害性疼痛
	デュロキセチン	サインバルタ			
	ベンラファキシン	イフェクサーSR			
NaSSA	ミルタザピン	リフレックス,レメロン	効果発現は速め.食欲不振・熟眠障害に効果あり.	眠気・だるさ.口渇・体重増加.	
その他(S-RIM)	ボルチオキセチン	トリンテリックス	セロトニン再取り込み阻害・セロトニン作動性の両作用を併せもつ.		

　1950年代に開発された初期の抗うつ薬が三環系抗うつ薬です（**図3-8**を参照）。比較的強い抗うつ作用を現わしますが，口渇・便秘・排尿困難・心毒性などの副作用が出やすかったため，より副作用が少ない抗うつ薬をめざして四環系抗うつ薬を含む新規の抗うつ薬が次々に開発されてきました（脚注46〜脚注50を参照してください）。
※なお，商品名のうち後発医薬品（ジェネリック医薬品）は一般名で販売されていますが，この表のなかでは省略しています。
※表中のOCDは強迫症/強迫性障害（Obsessive-Compulsive Disorder），PDはパニック症/パニック障害（Panic Disorder），SADは社交不安症/社交不安障害（Social Anxiety Disorder, Social Phobia），PTSDは心的外傷後ストレス障害（Posttraumatic Stress Disorder）の略称です（いずれもDSM-5における病名です）。

⑷ 精神療法（調子がよくても調子に乗らない，という大原則）

　すなわち患者さんは「もっと大量の抗うつ薬」「もっと強い抗うつ薬」を望むことがありますが，それは，元気が出る → いっそう頑張る → いっそう強い電池切れになる → いっそう強い抗うつ薬の処方を望む，という悪循環（いたちごっこ）に陥っているからです。そのことを患者さんに伝えます。これを予防するには，病態（病気の症状・メカニズム，そして，生活習慣・考えかた・行動パターンの問題点）をきちんと説明する必要があります。
　決して難しいことではありません。要するに「電池切れ状態になっているが，それは自分で作り出している好不調の波でもある」という点をきちんと説明することです。ある意味でとても好調になる（発病以前と同じようにバリバリ活動できる）ということは「薬がとてもよく効いている」ことを示しています。問題は患者さんが「午後（活動の後半）には不調になるので，好調な午前（活動の前半）のうちにいろいろとやってしまおう」と考え，以前よりもいっそう気負って1日の活動を始めてしまう点にあります。
　患者さんには「好不調の波はみずから作り出している波であり，好調になるということは抗うつ薬が効いている証拠である」ということを説明しつつも，抗うつ薬を飲んでも疲れ知らずになるわけではないこと，早めに休息をとる習慣を身につける練習が必要であり，早めに休息をとるほうがむしろ作業効率が上がること，精神力枯渇プロセスの生活習慣（性急さなど）を直して電池切れ状態にならないように「一息入れつつ」というペース配分を覚える必要があることをアドバ

イスします。そして，「**大原則**」があります。それは，

　　　調子がよくても，調子に乗るな。

　　（調子がよくても，ほどほどに）

という大原則です。

　患者さんがこのような生活上の心がけを守り，自分なりのペース配分を身に
つけられるようになると，服薬量を徐々に減らしていくことができます。すなわ
ち，精神力枯渇プロセスが改善してくると，同じ量の抗うつ薬を服用していて，
それまでは副作用が出ず“適量”であったのに，（病状の悪化はないにもかかわら
ず）それまでなかった眠気やだるさ（などの副作用）が現われるようになります。
このときが薬を減量するタイミングです。

　患者さんが自己判断で服薬を中断することは好ましくないということを十分に
説明します。性急さなどの間違った生活習慣を直していけばおのずと抗うつ薬を
減量できるようになる（精神力枯渇プロセスが改善していく）ので，焦って服薬を
中断せず，しっかり生活習慣や考えかたを変える努力をつづけていくように指導
します。

　精神力枯渇プロセスに陥りやすい「性格」は実は人生のある時期に身につけて
しまった単なる「生活習慣」であり，本人の努力で直すことができることをくり
返し説明します。薬の効果が出るといっそう頑張るという「いたちごっこ」を避
けるため「薬で治す」のではなく「薬の助けを借りつつ，生活習慣を変えていく
練習」をしてもらいます。この段階に達すると，抗うつ薬の服薬量の自己調節を
試してもらうことも可能になります。

⑸　意外と多い「電池切れ状態」

　精神力枯渇プロセス（あるいは，それに近い状態）を，実は多くの人たちが人生
のどこかで経験しているはずです。どうしてもここは「踏ん張りどころ」「踏ん
張りどき」という状況があります。たとえば，受験勉強であったり，就職活動
であったり，昇任試験，苛酷なノルマ，職場の経営状況の悪化や一時的な人員不
足，妊娠・出産そして子供の夜泣きによる寝不足つづき，老後における配偶者と
の死別，さまざまな災害との遭遇，など「踏ん張りどころ」は人生において数か

ぎりなくあり，そのようなとき「自分は電池切れになりかけている」と気づき，修正を試みたことのある人は大勢いるのではないでしょうか。たとえばがむしゃらに努力することをやめて，ふと力を抜いてみるなど，うまく修正できれば「負の循環」を断ち切ることができ，そこから抜け出せます。そして，多くの人がそれをうまくやってきているはずです。

　しかし，ときに自分自身の工夫・努力だけではどうにも「負の循環」を断ち切ることが困難で「電池切れ状態」をくり返すようになり，そのために生活に支障をきたすことがあります。そのときには受診を考え，薬物治療や生活環境の改善，そして身につけてしまった「生活習慣」（先述の(a)～(e)です）などの見直しを専門家（精神科医など）に相談してみるのがよいと思います。

　したがって，精神力枯渇プロセスは「健康な状態」との境界が曖昧であり，どこからが治療すべき領域なのか判断に迷うことが多い病態であるといえます。もちろん「負の循環」に陥った場合には，医療機関に出向き治療を受ける必要があると考えておいてください。そして，治療はそれほど難しいものにはならないはずです。

2. 主体性喪失プロセス

過度の協調性によって自分というもの (主体性) が失われる

(1) 協調性の過剰な発揮

「協調性[51]」は，勤勉性と同様にふつうであればヒトは誰もが生来的にもっている形質です。私たちヒトは協調性の塊ですが，協調性の過剰な発揮・間違った発揮のしかたは精神疾患につながります。

　周囲 (他者) の評価 (たとえば「他者からどのように見られているか」「他者からどのように思われているか」など，あくまでも「主観的な」他者の評価[52]) を意識しすぎると，その結果として「他者」(身内を含めた個人だけでなく，会社など各種の団体・組織を含む「他者」) のペースに合わせつづけ，振りまわされ，自分というもの (主体性) が失われた状態に陥ります。

　他者の評価を気にしすぎて，たとえばAさんのペースに合わせ，Bさんのペースに合わせ，Cさん，Dさん，Eさん……のペースに合わせつづけていると主体性がなくなります。たとえば，

「これを言ったら，相手にどう思われるか。こう思われるか，ああ思われるか」

「これを断ったら，相手に何と言われるか。こう言われるか，ああ言われるか」

などと憶測しつづけ，

「こう言おうか，ああ言おうか。やっぱりやめておこう」

などと他者に気をまわしすぎ (気を遣いすぎ) 自分というものを押し殺し (自分の意見・主張を抑え込み，呑み込み)，A，B，C……のペースに合わせすぎてしまうと，自分自身のペースで行動できなくなり，「自分というもの」(主体性) が

---

[51] **協調性**：ヒトのDNAにプログラミングされている形質の1つで「他者へ気配りしつつ共同作業を行い，それによってより大きな集団を形成していこうとする形質」のことです。

[52] 「人は自分のことをこのように (悪く) 考えているはずだ」「自分は周囲からこのように (悪く) 評価されているはずだ」という自分勝手な思い込みの評価が，「主観的な他者の評価」です。このときは「被害的 (マイナス思考)」になっているので，プラスの評価を想定することはなく基本的には「悪い評価」を想定します。

失われていきます（このとき，A，B，C……には先述のとおり個人のみならず各種の団体・組織などが含まれます）。

　主体性が失われたときのいちばん大きな問題点は「病識の欠如[53]」ではなく，実は「疲労感の欠如」です。「疲労感がなくなること」（疲れ知らずの状態になること）は，主体性喪失プロセスにとって「病識の欠如」よりもはるかに重要な（かつ，より根本的な）要素であり，主体性喪失プロセスの諸症状・主体性喪失プロセスという病態の主たる成因（病態が発展・悪化していく最大の要因）であるといえます。

　疲れ知らずになると，適切な休息をとることができなくなるために底なしに疲れていき，慢性的な疲弊状態に陥り，さまざまな症状が現われます（次項以降で詳述します）。そのような状態に効くのが抗精神病薬（第1世代抗精神病薬[54]と第2世代抗精神病薬[55]に分けることがありますが，この場合は両者）です。抗精神病薬が効く病態を追究していくなかで見つけ，私は「主体性喪失プロセス」と名づけました（先述の精神力枯渇プロセスでは，疲労感は欠如しないので底なしに疲れることはありません）。

　抗精神病薬は，いわゆる「統合失調症」のほかに，うつ病のなかでも「比較的重症のうつ病」に効くので，「主体性喪失プロセス」は「広義の統合失調症」と

---

[53]　統合失調症などの精神病患者さんは自分が病気であることを認めなくなることが多く，それを「病識の欠如」といいます。

[54]　第1世代抗精神病薬（定型抗精神病薬とも呼ばれます）の代表的なものはクロルプロマジン（商品名コントミン，ウインタミン，クロルプロマジン。1952年に開発）とハロペリドール（同セレネース，リントン，ハロペリドール。1957年に開発）があり，その後にスルピリド（同ドグマチール，スルピリドなど），ブロムペリドール（同インプロメン，ブロムペリドール）などが開発されました。**表3-7**および**表3-8**を参照してください。

[55]　第2世代抗精神病薬（非定型抗精神病薬とも呼ばれます）には，リスペリドン（商品名リスパダール，リスペリドン。1984年に開発），その後わが国での発売開始時期が古いものからペロスピロン（同ルーラン，ペロスピロン），クエチアピン（同セロクエル，クエチアピン，ビプレッソ），オランザピン（同ジプレキサ，オランザピン），アリピプラゾール（同エビリファイ，アリピプラゾール），ブロナンセリン（同ロナセン，ブロナンセリン），クロザリル（同クロザピン），パリペリドン（同インヴェガ）などがあり，新薬ではアセナピン（同シクレスト，2016年），ブレクスピプラゾール（同レキサルティ，2018年），ルラシドン（同ラツーダ，2020年）があります。

呼ぶことができ，また，抗精神病薬が効くタイプのうつ病は従来「メランコリー型うつ病」（脚注23参照）と呼ばれていたものがほぼそれに相当します。ただし，この病態のことをこの本のなかでは「主体性喪失プロセス」という仮称で説明します（要するにいわゆる統合失調症とメランコリー型うつ病は同一疾患ではないものの，ひとくくりにして考えるべき病態であるといえます。ただし，いわゆる「うつ病」の分類，さらには，いわゆる「統合失調症」の分類についてはさまざまな問題点があるので，改めて第6章のなかで詳述します）。

(2) 疲労感の欠如

　主体性を喪失すると自我意識が希薄化し，自分が置かれている状況・自分の心身の状態（疲労感を含む体調全般）などを的確に把握できなくなります。判断力が低下し，病識が欠如し，状況を把握できなくなり，あるいは感情が鈍くなります。しかし，何といっても「疲れていても，疲れていると認識できなくなること（疲労感の欠如）」が主体性喪失プロセスの諸症状を生じる最大の要因になります[56]。すなわち「疲れ知らずの状態」になると，気力がなくなったときにいっそう気力を振り絞ろうとするため休息をとることができず，底なしに疲れていき，マイナス思考が強まり止まらなくなり，慢性的な疲弊状態に陥ります。

　主体性喪失プロセス患者さんに「疲れていますか」と質問すると「疲れていません。ただ気力がわかないだけです」と答えます。あるいは患者さんが「疲れている」と答えても，詳しく訊き直すと「いつも疲れている。何もしたくない。ずっと横になっていたい」と答えます。精神力枯渇プロセスのように「何かをやり終えた後に，ぐったり疲れた」という「落差のある疲労感」（極度の疲労に陥った感覚，電池切れになったという認識・自覚の出現）ではないのです。

　主体性喪失プロセス患者さんは常に全身倦怠感や気力の減退があるので「いつ

---

[56] 「痛み」と「疲労感」は，ヒトが自分の身を守るために，生存しつづけることを保証するために必須の感覚です。ちなみに，主体性喪失プロセスが重症になると「痛み」に関しても知覚鈍麻（疼痛の感覚が鈍麻・欠如すること）が生じます。たとえば「急性虫垂炎（いわゆる"盲腸"）」などの激しい痛みを伴う「急性腹症」に罹病しても痛みを認識できないために，治療が手遅れになる場合があります。

も疲れている」と表現することがありますが，これは精神的エネルギーが充実していて気力が十分の状態から，そうではない状態（精神的エネルギーが何段階も低下した状態）へと落ちた「落差」を認識したうえでの発言ではありません。疲労感が欠如すると「疲れやすさ」（易疲労感，すなわち気力が十分な状態から疲労状態に陥ったという落差の認識）がなくなります。「いつも疲れている」という発言は「疲れ知らずになっている人が慢性的な疲弊状態に陥っている」ことを示しているにすぎません。「疲れやすさ」や「疲労感」を正しく認識しているわけではないので，注意して聞きとる必要があります。なお，多くの主体性喪失プロセス患者さんは「疲れていません」と答えます。

「疲労感（疲れ）」の有無を訊くよりも，「易疲労感（疲れやすさ）」の有無を質問するべきです。「疲れやすさ」がなく「いつも疲れていて，何ごとに対してもやる気がおきない」あるいは「いつも体が重い，だるい」と答えたならば主体性喪失プロセスです。

⑶ 疲労感の欠如による慢性的疲弊状態（疲労感がない底なしの疲労）

　主体性の喪失により疲労感が欠如すると（疲れ知らずの状態になると），慢性的な疲弊状態に陥ります。疲れ切っているという自覚はまったくなく，ただ「気力がわかない」（気力の減退，意欲の低下，億劫感），「体がだるい」（全身倦怠感，体の重さ），「頭が働かない」（思考抑制，思考制止，判断力・決断力の低下による優柔不断，頭の重さ）などの自覚・認識しかありません。精神力枯渇プロセスと違って「疲れているという自覚」（疲労感）がないので，早めに適切な休息をとることができず「遅ればせ」の休息すらとることができなくなり，その結果底なしに疲れていきます。

　慢性的な疲弊状態のときにもっとも多い自覚症状は⒜やる気がおきない，⒝体がだるい，⒞頭が働かない，という症状です。それを1つずつ説明していきます。

⒜ やる気がおきない（気力の減退，意欲の低下，無気力，億劫感）

　人は疲れるとやる気がおきなくなります。仕事も勉強も家事も，あるいは遊び

もカラオケもゲームも旅行も買い物も何もかも，すべての活動は最終的には疲れを惹き起こし，疲れるとそれらの活動に対する意欲や興味・関心は失せます。

このとき，主体性喪失プロセスでない場合（精神力枯渇プロセスを含めた健常者の場合）は疲れを自覚するので，人目を気にせず（遅かれ早かれ）自分のペースで休息をとることができ，気力の減退（低下していた意欲・気力）は比較的速やかに回復します。

一方，主体性喪失プロセスの場合には疲労感が欠如しているので〈疲れているから気力がわかない〉と認識することができず，そのために「無気力な自分」を責めてしまいます。すなわち〈自分は怠けている〉〈自分はずるくてサボっている〉などと考え自分を責め，逆に〈もっと気力を振り絞らなければいけない〉と考え休息をとらずに頑張る結果，底なしに疲れていきます（**表3-2**を参照してください）。

家事をする気力がわかないとき，職場や学校に行くのが億劫なとき〈自分は怠けている〉と考え自分を責めます[57]。洗面も入浴も億劫なとき〈なんて自分は不潔な人間なのだろう〉などと考え自分を責めます。以前は何気なくできていた日常生活上の簡単な動作・作業のすべてに対して，義務的に〈しかたがないからやるか〉と考えるようになり「よいこらしょ」と重い腰を上げて行うようになります。

それに対して，主体性喪失プロセス以外の人たちはふだんから無理のないペース配分を考え，〈疲れているから，まずゆっくり休もう〉と考えます。そもそも疲労感（疲れの自覚）があるので疲れ切る前に〈疲れてきたから一息入れよう〉と早めの休息をとり，はるかに早い段階で疲労は解消されます。

また，主体性喪失プロセス患者さんの場合，（責任感というよりも）「義務感」が強いために「適当に」（ものごとをほどほどに）という行動をとれなくなっているので疲弊状態（あくまでも自覚のない極度の疲労状態）はいっそう強まります。

---

[57] 義務教育期間中の児童・生徒であれば「不登校」という表現型をとります。高校生以降では「不登校」のほかに「中途退学」という形で現われる場合があります。そして，本人は「登校しない自分」「登校できない自分」を責め苛みます。また，勉強が遅れていく不安，皆に取り残されていく不安などをいだき，ぐるぐると考えつづけて慢性的疲弊状態は持続し増強していきます。

⒝ 体がだるい（全身倦怠感，体が重い，動くのが大儀）

疲れると，体がだるく重くなり，動くことが面倒になります。

このとき，主体性喪失プロセスでない場合（精神力枯渇プロセスを含めた健常者の場合）は疲労感がある（疲れを自覚する）ので，周囲からどのように見られようと，どのように言われようと人目をいっさい気にせず（遅かれ早かれ）自分のペースで休息をとり，全身倦怠感（体のだるさ）は比較的速やかに回復します。

一方，主体性喪失プロセスの場合は疲労感が欠如しているので，倦怠感に対して不安を募らせます。すなわち〈体力が落ちた〉〈衰えてきた〉などと不安になり，休息をとらずに，逆に〈もっと体力をつけなければいけない〉〈もっと体を動かさなければいけない〉と考え，その結果，底なしに疲れていきます。

体がだるいとき，ふだんは筋力トレーニングなどをしていても〈今日は休もう〉〈短時間で切り上げよう〉と考えるのが健常者です。しかし，主体性喪失プロセス患者さんは，1日の仕事で疲れ切って帰宅して体がとても重く感じると，疲労感がない（疲れを認識できない）ので〈体力が落ちている。体力や筋力をつけるために，毎晩30分間ずつランニングしよう。いや，1時間にしよう〉〈仕事の後に頑張ってジム通いをして体力をつけよう〉などと考えます。体がだるければだるいほど（筋力・体力が落ちていると誤認し，筋力や体力をつけようとして）さらにいっそう運動に励もうとします。それなのにいっこうに「体力がつかない」「ますます体力が落ちていく」ことに焦りや不安を募らせます[58]。〈何か悪い病気になったのではないか〉などと悪いほうに考え始め，精神科以外の各診療科をめぐり始めます。不安感・緊張感の持続によって（全身，とくに上半身から力が抜けなくなるので）夕方からの微熱・発汗などが生じます（体の緊張すなわち筋収縮の持続は，筋肉からの発熱を持続させ，その結果，体に熱がこもります。そのとき自律神経系は発汗による気化熱で体をクールダウンさせようとします）。あるいは筋肉の緊張の持続によって，頭痛・肩こりなどの症状が出現します。なお，大胸筋を含む上半身の筋肉の凝りは息苦しさ（酸素・空気が薄い感じ。これは単に大胸筋などの胸部の筋肉が凝っていて胸式呼吸ができず「深く息を吸えない」ことで生じる症状で

---

[58] スポーツ競技の選手などが「スランプ」に陥るとき，この状態にある可能性があり，その際は本人が自覚することは困難なので，周囲が気づいてあげることも大切です。

す）とともに強い不安感を生じます[59]。輪状甲状筋（首の前部に輪状に巻きついている筋肉）など頸部の筋肉の緊張（凝り）は「のど」の違和感・異物感（ものを呑み込みづらい感じ，のどに何か塊のようなものがある感じ。これは輪状甲状筋に力が入っていて「食道のつまり感」「喉のとおりの悪さ」が生じているだけです。もちろん気管は軟骨で保護されているので潰れることはなく，窒息はしません）を生じます。また，次項(4)で説明する「ぐるぐると考えて止まらないマイナス思考」は大脳のオーバーヒートを生じるために（脚注37を参照），頭部に玉のような汗をかく場合があります。

　主体性喪失プロセス以外の人は，微熱や発汗が生じたとき，息苦しくなったときに〈疲れて緊張しているからである〉という自覚があり，頭痛や肩こりが生じたときに〈頑張りすぎて疲れているからである〉と認識できます。そもそもよほどのことがなければ，そのような症状が出現するほどの無理をせず，もっと早めに休息をとります。

(C) 頭が働かない（思考力・判断力・決断力・集中力の低下，頭が重い）

　疲れると，頭が重くなり働かなくなります。集中力がなくなり，判断力の低下・判断の迷い（優柔不断）が生じます。

　このとき，主体性喪失プロセスでない場合（精神力枯渇プロセスを含めた健常者の場合）は疲れを自覚できるので人目を気にせず自分のペースで早めに休息をとり，思考力や集中力の低下（思考抑制）は比較的速やかに回復します。

　一方，主体性喪失プロセスの場合は疲労感が欠如しているので，頭がうまく働かないことに対して強い不安を覚えます。すなわち〈頭が悪くなった〉〈認知症になったのではないか〉などと不安になり休息をとらず，逆に〈もっと頭を使わなければ〉と考え，その結果，底なしに疲れていきます。

59　この場合，単に腹式呼吸（おなかを膨らませて横隔膜を下げ，肺を上下にひろげて空気を取り込む呼吸法）をすれば済むことなのですが，不安感が強ければ強いほど胸式呼吸（肋骨をつなぐ肋間筋を緩め，肺を横にひろげて空気を取り込む呼吸法で，胸郭呼吸ともいいます。左右12本ずつある肋骨で胸郭はできています）になってしまいます。ふだんは両方の呼吸法をバランスよく組み合わせて呼吸していますが，不安・緊張が強まると胸式呼吸になると同時に大胸筋・肋間筋などに力が入ってしまい，呼吸しづらくなるのです。

　頭が働かなくなると，今までできていた勉強・仕事・家事などが大変困難になります。人の話を理解するのに時間がかかるようになり，周囲の会話のペースについていけなくなります。仕事などの手順をなかなか覚えられなくなり，焦ってヒマがあればクイズや脳力トレーニングに集中し〈脳力を高めよう〉〈頭を鍛えよう〉と考えます。しかし，「脳力」を鍛錬する努力をすればするほどいっそう疲れて頭は働かなくなっていきます。

　それに対して，主体性喪失プロセス以外の人は疲れを自覚でき，自分の限界がわかっているので，山積みの仕事が残っていても〈明日以降に頑張ろう〉と考え，〈できなかったものはしかたがない〉と考え，むちゃなハードワークを避けることができます。すなわち，見かたによっては「サボる」のですが，自分の身を守る正当な休息なので，一般に自責の念を生じません。

　主体性喪失プロセス患者さんの場合，頭が働かなくなってミスが増え，約束を忘れ，周囲とのコミュニケーションが困難になると〈自分は発達障害ではないか〉と不安になり，精神科を受診することがあります。発達障害（患者さんは DSM-5 の注意欠如・多動性障害などを想定しています。すなわち，第4章で説明する「共感性障害〈コミュニケーション障害〉」のことです）の場合は，あくまでも幼少期から症状が認められるはずですから，診察室では幼少期のエピソードを確認する必要があります。その時期に発達障害のエピソードがなければ主体性喪失プロセスである可能性が高くなります。また，発達障害のエピソードがあった場合（そして，心理検査などでそれが確認された場合）でも，発達障害だけか，主体性喪失プロセスなどの併存はないかを確認する必要があります（なぜならば，第4章で説明するように成人の共感性障害〈コミュニケーション障害〉では主体性喪失プロセスを併存している場合が多いからです。また，「もの忘れ」などの症状は脆弱脳プロセスによる可能性もありますが，それについては本章の次項3.で詳述します）。

　このように，疲労感が欠如していると（疲れ知らずの状態になっていると），疲れて気力がわかなければ〈もっと気力をふり絞らなければ〉と考え，体がだるく力が入らなくなると〈もっと体力をつけなければ〉と考え，頭が働かなくなると〈もっと頭を使わなければ〉と考え，その結果，底なしに疲れていきます（**表3-2**を参照してください）。

表3-2 「非」主体性喪失プロセスと主体性喪失プロセスとの症状比較

	主体性喪失プロセスでない場合 （精神力枯渇プロセスを含む）	主体性喪失プロセスの場合 （広い意味の「統合失調症」の場合）
疲労感・病識	（＋）	（－）
他者の評価	気にせず，マイペース。	気を回しすぎ，相手のペースに合わせる。
休息の可否	早めに休息をとる。 精神力枯渇プロセスでは，疲れ切ると休息をとる。	疲労感がないので休息をとらない。休息を「怠け」と考え，周囲の評価を気にして，休息をとれない。
疲れるとやる気がなくなる。 （気力の減退）	疲れを自覚するので，人目を気にせず，自分のペースで早めに休息をとるので，気力は回復しやすい。	自分を責め「自分は怠けている，ずるいのではないか」と考え，逆に「もっと気力を振り絞らなければ」と考え，底なしに疲れていく。
疲れると体がだるくなる。 （全身倦怠感）	疲れを自覚するので，人目を気にせず，自分のペースで早めに休息をとるので，全身の倦怠感は回復しやすい。	不安を募らせ「体力が落ちた，衰えていく」と考え，逆に「もっと体力をつけなければ，もっと体を動かさなければ」と考え，底なしに疲れていく。
疲れると頭が働かなくなる。 （思考力や集中力の低下）	疲れを自覚するので，やることが山積していても人目を気にせず，自分のペースで早めに休息をとるので，思考力や集中力は回復しやすい。	不安を募らせ「頭が悪くなった，認知症になったのではないか」と考え，逆に「もっと頭を使わなければ」と考え，底なしに疲れていく。

⇒ 主体性を失い疲労感が消失し「他者の評価」に振り回される結果，慢性的な疲弊状態である「気力の減退」「全身倦怠感」「思考力低下」などの主体性喪失プロセス症状が持続する。

　慢性的疲弊状態のときに現われる「気力の減退」「全身倦怠感」「思考力や集中力の低下」の成り立ちを，「精神力枯渇プロセスなど主体性喪失プロセスではない場合」と「主体性喪失プロセスの場合」で対比して示したものです。
「疲労感の有無」が，両者を大きく分ける「キーポイント」になっていることがわかります。

⑷ マイナス思考 (悲観的思考) と睡眠障害

　前項の(a)〜(c)で説明した気力の減退，体のだるさ，思考力の低下のほかにもさまざまな症状が現われます。

　たとえば，ぐるぐると考えつづけて止まらないマイナス思考（考えなどが次々に頭に浮かんできて止まらない思考障害を自生思考・思考促迫などと呼びます）が生じます。人は疲弊するとマイナス思考（悲観的思考 negative thinking，後ろ向きの考えかた）になります。〈あのときこうしておけばよかったのではないか。ああしておけばよかったのではないか〉などとぐるぐる考え始めて，後悔が止まりません。〈この先どうなるのだろう。こうなるのではないか。ああなるのではないか〉などと悪いほうにぐるぐる考えつづけ，先行きの不安（杞憂，取り越し苦労，

絶望感）が強まります。〈皆についていけず，置いてきぼりにされるのではない
か〉〈取り残されていくのではないか〉などと漠然とした不安（取り残され感，孤
独感）が生じます。

　日中何かの活動（学校，家事，仕事など）をしている時間帯にはぐるぐる考え
ているヒマがないので，徐々にマイナス思考が軽くなっていきます。しかし，夜
寝ようとすると（就床すると）ほかに何も考えることがなくなるので，ぐるぐる
考えて止まらないマイナス思考が強まります。そのために「夜になるのが怖い」
と訴える患者さんもいます。悪いほう悪いほうに（今考えなくてもいいことを）ぐ
るぐる考えてしまい自分を責め苛み，なかなか寝つけなくなります（入眠障害，
入眠困難）。

　そして，マイナスのぐるぐる思考は（ほかに何も考えることがなくなる）睡眠中
にもっとも強まります。そのために，夢を見る場合は仕事や勉強・家事などに追
われて焦ったり困ったり，上司や家族に叱責されたりするリアルで嫌な夢を見る
ことが多く，睡眠中ずっと前頭葉や側頭葉など（思考するときにもっとも使われる
脳の領域）のオーバーワーク状態がつづきます。そのため寝る前よりも起床時の
ほうが不調になっています（精神力枯渇プロセスを含む健常者の場合は，睡眠によっ
て疲れがリセットされるのですっきり目覚め，寝足りなさはありません。起床時の心身
の状態は寝る前より良好です）。睡眠中ずっとつづく前頭葉などのオーバーワーク
のため，睡眠中に何度も目が覚める（中途覚醒），本来の起床時間よりかなり早
い時間に目が覚めてしまい再入眠できない（早朝覚醒），夢ばかり見て眠りが浅
い（多夢浅眠），起床時に熟睡感がない（熟眠障害），良質の睡眠が得られないた
めに寝過ごしてしまう（過眠）などさまざま睡眠障害が生じます。

　そして，何といっても起床時の「寝足りなさ」があります。すっきり爽やかな
気分で目覚めることがなく〈できればもっと寝ていたい〉と思います。しかし，
いったん目が覚めて何とか起床し，何とか1日の活動を始めると，午前中は不調
で頭がどんよりしていて体が重く何ごとに対しても億劫さが強いものの，活動中
はあまりぐるぐる考えているヒマがないので徐々に調子がよくなっていき，夜に
なると1日の始まりより調子がよくなります。ところが，朝目覚めると前夜より
も不調になっています。これは睡眠によって疲れがリセットされるどころか，活
動中と違って睡眠中はぐるぐる思考が止まらないため睡眠によって疲れがリセッ

トされず，むしろ睡眠によって疲れが蓄積する（精神的エネルギーがいっそう減少する）からです。この状態が毎晩毎晩くり返されるうちに疲労が蓄積していき（精神的エネルギー，すなわち精神力・生命力の備蓄は徐々に底をつくようになり），疲弊状態は徐々に強まり慢性的なものになっていきます。

　ちなみに，人は考えるときにいったん呼吸を止めます。熟考しているとき，あるいは集中しているときに「息を詰める」「息を殺す」ものです。びっくりしたときには「息をのむ」「息が止まる」ものです。睡眠中もぐるぐる考え，強い不安感・緊張感がつづくと，寝ていても息を止めます（もちろん，そのまま息をせずに死んでしまうことはありません）が，内科的にはこの状態を「睡眠時無呼吸症候群（SAS）[60]」と称し，生命の危険を憂慮します（なお，主体性喪失プロセスでは当然午前中は頭が疲れ切っていてボーッとしていて思考力が低下しています。しかし，SAS の考えかたではそれは「睡眠中の酸素不足」が原因である，とされます）。

　なお，会社も学校も休みの日（たとえば日曜日）には何もすることがないので，睡眠中だけでなく日中もぐるぐると考えて止まらないマイナス思考がつづくため，平日よりも疲れ切り，休日明け（たとえば月曜日）の朝はいつもよりも不調で仕事や学校を休んでしまう人が比較的多くいます。しかし，何とか翌日（たとえば火曜日）から会社や学校に出ると，日中ぐるぐると考えているヒマがなくなるので，次の休日が近づくにつれて（たとえば金曜日には）心身の不調は改善していき，元気になっています（週末にはホッとします）。これは精神力枯渇プロセスとは正反対のパターンです。

　また，慢性的疲弊状態によるマイナス思考（後ろ向き思考，悲観的思考）とは，過去を振り返ると嫌な思い出ばかりがよみがえる思考パターンです。このとき楽

---

[60] Sleep Apnea Syndrome（略して SAS「エスエーエス」または「サス」）と呼ばれ，CPAP（経鼻的持続陽圧呼吸療法 Continuous Positive Airway Pressure の略で「シーパップ」）と呼ばれる呼吸の補助装置を使いつづけて治療しようとします。精神疾患が原因なので，その治療を優先的に行わなければ根本的な治療にはならず，この機械を手放せない不自由な生活がつづきます。

しい思い出はよみがえりません。将来のことも悪い結果ばかりが予想され悲観的です。健康な人は「プラス思考」「能天気」（前向きの考えかた・楽観的思考 positive thinking）で過去を振り返ると楽しい思い出しかよみがえってきません。〈また，あれをやってみたい〉〈また，あそこに行ってみたい〉などとプラス思考です。将来的なことも〈こうなったらいいな〉，良い意味で〈ああなるのではないか。こうなるのではないか〉と楽観的です。嫌な思い出については，脳みそを絞って懸命に思い出そうとすれば何とか出てくることもあるでしょうが，一般的には簡単に思い出せません。

　主体性喪失プロセス患者さんも病状が改善してくるとマイナス思考が消えてプラス思考になり，過去の楽しかった思い出がたくさんよみがえり，将来の楽しい計画を考えるようになり，むしろ過去の嫌なできごとは思い出そうとしても（脳みそを絞っても）思い出せなくなります。

　たとえば，本州方面で両親と同居していて〈親から虐待を受けた〉と感じ，北海道に（親には行き先を告げず「蒸発」して）逃げてきて，家族との連絡をいっさい絶ち切って生活を始め，それによって〈心の平安が得られるにちがいない〉と思っていたのに，地元を離れても気持ちが不安定でいっこうに不安がおさまらず気持ちが安らぐことがなく，ぐるぐると過去の嫌なこと（親からの虐待など）が思い出され，そのことばかりを考えつづけ，心の平穏が得られず不調で最寄りのメンタルクリニックを受診する人がいます（私は北海道内の各地で精神科医として働き，そのような患者さんを大勢診てきました）。しかし，治療を受けて病状がよくなると，両親との楽しい思い出ばかりがよみがえり，本人のほうから親に連絡を取り，自分が今住んでいる街を案内しながら家族との楽しい時間を過ごすようになり，やがて故郷（実家やその近く）に帰っていきます。これは「虐待」がいかに主観的なものであるかということを示しています[61]（もちろん親が子供を虐待死させたという悲惨な事件は実際にときどき起きていますが，主体性喪失プロセス患者さんが「虐待」と感じるものの多くは主観的なものであり，マイナス思考が生み出した

---

[61]　また，被害的になっているので，そのせいで親などの身内を責め攻撃することが多く，逆に強く反論されることがあるでしょう。そのようなとき，本人は「責められた」「虐待された」という被害的感情を強くいだきます。しかし，それが自分自身の攻撃・自分の感情の爆発から始まったものであることは忘れてしまいがちで，「虐待」だけが心に残ります。

「勘違い」なのです。「虐待」ということばで単純にひとくくりにして考えると認識の錯誤を生じます。被害的思考が生みだす「主観的な虐待」と「客観的な虐待」の違いです）。

　人は慢性的疲弊状態に陥るとすべてをマイナスに考えるようになり、嫌な思い出しかよみがえらず（過去に親に叱責されたことなど）、それを悪いほうに脚色して増幅させ、将来に対しても悲観的になります。それに対して、慢性的疲弊状態から脱する（主体性喪失プロセスから回復し、健康を取り戻す）とプラスに考えられるようになり、楽しい想い出しかよみがえらず（過去に親に連れて行ってもらった楽しい旅行のこと、親に褒められてうれしかったことなど）、過去に対しても将来に対してもひたすら楽観的になります。

(5) 逃避願望（自殺願望ではなく）

　究極のマイナス思考が〈いなくなりたい〉〈逃げ出したい〉〈消えてなくなりたい〉です。よく「自殺願望」「希死念慮」ということばが使われますが、患者さんが一般的にいだくのは自殺願望ではなく「逃避願望」なのです（それが強まると「蒸発願望」ないしは「消滅願望」「自殺願望」になりますが、ここではまとめて「逃避願望」と表現します）。

　ただし、主体性喪失プロセス患者さんは〈もし自分がいなくなったら、もし自分が自殺をしたら、家族や周囲の人たちに迷惑をかける〉という思いや「無気力な状態」などのために、逃避願望を実行に移すことは多くはありません。

　患者さんによっては逃避願望のために究極的に「自殺」を考える人もいますが、その前に〈いなくなりたい〉〈逃げ出したい〉〈消えてなくなりたい〉などと考える場合が多く、皆が皆自殺を考えるわけではありません。ただし、脆弱脳プロセスの併存で、これらの思いつきを「離婚」「退職」「中途退学」「遠隔地への出奔」などという形で衝動的に実行してしまう場合があり（もちろん、すべての離婚・退職・中途退学が主体性喪失プロセスによるものというわけではありません）、そして、ときに「自殺」を衝動的に実行してしまいますが、この「自殺の実行（自殺の決行，自殺企図）」には脆弱脳プロセスの「脱抑制」「衝動性」が深くかかわっています（逃避願望を抱くことと実際にそれを決行することでは、**図6-4**に

示すとおりメカニズムが異なります。本章の次項「3．脆弱脳プロセス」および第 6 章「5．逃避願望と自殺企図の相違点と関連性」で詳述します）。

⑹ 慢性的疲弊状態がもたらす，その他の症状

　気力の減退，体のだるさ，思考力の低下，マイナス思考，睡眠障害，逃避願望のほかにもさまざまな症状が現われます。

　喜怒哀楽などの感情がわからなくなる（感情の減弱，感情の鈍麻，感情の平板化），それまで興味があったことに対しても無関心になり，まったく興味がわからなくなる（興味・関心の喪失），自我意識の減弱（これは感情の減弱・鈍麻や主体性の喪失とリンクした状態であり，幻覚や妄想という症状が生じるメカニズムとも深く関連していますから，第 6 章「1．幻覚の種類」および第 8 章で詳述します），ひきこもりの傾向（自閉的傾向。コミュニケーションに対して消極的になり，共感できず，周囲とのかかわりを避けてひきこもる），無力感・虚無感・空虚感・絶望感などが生じます。

　感情・主体性・自我意識についての議論は，精神疾患（ないしは精神）の本質を探るうえでの重要な考察になりますから，第 9 章で「意識」の本質に迫りつつ改めて論じたいと思います（精神疾患の本質の掘り下げは，ヒトの精神や意識の問題に直結する興味深い議論を含んでいます）。

⑺ 自律神経系の症状

　自律神経系が働いていることを，人はなかなか自覚できません。しかし，間脳（大脳の下部にある脳）から脊髄にかけて存在する自律神経系の中枢は私たちの体をベストコンディションに保つための微細な調整のために絶えず機能しつづけ，膨大な量の情報処理を休むことなく実行しつづけ，そして，大脳を含めた中枢神経系全体を駆使して全身の機能を 24 時間 365 日コントロールしつづけています。

　たとえば人が運動をすると，心臓の拍動を強め速めて運動に必要な酸素が全身に十分にいきわたるように調整します。同時に，全身の血管を拡げて，過不足のない十分量の酸素やブドウ糖などのエネルギー源・栄養を全身に効率よく運ぶために血液の流量を増やします。そのために体の状態を絶えず細かくモニターして

います。各臓器の機能を調整するために必要となる神経ホルモン（脳から分泌されるホルモン）などの分泌量も細かく調整します。運動すると体内に熱が発生しますから、皮膚表面の汗腺を拡げ、発汗による気化熱を利用して体温を下げます。その際、外気温などもモニターされます。その他ここでは書ききれないほどの、さまざまな微調整を刻一刻と行いつつ機能しつづけます。

　自律神経中枢が疲れて機能に不具合が生じると、急に動悸がしたり（鼓動を速めなくてもよい場面で鼓動が速くなったり）、急に発作性の発汗が生じたり（体温を下げなくてもよい場面で汗が出たり）、手足が冷えたり熱くなったり、めまいがしたり、腸の動きに異変（下痢や便秘など）が生じたり……などと、自律神経系のバランスが崩れていきます。これらは１つの疾患（自律神経失調症）ではなく、さまざまな精神疾患（ときに身体疾患）に随伴する「疲労症状」の１つです。精神力枯渇プロセスや主体性喪失プロセスにおける強い疲労時に生じやすい症状の１つであり、とくに主体性喪失プロセスでは疲れているという認識がないままに（他のプロセスよりも強く）自律神経系の失調症状が出現しやすく、予想がつかない症状の出現によって患者さんは翻弄され、いっそう不安を募らせます。

⑻ 主体性喪失プロセスにおける大脳萎縮（特異的な頭部CT検査所見）

　ヒトの大脳ではとくに前頭葉が、他の多くの動物よりはるかに進化し発達しています。前頭葉は「思考し決断し実行する脳」です。頭頂葉からもたらされた統合知覚に、情動（感情。大脳辺縁系が中心となって処理します）によって重みづけされ、長期記憶が加味され、自分が今から起こそうとしている行動の取捨選択を行い実行に移していくという一連の機能を担っています。その際、予測を行い、自制心を発揮して「衝動的に行動しないように」コントロールし、実行の結果をフィードバックして経験記憶として蓄え記憶を上書きして修正します。また、側頭葉は言語・記憶・聴覚にかかわっていて、思考やコミュニケーションにとって重要な役割を担っています[62]。

---

[62]　ちなみに、頭頂葉は「感覚野」と「運動野」に分かれ、感覚は「知覚の統合を行う脳」、運動野は「行為指令を発する脳」です（**図10-2**を参照してください）。後頭葉は「膨大な量

　多くの患者さんを診てきて，多くの経験を積むなかで，頭部CT検査における特異的な変化が見つかりました。患者さんが示す臨床症状（精神症状や身体症状）と照らし合わせて考えると，前頭葉の各領域がいろいろな役割を担っていることがよくわかります。とくに主体性喪失プロセスの場合には，前頭葉の内側前頭前皮質・前帯状皮質・外側前頭前皮質，そして側頭葉などの領域の萎縮が認められます。具体的な異常所見の例を**図3-3〜図3-6**に示します（なお，これらの変化は脳の「構造」を調べるCT検査でなければ見つけられません。脳の「機能」の強弱を画像化するMRI検査ではわかりません。なぜかというと，ここで問題にしているのは「機能変化」ではなく「形態変化」だからです）。

　まず**図3-3**では前頭葉の**内側前頭前皮質**と呼ばれる部位が萎縮しています。この部位は「有益そうな外界刺激に反応し，記憶に照らし合わせつつ，意思決定する領域」です。他者に気を遣い四六時中（睡眠中も）ぐるぐる考えつづける思考パターンが長期間にわたって持続すると疲弊し萎縮します。

　図3-4は前頭葉の**前帯状皮質**と呼ばれ，「体内情報（統合知覚など）を処理し，有益そうな外界刺激に反応し，感情（大脳辺縁系が中心となって処理する）によって重みづけをして，意思決定する領域」です。完璧主義の人では，内側前頭前皮質に比べて相対的にこの領域の萎縮が目立ちます。完璧主義者は他者に気を遣ってぐるぐると考えつづけることはありませんが〈どうしよう。こうしようか，ああしようか〉〈こうしなければ。いや，ああしなければ〉などと完璧を求めて逡巡し，ぐるぐる考えつづけてしまうため，同部位が疲弊し萎縮するのでしょう。

　図3-5は前頭葉の**外側前頭前皮質**と呼ばれる領域で，「自制心（自動的反応を抑制する能力）を発揮し，決断を下そうと意識的な努力をする領域」です。この部位の萎縮は主体性喪失プロセスのなかでもとくに「躁うつ病」と呼ばれる病態（DSM-5では「双極性障害」と呼ばれます）を示す患者さんに多く認められる変化です（なお，「躁状態」には脆弱脳プロセスも関与することは，第6章「6．うつ状態

の視覚情報の処理を一手に引き受ける脳」，側頭葉は「聴覚を担い言語を認識し，自己の想念を言語化して，コミュニケーションをはかる脳」です。小脳は「知覚と運動機能を統合する脳」であり，平衡感覚や，俗にいう"運動神経"（運動神経が抜群に良いとか鈍いとか）にかかわります。自律神経系は「交感神経系」と「副交感神経系」に分かれ，交感神経中枢は脊髄にあり，副交感神経中枢は間脳などにあります。

と躁状態の関係」で説明します）。

脱抑制（自制心の低下や欠如）の言動が強い人の場合，この領域の萎縮を強く認めます。

図3-6は**側頭葉**，すなわち「言語の理解，記憶やものごとの判断，感情の制御，聴覚などの役割を担っている領域」です。主体性喪失プロセスではこの領域の萎縮も認められます。

これらの領域が24時間365日休むことなくつづくマイナスのぐるぐる思考によるオーバーワーク状態に陥るため，（おそらく D_2 回路の過活動[63]によって）神経細胞ないしはグリア細胞[64]（あるいは両者）が変性・脱落し，その結果これらの領域の萎縮が生じると考えられます。

主体性喪失プロセスが改善すると，脳萎縮も徐々に改善していきます[65]。ただし，脳萎縮は（かなり進行しないかぎりは）「脳のスペックspecification」（いわばその人の脳がもつ本来の性能）には悪影響をおよぼしません（このあと〈11〉の項で説明します）。脳のスペックがある一定水準以下になると機能回復が困難な状態に陥りますが，そのような「脳萎縮ないしは脳機能の荒廃が究極に進行した状態」である「認知症」（後天性の全機能障害）については，第4章「3．いわゆる

---

[63] D_2 回路とは，D_2（ディーツー，すなわちドパミンツー）受容体が主要な構成要素となっている神経回路のことです。ドパミンが神経伝達物質として働く受容体には D_1，D_2……D_5 の5種類があります。

[64] glial cell，神経膠細胞。glia は膠（にかわ）を意味するギリシャ語に由来します。グリア細胞は神経細胞（neuron，ニューロン）と共同で脳機能を支えている陰の立役者といえる存在です。本章の脚注95も参照してください。

[65] ただし，10〜30代ではかなり回復し，40〜50代では回復にそれなりの期間を要し，60代以降は現状維持が精一杯です。ただし，脳萎縮が脳機能のスペックに直接悪影響を及ぼすことはありません（もっとも，治療せず放置して進行すると脳機能の低下は起こり得ます。詳しくは第4章「3．いわゆる認知症の本質」のなかで説明します）。
ここで注意すべき点は，「大脳萎縮によって主体性喪失プロセスの諸症状が生じるのではない」ということです。この頭部CT検査所見は「長期間にわたって大脳のオーバーワークが続いてきた」こと，それによって「大脳が慢性的な疲弊状態にあった」ことを示すにすぎません。もちろん，主体性喪失プロセスの診断においては非常に重要な検査所見になります。念を押しますが「大脳萎縮」は主体性喪失プロセスの「結果」であって「原因」ではありません。

認知症の本質」のなかで詳しく説明します[66]。

図3-3　主体性喪失プロセスにおける内側前頭前皮質の萎縮

主体性喪失プロセス以外
（精神力枯渇プロセス等）

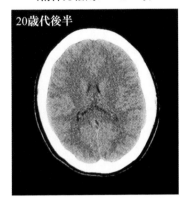

主体性喪失プロセス
内側前頭前皮質の萎縮

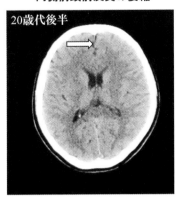

　　前頭葉の「内側前頭前皮質」（矢印⇨で示した部分）は，「有益そうな外界刺激に反応し，記憶に照らし合わせつつ，意思決定する領域」です。ぐるぐる考えつづけて止まらないマイナス思考によって同部位の D_2 回路の過活動が生じると，その結果として神経細胞またはグリア細胞（ないしは両方）の変性・脱落が生じます。
「D_2 回路」とは神経伝達物質の一種であるドパミンによって機能する神経回路のサブタイプのうちの１つです（脚注63参照）。

---

[66]　ちなみに，厳密には，大脳萎縮が脳機能の低下をもたらすのではなく，脳機能が荒廃すると大脳萎縮が進んでいきます。大脳萎縮は原因ではなくて結果です。すなわち，①大脳の電気生理学的な機能の異常（大脳内の電気的嵐，突発性異常波すなわち「てんかん波」の出現），および②神経細胞やグリア細胞など脳細胞を取り巻く生化学的環境の異常が持続すると，①と②の結果として神経細胞やグリア細胞が変成・脱落し（ミクロの変化），「大脳萎縮」という形態学的な変化（マクロの変化）が生じます。
　たとえば大脳のある一定領域が（脳梗塞・脳出血あるいは脳挫傷などが原因で）死滅したとしても，大脳全般の機能異常がないかぎりはリハビリをつづけることによって大脳機能は回復していきます。したがって，いわゆる「認知症」の原因はあくまでも「大脳萎縮」ではなく「大脳機能の荒廃」なのです。認知症患者さんでしばしば認められる「大脳萎縮」は，大脳の機能荒廃の結果として生じます。

図3-4　主体性喪失プロセスにおける前帯状皮質の萎縮

主体性喪失プロセス以外
（精神力枯渇プロセス等）

主体性喪失プロセス
前帯状皮質の萎縮

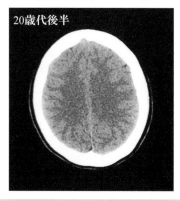
20歳代後半

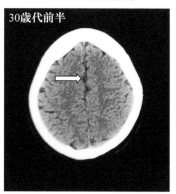
30歳代前半

　前頭葉の「前帯状皮質」（矢印⇨で示した部分）は，「体内情報（統合知覚など）を処理し，有益そうな外界刺激に反応し，記憶に照らし合わせつつ，感情（大脳辺縁系などが中心となって処理する）による重みづけをして，意思決定する領域」で，同部位の D_2 回路の過活動によって神経細胞またはグリア細胞（ないしは両方）の変性・脱落が生じます。

図3-5　主体性喪失プロセスにおける外側前頭前皮質の萎縮

主体性喪失プロセス以外
（精神力枯渇プロセス等）

主体性喪失プロセス
外側前頭前皮質の萎縮

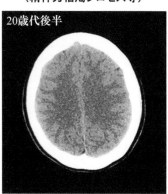
20歳代後半

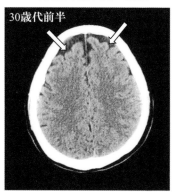
30歳代前半

　前頭葉の「外側前頭前皮質」（矢印 ⇨ で示した部分）は，「自制心（自動的反応を抑制する能力）を発揮し，決断を下そうと意識的な努力をする領域」で，同部位の D_2 回路の過活動状態によって神経細胞またはグリア細胞（ないしは両方）の変性・脱落が生じます。

図3-6　主体性喪失プロセスにおける側頭葉の萎縮

主体性喪失プロセス以外
（精神力枯渇プロセス等）

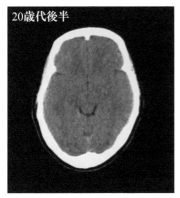

主体性喪失プロセス
側頭葉の萎縮

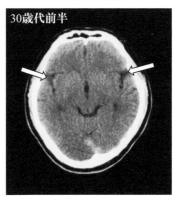

　側頭葉（矢印 ⇨ で示した部分）は，「言語の理解，記憶やものごとの判断，感情の制御，聴覚などの役割を担っている領域」で，同部位の D_2 回路の過活動状態によって神経細胞またはグリア細胞（ないしは両方）の変性・脱落が生じます。

⑼　薬物療法（抗精神病薬の処方）

　主体性喪失プロセスの治療には抗精神病薬（表3-7）が有用です。抗精神病薬にはいろいろな作用（いろいろな神経伝達物質やその受容体に対する多種多様な作用）があり，「統合失調症」に対してどの作用が重要かという点に関しては，さまざまな考えかたがあります。私は抗精神病薬の D_2 ブロッカー（D_2 遮断薬）としての作用（D_2 回路，すなわちドパミン2受容体が関与する神経回路のオーバーワークを遮断する働き）が，主体性喪失プロセスに対する薬効として重要であると考えています。主体性喪失プロセスでは，ぐるぐる考えて止まらないマイナス思考

が持続し，前頭葉・側頭葉における D$_2$ 回路はオーバーワーク状態に陥っています（D$_2$ 回路のオーバーワークが他の部位で生じたとしても主体性喪失プロセスは生じません。重要なのは「D$_2$ 回路のオーバーワーク」ではなく，あくまでも「前頭葉・側頭葉のオーバーワーク」です）。この前頭葉・側頭葉における神経回路のオーバーワーク状態は24時間365日止まることなくつづきます。そのために患者さんは良質の睡眠をとることができず，睡眠によって疲れがリセットされず（オーバーワークは睡眠中に強まることが多いので，むしろ睡眠によって疲労が蓄積し消耗し），慢性的な疲弊状態に陥ります。

　マイナスのぐるぐる思考が 1 日のうちでもっとも強まるのは睡眠中ですが，抗精神病薬を就寝前に服用することによって，マイナス思考を効率的に抑えることができ，脳の疲れは徐々にリセットされていきます（一部の抗精神病薬は不眠・過覚醒に傾けてしまうので，そのような場合は就寝前ではなくて朝食後に服用すると睡眠に対しても良い効果が得られます）。そして，質の良い睡眠が得られるようになると，起床時の寝足りなさは解消され，起床時から気分が明るくなり，気力がわいてきて，体のだるさや頭の重さはとれていきます。

　日中もマイナス思考が止まらず，ヒマさえあればいつも悪いほう悪いほうにぐるぐると考えてしまう状態に対しては，日中に（朝食後の 1 回，あるいは朝食後と夕食後の 2 回で）抗精神病薬を服用するのが効果的です。また，不安感やイライラ感が強まったとき（要するに「疲れたとき」，たとえばトラブルや対人関係などの心配ごと・用事などが重なりいつもより疲れたときです。ただし，患者さん自身には「疲れた」という自覚はありません）には，抗精神病薬の頓用（頓服薬としての使用）が効果的です。

　ここで注意したいのは，患者さんが〈病気はよくなった〉〈治った〉と勘違いして服薬を中断してしまうことです。患者さんによっては治療開始後早い場合で数日，数週間，あるいは数カ月で〈もうすっかり治った〉と勘違いしてしまうほど順調に毎日を過ごせるようになります。しかし，治療を 2 〜 3 カ月ほど中断（自己中断）するとふたたび不調に（あるいは，治療前よりもいっそう不調に）なります。なぜならば，薬物治療をつづけていると（良質の睡眠によって疲れがリセットされ）徐々に慢性的疲弊状態を脱していき「精神的エネルギーの備蓄」が十分に回復した状態になりますが，その備蓄は 2 〜 3 カ月ほどで底をついてしまうか

らです。いいかえると，良質の睡眠をとることができず，徐々に「備蓄」を使い果たし慢性的な疲弊状態に陥っていき，前述の(3)～(7)の諸症状が2～3カ月後にふたたび現われてきます。また，〈調子が良くなった〉〈治った〉と勘違いした患者さんは，それまで以上に張り切って頑張って生活することが多く，そのために備蓄が切れたときに軟着陸（soft landing）せず，激しく着地してしまう状態（衝撃的に底をつく hard landing の状態，いわば「墜落」する状態）に陥ります。したがって，治療前（初診時）より不調になります[67]。

　ここで「備蓄」と表現するのは，無症状の状態（寛解状態）から諸症状が強く現われてくるまでのエネルギーの「落差」のことです。私たちが健康な状態のときにはそれなりに無理がきく程度の精神的エネルギー（生命力・精神力）を余裕分（余剰分）として保持している（担保している）と考えられます。その余裕分が「備蓄」です。健康な場合および精神力枯渇プロセスの場合は疲労感があり休息をとることができるので，ときどき底をつきそうになりますが（一時的な電池切れ状態になりますが），比較的速やかに「再充電」が可能であり，備蓄が完全に底をつくことはありません。

　ここで，少し脇道にそれるかもしれませんが，次項(10)で「精神力・生命力の備蓄」について考えてみたいと思います。

---

[67] 1度の失敗に懲りて，いったん中断した治療を再開してくれれば病状は改善しますが，〈ふたたび病状が（治療の中断で）悪くなったのは，適切な治療をしてくれなかったからだ〉〈治療をしても治らないのだ〉と考え，適切な治療を中断したままにしてしまう患者さんがいるのが残念です。

表3-7　抗精神病薬の種類

		一般名	商品名	メリット（効果）	デメリット（副作用）	他疾患への適応
FGA	フェノチアジン誘導体	クロルプロマジン	コントミン・ウインタミン	鎮静作用が強い.	抗コリン作用. 起立性低血圧. 心毒性, 体重増加.（TCAと同様の副作用）	神経症の抑うつ躁病・うつ病の不安・緊張
		レボメプロマジン	レボトミン			
		フルフェナジンデカン酸エステル	フルデカシン（LAI）			
	チエピン誘導体	ゾテピン	ロドピン	効果が強い. 鎮静作用が強め.	フェノチアジン誘導体に類似. EPSが多め.	
	ブチロフェノン誘導体	ハロペリドール	セレネース・リントン	効果が強力. フェノチアジン誘導体のような抗コリン作用・心毒性・体重増加などの副作用がない.	EPSが多い. 悪性症候群.	躁病
		ハロペリドールデカン酸エステル	ハロマンス・ネオペリドール（LAI）			
		ブロムペリドール	インプロメン			
	ベンザミド誘導体	スルピリド	ドグマチール	副作用が比較的少なめ. スルピリドは抗うつ薬としても使用. スルトプリドは抗躁薬としても使用.	EPSが多め. 高プロラクチン血症（月経不順, 乳汁分泌）. 悪性症候群.	うつ病, うつ状態, 十二指腸潰瘍
		スルトプリド	バルネチール			躁病

S G A	非定型抗精神病薬	リスペリドン	リスパダール，リスパダールコンスタ（LAI）	定型抗精神病薬（FGA）より一般的にEPSが少ない。気分・意欲の改善作用を有するものが多い。		クエチアピン・オランザピンは双極性障害の躁状態・うつ状態。アリピプラゾール・アセナピンは双極性障害の躁状態。ビプレッソ・ラツーダは双極性障害のうつ状態。
		パリペリドン	インヴェガ，ゼプリオン（LAI）			
		ペロスピロン	ルーラン			
		クエチアピン	セロクエル，ビプレッソ			
		オランザピン	ジプレキサ			
		アリピプラゾール	エビリファイ（LAIもある）			
		ブロナンセリン	ロナセン			
		アセナピン	シクレスト			
		ブレクスピプラゾール	レキサルティ			
		ルラシドン	ラツーダ			

　抗精神病薬は**図3-8**に示すような経緯をたどって開発されてきました。1952年に合成されその年から臨床現場で実際の治療に使用されはじめたクロルプロマジン（フランスで開発され，その直後に日本の製薬会社も別の合成方法で開発に成功しました）が最初の精神病治療薬ですが，抗コリン作用（口渇・便秘・排尿障害）や心毒性などの副作用が強く，副作用がより軽く少ない新規の抗精神病薬がその後次々に開発されてきました。

　一応，第1世代抗精神病薬（First Generation Antipsychotics，略してFGA）と第2世代抗精神病薬（Second Generation Antipsychotics，略してSGA）に分類されます。FGAは「定型抗精神病薬」，SGAは「非定型抗精神病薬」とも呼ばれます（脚注54，脚注55を参照してください）。また，LAIはLong Acting Injection（持続性抗精神病薬注射剤）の略です。

　EPSはextrapyramidal symptom（錐体外路症状）の略で，振戦（手足などのふるえ），筋緊張の亢進（手足などのこわばり）などの副作用を指します。

図3-8 抗精神病薬と抗うつ薬の開発の流れ（フェノチアジン誘導体とTCAの関係）

フェノチアジン系の抗ヒスタミン薬　統合失調症の薬物治療は1951年まで鎮静だけだった。そして，より鎮静作用の強い抗ヒスタミン剤として1940年代にプロメタジン（商品名ヒベルナ・ピレチア，現在も抗パーキンソン薬として使用）が合成された。

フェノチアジン系の抗精神病薬　さらに強い鎮静作用を求めて，1952年にフランスでクロルプロマジンが合成され抗幻覚妄想作用が見つかり，さっそく臨床で使われた。
　⇒　その副作用を減じるため，ブチロフェノン誘導体等のFGA，さらにSGAが開発された。

三環系抗うつ薬　さらに強い抗幻覚妄想作用を求めて，1957年にイミプラミン（商品名トフラニール）が合成され，抗うつ作用が見つかり，うつ病の薬物治療が始まった。1961年以降アミトリプチリン（同トリプタノール），クロミプラミン（同アナフラニール）などが合成された。⇒　その副作用を減じるため，四環系抗うつ薬・NaSSA（ノルアドレナリン作動性・特異的セロトニン作動性抗うつ薬）・SNRI（セロトニン・ノルアドレナリン再取り込み阻害薬）・SSRI（選択的セロトニン再取り込み阻害薬）などが開発された。

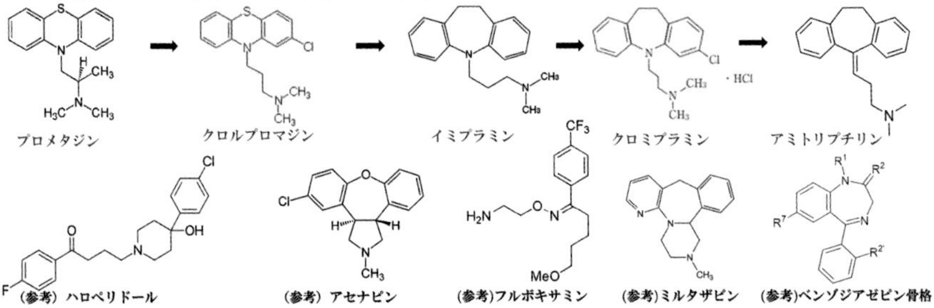

プロメタジン　　クロルプロマジン　　イミプラミン　　クロミプラミン　　アミトリプチリン

（参考）ハロペリドール　　（参考）アセナピン　　（参考）フルボキサミン　　（参考）ミルタザピン　　（参考）ベンゾジアゼピン骨格

「抗精神病薬」であるクロルプロマジンが開発される前は，精神疾患（とくに「統合失調症」と呼ばれる精神疾患）の治療薬はなく，ショック療法（インシュリン大量投与による低血糖ショック，電気ショックなど）・抗ヒスタミン剤による鎮静・ロボトミー（lobotomy，前頭葉白質切截術），そして拘束などの治療法しかありませんでした。それらは興奮している患者さんを「おとなしくさせる」あるいは「扱いやすくする」ための手段，すなわち「鎮静法」にすぎず，本当の意味での「治療法」ではありませんでした。クロルプロマジンの合成は画期的で，鎮静化するのみならず幻覚妄想などの症状をとる初めての「治療薬」でした。その後各種の「抗うつ薬」の開発など，精神疾患の治療薬が次々に開発される先駆けとなりました。

　第6章「2．いわゆる『統合失調症』の病型とは何か」「3．いわゆる『うつ病』の亜型分類を捉え直す」および「4．従来の精神疾患分類（DSM-III登場以前の分類）を捉え直す」「6．うつ状態と躁状態の関係」でも説明しますが，「統合失調症」や「うつ病」などは疾患の本質・成因による分類ではありません。この表に示されているような「統合失調症の治療薬」を改変・改良していって「うつ病の治療薬」が開発された，あるいは「躁状態」にも「うつ状態」にも適応が通っている，という事実にも，そのことが如実に現われているのかもしれません。

⑽ 精神的エネルギーは２段構え〜基底備蓄と余剰備蓄

　精神力枯渇プロセスと主体性喪失プロセスはともに「疲労状態」であり，「精神的エネルギーが枯渇した状態」といえます。しかし，両プロセスは決して同じ病態ではなく，それぞれの「疲労状態」には非常に大きな（根本的な）違いがあるので，それを明確にしておく必要があります。

　まず精神力枯渇プロセスにおける疲れは，過剰な勤勉性の発揮による「一時的な電池切れ状態」「一時的な精神力の枯渇」です。一方，主体性喪失プロセスにおける疲れは，疲労感の欠如によって生じる「慢性的疲弊状態」「底なしの疲労」です。したがって，「精神的エネルギーの備蓄」には２種類（ないしは２段階）のものがあると推論できます。

　２種類（２段階）のエネルギー備蓄とは，根源をなすものと付加的・余剰的なものに分けることができます。すなわち，

　　①基底備蓄：生命維持に必要なエネルギー備蓄の「基底状態」をなすものです。生命維持を担保するための「最低」レベルのエネルギー備蓄量を示します。この基底レベルの備蓄を「基底備蓄」と呼ぶことにします。

　　②余剰備蓄：日常活動をこなすのに利用される精神的エネルギーの「余裕」「余剰」「遊び」の部分です。ヒトはこの余剰部分（付加的な部分）を活用して基本的・義務的な日常活動（職業，学業，家事など）を行い，余剰がさらにあるときには個人的な活動（趣味，娯楽，遊び，社会活動，さらには創造的な活動など）を行います。これを「余剰備蓄」と呼ぶことにします。

　このように，エネルギー備蓄には，根源的ともいえる①「基底備蓄」と，いわば余剰的な②「余剰備蓄」の２種類（２段階）があります。これをもう少し詳しく説明すると，

　　①′「基底備蓄」は，生命を維持するために（生存を保障するために）本来的に備わっている「最低限の備蓄」であり，精神的エネルギーの最低水準（基底水準）を示します。主体性喪失プロセスの場合は疲労感が欠如しているため，また，マイナス思考が24時間365日止まらずに持続するため，余剰備蓄にとどまらず基底備蓄にも手がつけられるような「底をつく疲弊状態（基底水準を下まわるエネルギーの枯渇状態）」が持続します。この

とき日常生活をこなすのも困難になり，そして，不幸なことにこの「生命力」とも呼ぶべき精神的エネルギーが完全に尽き果てたとき，人は「自殺」という究極の手段を考えてしまうこともあります。

②″「余剰備蓄」は，日常活動の継続ですぐに底をつくレベルではあるものの精神的エネルギーの余剰部分とみなせる備蓄です。すなわち日常的な活動に動員されるものですが，決して大きな余裕があるわけではありません。この余剰備蓄が底をつきかけてくると，生命維持に不可欠の基底水準を下回らないように，ヒトにも他の動物にも「疲労感」が生じます。「疲労感」とは，エネルギーの備蓄が涸れかけたときに休息や睡眠を促し備蓄を回復させるしくみ（感覚）です。

日常的な活動の継続で「余剰備蓄」がすぐに底をついてしまう状態が精神力枯渇プロセスで，この場合は「疲労感」が生じて「休息」や「睡眠」によるエネルギー備蓄の回復を促すため，基底備蓄に手がつけられる前にエネルギー消費（備蓄の枯渇）にしっかりと歯止めをかけることができます。

したがって，精神的エネルギー（すなわち精神力・生命力）の備蓄に対してあえて別の呼びかたをするならば，

①″「基底備蓄」はいわば備蓄の最低ラインであり，「生命力」ないしは「一次備蓄」。

②″「余剰備蓄」はいわば余剰分の備蓄であり，「精神力」ないしは「二次備蓄」。

と呼んでも良いのではないでしょうか。

このように精神的エネルギーは2段構えで用意されていると考えられます。

なお，念のためにつけ加えるならば，「躁状態」は一般的には余剰備蓄が増大した状態ではなく，次項および第6章で説明しますが，備蓄が切れかけているにもかかわらず，抑制がとれている（自制心が欠如している）ために休息をとらずに行動してしまう状態[68]であり，いわば「から元気」が生じているにすぎませ

---

[68] 「軽躁状態」「躁状態」のときに患者さんに注意深く質問すると，「疲れています」「気力がわきません」「でも，動いてしまうのです」などと答えます。詳しくは第6章「6．うつ状態と

ん。そのときの疲労状態は精神力枯渇プロセスのものより強く（基底備蓄の水準を下回るほどで），主体性喪失プロセスレベルの疲弊状態にあり，その結果，とても強い逃避願望を伴うことが少なくありません。

　薬物治療との関連で，もう一度整理してみましょう。

　基底備蓄（一次備蓄，生命力）は生存にとって最重要な部分です。基底水準を切る状態に陥るのは「疲労感」が欠如している場合，すなわち「主体性喪失プロセス」における「疲労感の欠如（疲れ知らずの状態）」の場合にほぼ限られます。抗精神病薬がこの深刻な慢性的疲弊状態からの脱却を可能にします。

　余剰備蓄（二次備蓄，精神力）が涸れかけると，「疲労感」が生じます（ただし，主体性喪失プロセスでは生じません）。しばしば電池切れ状態に陥る「精神力枯渇プロセス」の場合，「疲労感」とともに「易疲労感（電池切れ状態になりかけている，電池切れになりやすくなっているという認識）」が生じ，それによって私たちは「休息」をとり余剰備蓄の完全な枯渇を回避します（ないしは基底備蓄にまで手がつけられたときにはよりいっそう強い「疲弊感」が出現し，早めの回復をはかります）。

　余剰備蓄が増えると，私たちは「精神的な余裕」を感じとることができ，仕事などの「義務的なこと」以外の趣味や娯楽などにも目を向け，エネルギーを注げるようになります。また，精神的余裕が生まれると電池切れ状態（精神的余裕の欠如）に伴う「不安感」や「イライラ感」などの精神症状が消退します。さらに余剰備蓄が増えると，いっそう「社会的な活動」に目が向けられるようになります。十分な「社会機能」が発揮され，社交などに対する不安が消え自信が増します。また，創造的な活動を行えるようになります。

　このとき，抗うつ薬と抗精神病薬はともに「疲れ」をとるものの，それぞれ異なったメカニズムでその効果を発揮します。すなわち，

　　(a)抗うつ薬：「電池切れ状態」に対して精神的エネルギーを振り込むことによって，精神力（気力や精神的余裕）を回復させます。すなわち，「易疲労感」を解消し，次いで「精神的余裕」を生み「不安感」「イライラ感」を

躁状態の関係」で説明します。

解消し，さらに「社会機能」を改善し，十分な社会活動を行えるようにします。

 (b)抗精神病薬：「疲れ知らずの状態（疲労感の欠如）」がもたらす慢性的疲弊状態の悪循環（負の循環）を断ち切ることによって，生命力（根源的な精神的エネルギー）を回復させます。

気力を振り込むことによって疲労状態（電池切れ状態）を改善するのは「抗うつ薬」です。一方，慢性的疲弊状態（疲れ知らずの状態，すなわちマイナス思考が止まらない状態）に対しては，（気力を振り込む）「抗うつ薬」はほとんど効果を発揮せず無力です。なぜならば，24時間つづく前頭葉と側頭葉のオーバーワークが大量の精神的エネルギーを消費しつづけているところ（消費し尽くしつつあるところ）に，抗うつ薬によって多少の「気力」を振り込んだところで，それはまさに「焼け石に水」だからです。振り込んだ気力は，振り込む先から次々と消費されていくからです。したがって，精神的エネルギーを消費し尽くす前頭葉と側頭葉のオーバーワークを遮断することが先決となり，そのためには「抗精神病薬」が威力を発揮します。

⑾ 精神療法（他者に気を遣わない思考パターンの練習）

さて，主体性喪失プロセスの治療には，薬物療法とともに精神療法が欠かせません。

主体性喪失プロセス患者さんは，意識せずに（無意識に）つい他者に気を遣いすぎ，気をまわしすぎます。「他者に気を遣いすぎるのはあまり良いことではない」というと少し語弊があるかもしれませんが，もちろん「気遣い」全般が悪いといっているのではありません。ここでの「人（他者）に気を遣う」の意味をきちんと定義しておく必要があるでしょう。

相手の気持ちを察する「気遣い」は人間としてとても大切な能力であり，社会性を発揮するための重要な形質・資質の1つであり，「協調性」とはまさにこのことを指しています。

今ここでいう「人に気を遣いすぎてしまう」とは，主体性喪失プロセスの根幹にある「過剰な協調性」「過剰な気遣い」のことです。すなわち，周囲のペース

に合わせすぎると，自分というもの（主体性）を失くしてしまいます。Aさんのペースに合わせ，Bさんのペースに合わせ，Cさん，Dさん，Eさん……のペースに合わせていると主体性が失われる，と(1)の項で説明しました。そして，そういう人は「こう言おうか，ああ言おうか，やはり言うのをやめておこう」とことばを呑み込み（自分の意見を言わず）相手のペースに合わせてしまいます。

　そして，もしあなたが主体性喪失プロセスの状態にあったならば，いつも周囲の評価・思惑を（たとえば「これを言ったら相手にどう思われるか」などと）常にマイナスの方向に考えているはずです。そして，どうしても話さなければならないときには頭のなかでシミュレーションを行います。あなたは〈こう言えば，こう返ってくるだろう。今が話すタイミングだ……〉とシミュレーションして結論が出たところで相手に話しかけます。

　ところが，相手から「えっ？」とか「ふーん……」という（思いがけない）反応が返ってくると，あなたは〈あっ，いけない。相手を傷つけてしまった〉と考えます。それに対して，相手は「あ，そうなの。自分はこう思うよ」と自分の意見・考えを返してきます。それが想定外の反応であれば，あなたは〈あっ，責められた〉と考えてしまいます。なぜ"想定外"なのかというと，あなたは話す前に〈こう言えば，こう返ってくるだろう〉と勝手に結論を出してしまっているからです。相手からそのような"想定外"の反応が返ってくると〈相手を傷つけてしまった〉〈相手から責められた〉と考え，あなたは「ことばによる豊かなコミュニケーション」を避けるようになります。ところが，相手はただ単に自分の考えをことばにして表明しているにすぎません。あなたはマイナス思考が強く「被害的」になっているので，勝手に"責められた"と受け取ってしまうのです。

　また，相手から何かを頼まれたり期待されたりすると，あなたは〈押しつけられた〉と考えます。あなたは〈相手から責められた〉〈押しつけられた〉と受け取り，自分が何か言うと〈相手を傷つけてしまうのではないか〉と考え，ますます「ことばによる豊かなコミュニケーション」を避けるようになります。しかし，これも所詮相手はただ自分の考えをことばにして表明しているにすぎません。あなたはマイナス思考が強く「被害的」になっているので，勝手に"押しつけられた"あるいは"やらなければいけない"と受け取ってしまうのです。

　そして，あなたは心のなかでぐるぐる考えます。〈自分はこんなによくわかっ

ているのに，どうしてわかってくれないのだ！〉と，最後に自分の思いを（少し強い口調で）相手に伝えます。すると，相手にキョトンとされ「だったら，なぜもっと早くそれを言ってくれなかったの？」とびっくりされます（なぜならば，あなたが自分の意思・意見を表明しなかったので，相手はてっきりあなたが〈自分の考えを承諾した，受け入れてくれた〉と思い込んでいたからです）。

　すなわち，コミュニケーションとは，皆が自分の意見を表明し合うことです。要するにAさんは自分の考えをことばにして表明し，Bさん，Cさん……そして，もちろんあなたも自分の考えをことばにして表明する，それがコミュニケーションなのです。皆が自分の意見を表明し合うことによってコミュニケーションは成立します。皆の意見が一致する必要はありません（一致するはずもありません）。なぜならば，皆ひとりひとり考えかたや価値観は異なるからです。皆が意見・意思を表明し合った段階ですでにコミュニケーションは成立しています（意見のすり合わせは別の問題です）。

　しかし，あなたは違います。あなたがコミュニケーションをとろうとするとき，最後の最後に“一致を求めて”強く言ってしまいます。〈わかってよ〉〈理解してよ！〉という気持ちを込めて。

　すると，相手は（あなたの少し強い口調に）びっくりした反応を示します。その反応を見て，あなたはますますぐるぐる考えてからでなければ意見を言えなくなり，そして，ぐるぐる考えた挙句に結局ことばを呑み込んでしまうことになります。

　このようにしてあなたの「ぐるぐる思考」（ループ思考，ないしはシミュレーション思考ともいえる歯止めのきかないマイナス思考）は止まらなくなり，そして（能天気なプラス思考と違って）あなたのぐるぐる思考は寝ている間も（24時間365日）止まらなくなり，大脳のオーバーワーク（そして，その結果としての前頭葉と側頭葉を主体とする大脳萎縮）は強まっていきます。

　主体性喪失プロセス患者さんには，以上のようなたとえを用いて「人に気を遣いすぎるのは良いことではない」ということを説明します。そして，そのような歯止めの効かないマイナス思考を止めるために抗精神病薬の服用が欠かせないこと，抗精神病薬には大脳の神経細胞を（そして，おそらくグリア細胞も）保護する作用があること，薬物療法と同時に「人に気を遣わない思考パターンの練習」が

大事であること，そのような努力（治療とトレーニング）をつづけていけば脳萎縮は30代までの若いうちは改善していくことを強調します（なお，40〜50代でも時間はかかりますが改善し，60代以降でも大脳萎縮の進行を抑えることができます）。ここで肝心なのは，大脳の萎縮が原因で（その結果として）主体性喪失プロセスに罹病するのではなく，主体性喪失プロセスによる大脳の慢性的な疲れが原因となって（その結果として）大脳の萎縮が生じているにすぎない，ということです。そのことを十分に説明します。そして，「大脳萎縮が即，脳のスペック（その人の脳の本来の能力）の低下につながるわけではない」という事実も伝えます。たとえば脳梗塞などの脳器質障害によってほぼ一瞬にして大脳の一定の大きさの領域の機能が失われたとしても，リハビリテーションを気長につづけることで機能は回復します。ましてや何年もあるいは10〜20年以上かけてじわじわと進んだ「ごくわずかずつの大脳萎縮」は日々の生活そのものが十分なリハビリテーションになっているので，脳のスペックの低下をきたすことはありません[69]。ただし，きちんと治療を継続しなければ，大脳機能は徐々に低下（荒廃）していきます。なぜならば，主体性喪失プロセスは，この後に述べる「脆弱脳プロセス」の発症の引き金になることが多く，脆弱脳プロセスを併存すると，大脳の電気生理的な異常が生じるため（大脳のなかでいわば電気の嵐が吹き荒れるため），大脳のダメージは広汎かつ高度なものに進展していくからです（脆弱脳プロセスの項で説明します）。なお，緩徐にではありますが主体性喪失プロセスだけでも前頭葉と側頭葉は萎縮していきますから，治療の継続は大切です。

---

[69]　たとえば脳梗塞のときにも同様のことがいえます。

脳梗塞には2つのタイプがあり，1つは心臓でできた血栓が脳の血管を詰まらせる「脳塞栓」で，もう1つは脳の血管の動脈硬化によって血管壁に血栓ができて狭くなり詰まる「脳血栓」です。脳血栓のなかでも細い血管が詰まって生じるのが「ラクナ梗塞」です。これは小さな梗塞が時間をかけて徐々に増えていく状態で症状は現われないかごく軽微なことが多く（したがって気づかれないことも多く）日々の生活がリハビリになって気づかないうちに自然に回復してしまうので「無症候性」とも呼ばれます。頭部CT検査やMRI検査をしてみてはじめて気づかれることが少なくありません。

このラクナ梗塞は，検査してみてはじめて気づかれるという意味で，そして，日々の生活がリハビリになっているという意味で，「症状の現われにくさ」は主体性喪失プロセスや（次項3.で後述する）脆弱脳プロセスにおける大脳萎縮と類似しています。

⑿ その他の治療法（認知行動療法，デイケア，カウンセリングなど）

　薬物療法と精神療法以外にも，効果が期待できる治療法はいろいろあります。
　ひきこもりの生活をつづけてきた患者さんが対人関係を上達させ社会性を身につけるには，薬物療法だけでは限界があります。社会性を身につけるには集団のなかでさまざまな実地のトレーニングを行うのが効果的です。精神科デイケア[70]への参加，そのなかでの認知行動療法[71]や社会技能訓練[72]の利用などが有用です。仕事を休んでいる人にはデイケアのリワークプログラム（復職に向けての準備プログラム）が用意されています。また，無職の人や引きこもっていた人（就労はしたいが，就労する自信・就労を継続する自信がない人，経験がない人）には，次のステップとして就労支援施設（就労継続施設・就労移行施設）を利用する方法があ

---

[70]　1日数時間をデイケアで過ごし，話し合い・物づくり・スポーツ・集団心理療法などのプログラムのなかから自分に合ったものをスタッフと相談して決めて参加します。デイケアに通うことによって，生活リズムを整え，就労への自信をつけ，対人関係への自信をつけることができます。また，ずっと自宅に引きこもっている生活から抜け出して気分転換をはかることができます。家族と同居している人の場合は，四六時中家族と顔を突き合わせて過ごすことによる，お互いのフラストレーションを解消する効果なども期待できます。

[71]　Cognitive Behavioral Therapy（CBTと略称）。「認知（ものの捉えかた）」と「行動」に焦点を当て，自分のストレスの成り立ちを理解し，その解決をめざす心理療法です。当初はうつや不安の問題をもつ人の治療法として開発されましたが，現在はうつや不安以外のさまざまな精神疾患の治療や，健康な人のメンタルヘルス向上のためにも広く用いられています。
　数ある心理療法のなかで，CBTは問題の原因究明をするというよりも，問題解決志向の心理療法であるといえます。その問題を長続きさせている機能やシステムに注目し，それによって問題のメカニズムを解明し，抜け道を探すことを目的としています。CBTの最終的な目標は，その人が自分で自分にCBTが使えるようにすることです。CBTは，それを使いこなすことによって一生うまくストレスマネジメントできるようになることをめざしています。
　〔引用文献〕大島郁葉・安元万佑子著，伊藤絵美・石垣琢磨監修：認知行動療法を身につける──グループとセルフヘルプのためのCBTトレーニングブック，金剛出版，2011年。

[72]　Social Skills Training（ソーシャルスキル・トレーニング，SSTと略称）。社会のなかで人と人が関わり合いながら生きていくために欠かせないスキル（技能）を身につける訓練のことです。たとえば自己紹介する，挨拶する，何かを頼んだり断ったりする，あるいは顔を洗う，歯をみがく，規則正しく服薬する，生活リズムを整えるなどの日常生活上のスキルも含み「生活技能訓練」とも呼ばれます。CBTの一種です。

ります。

　また，マイナス思考がつづき過去の心理的葛藤から抜け出せないとき，家族との精神的な軋轢などから自分をなかなか解放できないときに，カウンセリングが有効な場合があります。専門家（公認心理師，臨床心理士）との面接のなかで，自分の思いをことばにして表現することによって，自分の考えをまとめ，いろいろな「気づき」を得ることができます。

⒀　周囲の人たちからのサポート

　ここで，周囲の人たち（家族や知人，職場の上司・同僚，学校の教師・クラスメートなど）はどのようなサポートができるのか，ないしは周囲の人たちにどのようなサポートをしてもらえば良いのかという点について，少し説明させていただきます。

　周囲が〈元気になった〉〈元気そうだな〉と思って，復帰当初から以前どおりの勉強量や成績を期待したり以前どおりの仕事量を任せたりすることがあると思いますが，すると患者さんがぱったりと学校や職場に来なくなった，ということを経験することがあります。このような状況を避けるためには，周囲の人たちは「主体性喪失プロセスという疾患の特徴」を知っておく必要があります（なお，このとき，職場に提出される診断書などの記載病名は「うつ病」「適応障害」などであることが多いかもしれませんが，長期の自宅療養を要する病態の大部分は「メランコリー型うつ病」であり，厳密にいえば「主体性喪失プロセス」です）。すなわち，

　　①簡単に完治する疾患ではない。

　　②周囲の人たち（他者）に非常に気を遣い，気を回しすぎ，周囲の期待に応えようとして無理をしてしまう。

　　③本人には疲労感がなく，多くの場合に十分な病識がない。

という点に注意を払う必要があります。主体性喪失プロセスという疾患のこれらの特徴を理解することによって，

　　⒜きちんと治療を継続しているか（規則正しく服薬しているか，きちんと通院しているか）などに注意を払い，治療継続のためのアドバイスを行う。

　　⒝無理なく生活し無理なく職場復帰できるように，あまり大きな期待や負荷

をかけないようにして見守る。

(c)疲れ知らずの状態になっているので，「一息入れつつ無理なく」「頑張ら
　　ず，無理せずに」などの声がけをまめに行う。

などのサポートを行うことが，学業の継続，順調な職場復帰，健康な日常生活
の継続に大いに役立ちます。次項(14)あるいは第10章「１．精神疾患の精神療法」
でも要点を説明しますので参考にしてください。

(14) いい意味の諦め，いい意味の開き直り

　マイナス思考（negative thinking）の正反対の思考パターンは，「能天気」すなわ
ち「プラス思考」（positive thinking）です。その真髄を簡単にいいあらわすと，「い
い意味の諦め」「いい意味の開き直り」です。それは「ストレス」とは無縁の思
考パターンです。

　たとえば，結婚したのはいいけれど，一緒に生活してみると〈えっ？　こんな
人だったの？〉と今まで知らなかった側面を知り，びっくりすることがありま
す。結婚して気に入らなければ離婚という手段もあるにはあります。また，多額
の住宅ローンを組んでようやく手に入れたマイホームなのに〈えっ？　こんな
人が隣に引っ越してきたの？〉ということもあるでしょう。マイホームの場合
〈じゃあ，別のところに建て直そう〉などと簡単にはいきません。〈いやだ，いや
だ。こんなはずではなかった……〉といつまでもくよくよ考えていたのでは「ス
トレス」が溜まります。

　しかし，健康な考えかたでは〈ま，いいか。好きで惚れて結婚したのだから，
少しは目をつぶろうか。こんないいところもあるのだから〉〈自分だって完璧
じゃないのだから〉などと「いい意味の諦め」がつき，たいていのことはストレ
スになりません。〈お隣さんとは適当にやっていけばいいかな。せっかく建てた
家なのだからしかたないか〉〈完璧な立地条件なんてないのだから〉などと「い
い意味の諦め」をもつことができれば，ストレスなく，思い悩むことなく，日々
の生活を前向きに送ることができます。そのように考えられるようになると，相
手とも案外良好な関係を築き維持していくことができるようになります。

　あるいは，一所懸命努力してみたものの失敗してしまったときに〈皆にどのよ

うに思われているか〉〈どうしよう。どうやってこのミスを取り返そうか〉など
と思い悩んでもしかたがありません。ストレスが溜まるだけです。〈ま，いいか。
済んでしまったことはしかたがない。次から気をつけよう〉と「いい意味の開き
直り」をもち，さっさと切り替えてしまうと，ものごとは案外順調に進んでいき
ます。誰かについうっかり言ってはいけないことを言ってしまったときに〈ま，
いいか。謝ったのだから，あとはなるようにしかならない〉と「いい意味の開き
直り」をもつことができれば，ストレスなく次に進んでいけます（もっとも，社
会的常識や人を思いやる気持ちをもち合わせている大人が「変に」気を遣わずにふつう
に会話しているときにはあまり大きな失言はしないものです。しかし，社会的常識が
あったとしても，ぐるぐるとシミュレーション思考をしながら話すと，かえって自分が
思ってもいなかった類いの失言をしてしまいがちです。なお，社会的常識や人を思いや
る気持ちをもち合わせていない人の場合は失言がつづきます）。

　このように「いい意味の諦め」「いい意味の開き直り」とは，すなわち，終
わってしまったことは「ま，いいか。しかたがない」，これから先のことは「何
とかなるさ」などと自分に言い聞かせつづけることです。自分に対して（自分の
心に対して）それをくり返し言い聞かせつづけているうちに，そのような思考パ
ターンが徐々に身についていきます。薬物療法などがある程度効果を発揮して病
状が改善してきた患者さん，思考パターンがある程度前向きになってきた患者さ
んに，思考パターンを変えていくためのこのような練習のくり返しをアドバイス
することは，さらに病状を改善し安定化させるのに有効です。

　主体性喪失プロセスに限らず，葛藤（心のなかでのせめぎ合い，気の迷い，思い
悩み）は，心のなかでの「自分」と「もうひとりの自分」との間の確執・言い合
いです。いい意味の諦め，いい意味の開き直りである「ま，いいか」「何とかな
るさ」を自分に対してくり返し「言い聞かせつづける」ということは，内声によ
る「自分との対話」です。「もうひとりの自分」に対して言い聞かせつづけてい
ると「思考パターン」を徐々に変えていくことができ，その考えかたがだんだん
身につき上手になっていきます。

　自分を鼓舞する，自分を戒めるなど「自分に言い聞かせる」ことは誰もが皆ふ
だんから行っていることです。そして，精神的な健康を保つためにもっとも有効
なのが「ま，いいか」「何とかなるさ」です。それがときには，ことばとして声

になって出る「ひとりごと」になり，「気合い」を入れることばになります。

　この「ま，いいか」「何とかなるさ」が（内声やひとりごととして）自然に出てくるようになれば，主体性喪失プロセスは良くなってきているといえます。逆に，意識してこのことばを自分に対して言い聞かせつづける練習をしていると，そのように（いい意味の諦めをもち，いい意味の開き直りをもって）考えられるようになり，マイナスの思考パターンは改善していき，「ストレス」はなくなり，病状は改善していきます。

　この思考パターンに関連して，もう1つ大事な考えかたがあります。それは，「人は人，自分は自分」という考えかたです。自他の間にしっかりと距離を置き，自分というものを見失わず，主体性を保ちつづけるのに役立ちます。

⒂ 疲労感の出現（主体性喪失プロセスからの脱却の兆候）

　主体性喪失プロセスが改善してくると「疲労感（疲れ）」「易疲労感（疲れやすさ）」が出現してきます（すなわち，疲れや疲れやすさを自覚するようになります）。主体性喪失プロセスの場合「疲労感の欠如（疲れ知らずの状態）」が主たる症状であり，諸症状の主たる成因の1つであることを説明してきました。しかし，このプロセスが改善してくると，主体性が生まれる → 自分の心身の状態を把握できるようになる → 疲労感（易疲労感）を認識できるようになる，という病状悪化とは逆パターンの「正の循環」が生まれてきます。

　これは，主体性喪失プロセスが改善してきている，ないしは精神力枯渇プロセスに移行してきていることを意味します。日内変動も，午前（活動の前半）に不調で午後（活動の後半）から好調と感じるパターンから，それとは真逆の，午前（活動の前半）に好調で午後（活動の後半）から不調になるパターンへと変わっていきます。あるいは，午前も午後も好不調の波がない（午後も午前もやや不調）ないしは夕方にふたたび不調になるというパターンを示すようになれば，主体性喪失プロセスが改善して精神力枯渇プロセスが前景に現われつつあると判断できます（第6章「3．いわゆる『うつ病』の亜型分類を捉え直す」の⑶項で改めて説明します）。

3．脆弱脳プロセス

大脳の酷使によって大脳の興奮状態 (過活動状態) が持続する

(1) 大脳の脆弱性

　社会的生き物であるヒトがさまざまな形質・能力をいかんなく発揮するために，ヒトには「大脳の高効率性[73]」という形質が淘汰の末に残され DNA にプログラミングされてきました。大脳を効率よく機能させるさまざまなメカニズムが用意され，ときに大脳の過活動状態[74] (興奮状態・炎症状態であり，過敏性が亢進した状態) が生じます。大脳の脆弱性が強ければ，この状態に陥りやすくなります。

　大脳脆弱性が顕在化するとさまざまな脳の機能異常が生じます。この状態を私は「脆弱脳プロセス」と名づけました。この状態は抗てんかん薬 (多くの抗てんかん薬は「気分安定薬」とも呼ばれます) が効く病態を追究していくなかで見つけました。大脳脆弱性は，もの忘れ，情緒不安定 (気分の変動・変調，気分のむら)，過敏性 (知覚過敏，神経過敏・神経質)，脱抑制 (自制心の低下)，意識レベルの低下，意識の変容 (せん妄状態など)，精神病症状 (幻覚，解離状態やヒステリー状態) などの症状を惹き起こします。また，耳鳴，空耳 (要素性幻聴) も比較的生じやすい症状です[75]。

---

[73] **大脳の高効率性**：ヒトの DNA にプログラミングされている形質の1つで「大脳を効率的に働かせるメカニズム」のことです。この形質により，ヒトにおいては**大脳の脆弱性**が顕在化しやすくなります。

[74] 大脳のミクログリアが活性化しているとする研究もあります。ミクログリアは，大脳において免疫作用を担当するグリア細胞です。統合失調症，アルツハイマー型認知症，多発性硬化症などでミクログリアが活性化しているとされますが，現在のところ定説はありません (ちなみに，脳以外の全身で機能する一般的な免疫細胞は脳内には入り込むことはできず，脳内で免疫細胞の代役を担うのがミクログリアです)。

[75] 耳鳴 (あるいは頭鳴) は「キーン」「シーン」と高い音，「ザーッ」「ザッザッザッ」「ゴーッ」などの低い音が耳から聞こえる (あるいは頭のなかで鳴っている) と認識される症状のことです。これは耳の病気ではなく，脳のなかのとくに聴覚領域の「電気的雑音」を脳が「耳や頭のなかで音が鳴っている」と認識するために生じます。空耳は「要素性幻聴」のことであり，第6章「1．幻覚の種類 (幻覚を生じるプロセスは1つではない)」で詳述します。

抗てんかん薬は，本来の「てんかん」のほかに「脆弱脳プロセス」にも効くので，これらをまとめて「広義のてんかん」と称してもいいのではないかと考えます。また，抗てんかん薬が効くタイプのうつ病は従来「ディスチミア型うつ病」（脚注24参照）と呼ばれていたものがほぼそれに相当しますが，この本のなかでは「脆弱脳プロセス」という仮称で説明します（要するに，てんかんとディスチミア型うつ病はひとくくりにして考えるべき病態であるといえます。「うつ病」の分類については第6章で詳述します）。

(2) なぜ大脳脆弱性は生じるのか

　ヒトはひとりひとり異なった脆弱部位（体のほかの部位と比べてより疲れに弱く，疲労時に炎症や過敏性を起こしやすい部位）をもっています。たとえば皮膚が脆弱な人は疲れると皮膚に「急性湿疹」「蕁麻疹」などの炎症を生じます[76]。結膜が脆弱な人は疲れたときに「アレルギー性結膜炎」を，鼻粘膜が脆弱な人は「アレルギー性鼻炎」を生じ，あるいは結膜と鼻粘膜に「花粉症」のアレルギー症状を生じやすい人もいます。胃粘膜が脆弱な人は疲れたときに「神経性胃炎」「ストレス性胃炎」などと呼ばれる胃の症状（胃痛や吐き気など）を生じます。腸が脆弱で過敏な人は疲れたときに「過敏性腸症候群」と呼ばれる腸の症状（下痢や便秘など）を生じます[77]。

　同様に大脳が脆弱であれば，心身の疲弊時に大脳の炎症状態が生じる結果，先述したように，もの忘れ，情緒不安定，過敏性，脱抑制などの諸症状が生じます。ヒトでは大脳を高効率に働かせるメカニズムが遺伝的な形質として組み込まれているためにヒトの大脳はもともとオーバーワーク気味に機能し酷使されつづける傾向にあり，そのために他の動物と比べて大脳脆弱性が顕在化しやすくなり

---

[76]　化学物質過敏症の病態を呈する人もいますが，この場合には神経過敏・情緒不安定など多くの精神症状を伴うので，脆弱脳プロセスの表現型の1つであると考えるのが妥当です。

[77]　ほかにも例を挙げればきりがありません。膀胱であれば「神経因性膀胱」「過活動膀胱」「間質性膀胱炎」などの頻尿，排尿困難，尿閉。気管・気管支であれば「気管支喘息」などの喘息性咳嗽，夜間の咳き込みなど。このように疲労時には体のあちこちに疲労に伴う脆弱性の諸症状が現われてきます。

ます。

　その結果，下記の(3)〜(7)の５つに大別できるような，さまざまな脆弱脳プロセス症状が現われます。

(3) 思考の途切れ（もの忘れ・度忘れなど）

　大脳の疲れに伴う脳波異常が「突発性の異常波」の頻発という形で現われると，思考がぶつぶつ途切れる結果，もの忘れや度忘れが生じます[78]。たとえば，

　隣の部屋に来てから〈あれっ，今何をしに来たのかな？〉

　物を取りに来て〈あれっ，今何を取りに来たのかな？〉

　探し物をしていて〈あれっ，どこに置いたかな？〉〈何を探していたのかな？〉

　外出してから〈あれっ，鍵をかけたかな？〉〈火を消したかな？〉などと度忘れして不安になり，確認をくり返すことがあります。帰宅してから〈きちんと手を洗えたかな〉などと不安になり，執拗に手を洗いつづけることもあります。「精神的余裕の低下」（精神力枯渇プロセスの症状）や後述する(6)の「自制心の低下」（脱抑制，抑制の欠如）などが関与すると，強迫症状（強迫的な確認や手洗いなど）に発展することがあります。

　また，脳波異常はもの忘れだけでなく，思考力・集中力の低下をきたします。たとえば抗てんかん薬の治療を開始するまで本人も気づかなかった思考力や集中力の低下が改善し，「頭がすっきり働くようになりました」「勉強に集中できるようになりました」と話される患者さんがいます。ふだん生活しているなかで，もの忘れ・度忘れよりも本人には気づかれにくい症状なのでしょう。

　数学や物理学などの論理的な思考（理詰めの思考），たとえば二段論法や三段論法などが苦手になることがあります。なぜかというと，思考の途切れのため思考が途中で振り出しに戻ってしまい（論理の流れの始点に戻ってしまい），最初から何度も何度も論理の筋道をたどり直してみるものの，何度やっても途中でわからなくなってしまうからです。

　また，そのような難しい論理思考以外でも同様の現象を生じることがよくあ

---

[78]　**図3-15**を参照してください。

ります。たとえば物を10個ずつ数えて並べるというような単純作業なのに，何度くり返しても個数を間違えてしまう（並べたものを確認すると，なぜか9個だったり11個だったり……）というミスをくり返すことがあります。これも原因は思考・思路の途切れです。

　脳波異常が改善すると，論理的な思考だけでなく単純作業も楽にこなせるようになります。買い物に行くときに毎回買い物リストを（膨大な量の買い物でなければ）作らなくても済むようになります（思考の途切れが激しい場合，買い物リストを作っていても買い忘れや重複買いをしてしまいます）。

(4) 情緒不安定（気分のむら，気分の変動など）

　脳波異常，とくに「脳波の不安定性」が強まると，情緒不安定（気分の変わりやすさ，気分易変性）が生じます[79]。たとえば短時間のうちに急に不安になったり，急にイライラしたり，落ち込んだり，泣き出したりします。たとえば，先ほどまで落ち込んでいたのに，すぐ後にはイライラし始めたりケロッと陽気になったりします。今までふつうに話していたと思ったら急に流涙・号泣して周囲を戸惑わせることがあります。急に激昂する人もいます。それほど激しい気分易変性はなくても（この場合のほうがはるかに多いのですが），1日のうちで気分が安定しないと感じる人もいます。

　気分の好不調の波が激しく，1日のうちでも気分の変動が大きく，あるいは日によって気分のむら（気分の変調，気分の浮動）が生じることがあります。次項(5)で説明する「過敏性」が関与すると，天気，季節，人ごみなどが誘因となって「気分のむら」を生じることがあります。たとえば，晴れていると気分がよく，曇天・雨天で気分が落ち込む（あるいは，その逆），季節の変わり目（春先・秋口）に不調になる，人ごみや人の視線が気になり圧迫感を感じ，息苦しさ・動悸・めまいなどの症状が生じるため怖くて人ごみのなかに入っていけない，外出が怖くなる，などの症状が生じることがあります。

---

[79]　これも(3)と同様に**図3-15**を参照してください。

⑸ 知覚過敏・神経過敏 （ハラスメントの多くは神経過敏から生じる）

　神経過敏・知覚過敏は脳の「過敏性」が強まると生じる症状です（脳波検査所見としては，光刺激に対する「光駆動」という光過敏性の反応が現われることがあります[80]）。外部からのさまざまな知覚刺激（知覚の入力）に対して脳が過剰な反応を示すことがありますが，知覚過敏・神経過敏を生じる刺激の種類には，個体差があります。知覚過敏が視覚的な刺激に対して生じたり，聴覚・嗅覚・味覚・皮膚感覚などの刺激に対して生じたり，あるいは，特定の誰かの言動・特定の状況や場所に対して神経過敏になったりと，知覚過敏・神経過敏を生じる刺激は人によって多様です。さまざまな知覚刺激（外部入力）に対して皆が一様に反応することはなく，人によって過剰反応を惹き起こす刺激の種類や閾値は異なります（どれほど強力でも光の刺激に対しては鈍感なのに，物音には過敏。ある人の発言には過剰反応するのに，ほかの人の同じような発言は平気，など）。すなわち，健常者ならごくふつうの感覚，何の過剰反応も示さない刺激に対して「これくらいのことで，なぜこれほどの反応を示すのだろう？」と周囲の人たちが驚くような激越な反応を示します。

　また，前項⑷と重複しますが，物音や光や臭いばかりではなく，ある種の状況や特定の誰かの言動に過剰反応を示す人や，天候や季節あるいは気温の変化などに敏感に反応する人がいます。

　大きな音・生活音などが耳障りで（音が「耳」や「脳」に突き刺さる感じがしたり，痛さを感じたりして）静かなところを好んだり，人によっては逆に多少騒音がある環境のほうが落ち着いたりします（静寂のなかで急に生じる物音が苦手で，ある程度物音がしているような少々騒がしい環境のほうが落ち着くのです）。

　極端な明るさ・暗さ・光のちらつきが苦手で，光が目障りで（光が「目」や「脳」に突き刺さる感じがしたり，痛さを感じたりして）薄暗いところを好み，昼間でもカーテンを閉めきること[81]があれば，逆に真っ暗がダメな場合もあります

---

[80]　図3-14を参照してください。

[81]　主体性喪失プロセス患者さんがカーテンを閉め切った薄暗い部屋の隅に引きこもり，人に会いたがらない場合，必ずしも「監視されている」「のぞかれている」という被害妄想（注察

（光のちらつきが苦手な人は，真っ暗なところは多少の光の漏れなどがかえって目障りで苦手です。暗いところで光る家電製品の LED ライトが苦手な人もいます）。

　人の言動に対して過剰反応し，気に障り（他者の言動が「心」や「胸」に刺さったり，痛みを感じたりして）イライラしたり落ち込んだりすることがあり，自分を攻撃してきたと思った相手に対して「攻撃は最大の防御」とばかりに逆に相手を攻撃すること（周囲に訴えまくり反撃すること）もあります（一般に主体性喪失プロセスが併存するので被害者意識が強く，訴訟などをおこすことがあり，ときに逃避願望が強まり自殺を企てます[82]）。ちなみに，これが「ハラスメントされた」という"勘違い"の原因になります。世間は一般的に「被害者」の味方になりがちですが，このような病理・病態があることをきちんと把握したうえで対処しなければ，「えん罪（冤罪）」を生み出してしまいます[83]。すなわち，表面的には「被害

妄想）だけが原因ではなく，併存する脆弱脳プロセスによって光に対する過敏性が生じていることがあります。

[82] 次の脚注でも説明しますが，「〇〇さんにいじめられた」「〇〇さんに悪口を言われた」「教壇から〇〇先生が皆の前で，△△と自分の悪口を言った」などの遺書を残して自殺すると（自分では何も言えず反論もできず，しかし，遺書を残せばきっと誰かが自分の死後に「悪い人たちを罰してくれるに違いない」という期待・怨念が込められていて，自分を「いじめた人たち」に対する激しい復讐心があります），学校などには「被害者」が自殺することになった原因探し，自殺に追い込んだ犯人捜しのために，警察の捜査が入り，多数の生徒や教師（ときに保護者も含めて）に対する事情聴取がくり返され，逆にそれが原因で精神的な不調に陥る人も多数出てきます。
　この場合「〇〇がいじめた」は極端な神経過敏性（すなわち脆弱脳プロセス）であり，それに被害妄想（すなわち主体性喪失プロセス）が併存していることが少なくありません。なにしろ「自殺」は「主体性喪失プロセスと脆弱脳プロセスの併存状態」による行為，その際の究極の選択肢なのですから（第6章「5．逃避願望と自殺企図の相違点と関連性」を参照してください）。

[83] Harassment。「ハラスメント」とは本来，嫌がらせの意味です。しかし，現在では一種の犯罪と考えられています。たとえば，学校や職場・家庭などでの「いじめ」に対して，パワーハラスメント（パワハラ）・セクシュアルハラスメント（セクハラ）・アカデミックハラスメント（アカハラ）・ことばの暴力・DV・モラルハラスメント（モラハラ）……などと次々に新たなハラスメント概念が作られています。
　そして，その被害者が訴えを起こすことがあります。しかし，その「被害者」の多くは実は「主体性喪失プロセス＋脆弱脳プロセスの患者さん」です。「被害者意識をもつ脆弱脳プロセス患者さん」は，訴え騒ぐ結果「えん罪（冤罪）の被害者を作りだす加害者」になる場合が

者」のように見える人が実はえん罪を生み出す「真の加害者」だったということがありますから要注意です。

(6) 脱抑制（自制心の低下，衝動性，わかっているけれどやめられない）

　脱抑制の原因は脳波異常であり，外側前頭前皮質の領域を巻き込んだ「脳波異常による機能障害」（前頭葉の機能不全による自制心の低下など）が原因です。

　脱抑制症状が長期間にわたって持続した脆弱脳プロセス患者さんの頭部 CT 検査では，外側前頭前皮質の萎縮が認められます[84]。同部位の機能（自制心すなわち「自動的反応を抑制する能力」を発揮し，決断を下そうと意識的な努力をする働き）の低下によって衝動性・脱抑制が生じます。たとえば「わかってはいるけれど，やめられない」「やめられない，止まらない」「やってしまったらしいが，覚えていない」などの状態が生じます[85]。

　具体的には，疲れていて甘いもの・味の濃いものを食べたくなったときについ

多いのです。

　また，（主に女性による）情緒不安定で激しく相手を責め言い募る暴言が，（主に男性による）DV を誘発することも多くみられます。DV（domestic violence。配偶者暴力・夫婦間暴力）の場合には，両者ともに「脆弱脳プロセス患者さん」であることが多く，一方では腕力ではかなわないはずの相手男性にことばで責めながら暴力をふるって相手男性の怒りを誘発してしまう女性がいて，他方ではかっとなって女性に暴力をふるってしまう男性がいます（あるいは，男性のほうはただ単に暴力から身を守るだけのこともありますが，世間も司法もそうは受け取らないことが少なくありません）。

　したがって，「ハラスメントの加害者」の多くは，訴訟社会（そして，脆弱脳プロセス）が作り出した「えん罪の被害者」である，というのがその実態です。「ハラスメント被害者」の多くは，実は「脆弱脳プロセス患者さん」であり「えん罪の加害者」である，ということを念頭に置いてハラスメントの問題を考えていかなければなりません。

[84] 本章「2．主体性喪失プロセス」の**図3-5**を参照してください。

[85] なお，アルコール依存症で同部位の萎縮を認める場合があります。抑制が欠如する結果，連続飲酒がやめられなくなります。また，飲酒したときに誰もが経験するように，アルコール（飲酒）は同部位の機能を損ないやすく，アルコールは抑制の低下・欠如を惹き起こします。大量飲酒を長年月にわたり継続している人に同部位の萎縮が生じます（長期連続飲酒が原因で同部位の萎縮を生じるのか，あるいは同部位の萎縮を伴う長期にわたる脱抑制状態が連続飲酒を惹き起こすのか，その因果関係は今のところ不明です）。

過食してしまい，ときに食べすぎたものを（胃粘膜も過敏になっているので）嘔吐してしまいます（これが摂食障害の「過食・嘔吐」のメカニズムです。ときに自分の指などをのどに入れて意図的に吐く人，便秘薬を乱用する人もいます）。人によっては現金やクレジットカードを持つと，あるいはカードローンを利用してまで，ついギャンブルや不要な買い物で浪費・濫費してしまいます（すなわち，ギャンブル依存，買い物依存）。イライラして人や物にあたったり，キレやすかったりします（たとえば，疲れて気分がむしゃくしゃしているとき，親が理由もなく子供を叱りつけたり子供に体罰を加えたりして強い自責の念にかられ，あるいは，Aさんが悪いのに身近にいたBさんにきつく当たってしまい後悔します）。人の物をつい自分のバッグやポケットに入れてしまう行為（犯罪であるとわかっているのについ人の物や店の物を自分のバッグに入れてしまうなどの病的な万引き行為），路上などでのわいせつ行為（路上で性的身体接触をしてしまう，スマホなどで女性のスカートのなかを盗撮せずにいられない，路上で見ず知らずの人に自分の裸を見せたい衝動を抑えられない）など，健常者からすると「すぐ逮捕されるとわかっているのに，なぜそのようなことをするのだろう」「何が面白いのだろう」と感じる（稚拙な）犯罪行為に対する衝動を抑えられません。

　また，ゲーム依存[86]が（子供にとっても大人にとっても）最近いっそう問題になってきています。ゲーム（視覚情報の処理と手指の巧緻運動で大脳を酷使する作業）に集中すると大脳が疲弊します。その結果として脆弱脳プロセスによる脱抑制が強まり，寝食を忘れるほどにゲームに没頭し，情緒不安定・耳鳴・空耳（要素性幻聴）・もの忘れなどの症状が出現・増強します。抑制が効かなくなるためにゲームに没入し，ゲームへの没入がいっそう脆弱脳プロセスを増強し抑制が効かなくなるという負のスパイラルが生じます。

　さらに，先述したように「強迫症状」には脆弱脳プロセスのもの忘れと脱抑制によって惹き起こされるものがあります（つい悪い結果を予想してしまうという主

---

[86] 「ギャンブル依存」「買い物依存」「ゲーム依存」などに用いられる「依存」は，後述する「依存プロセス（依存性）」や「薬物依存（依存症）」などの依存と混同しそうですが，あくまでも「脆弱脳プロセスによる"脱抑制・衝動性"に伴う病的行為」のことです。
　"依存"とはいっても，「依存プロセス」「薬物依存」「脆弱脳プロセスの脱抑制・衝動性の行為」は，それぞれ異なるメカニズムで生じる病態であり，まったく別物の病態です。

体性喪失プロセスのマイナス思考が関与し，ときに精神力枯渇プロセスによる精神的余裕の低下が関与します。どのプロセスが関与するかによって表現型は同じ「強迫症状」であっても，治療法は異なってきます）。車を運転していて道路の段差による多少の衝撃を感じたときに〈誰かを轢いてしまったのではないか〉などと考えて不安になり，車のルームミラーで後方確認をくり返し，それでも気になり見落としがないか同じ道順を何回もくり返し確認しながら走行しつづけて，なかなか目的地にたどり着けなくなります。自宅を出るときに火の始末・玄関ドアの施錠などの確認のために何度も自宅に引き返し，なかなか出発できなくなります。あるいは，手が何かに触れたときに〈何か不潔なものに触れてしまったのではないか〉〈そのせいで深刻な感染症に罹患するのではないか〉〈家族に悪い病気を感染させてしまうのではないか〉などと不安が募り何度も手洗いをくり返す場合もあります。

　また，躁うつ病（双極性障害）の「躁状態」も同様のメカニズムに基づく病態ですが，これについては第6章「6．うつ状態と躁状態の関係」で詳述します。

(7) さまざまな発作が生じる（精神病性の発作を含む）

　脳波異常ですから，当然さまざまな「発作」を生じます。これは，「突発性異常波（てんかん波）」の頻発によって生じる一般的な「てんかん発作」であり，ほとんどの人が「てんかん」あるいは「脳波異常」というとまず思い浮かべるのが，この症状でしょう[87]。

　ただし，「てんかん発作」といっても，次のようなさまざまな発作があります。たとえば，

- (a)　運動性・身体性の発作
- (b)　感覚性の発作
- (c)　自律神経性の発作
- (d)　精神病性の発作

があります。それぞれについて説明しますが，いずれにしても脳に生じる諸症状

---

[87]　**図3-16**も参照してください。

ですから，多かれ少なかれ「精神」や「意識」に関連した症状を伴う場合が多いものです。また，(a)〜(d)のいずれかにクリアカットに分類しきれない場合（たとえば(a)〜(d)が複合した発作型）が多いのですが，あえて分類するならば，そのなかでもっとも注目すべきは(d)精神病性の発作です。

(a) 運動性・身体性の発作：

けいれん発作，脱力発作，眼瞼や顔面のけいれん，精神運動発作（意識が混濁して，意味不明の行動をくり返す発作）などがあります。「てんかん発作」といえば，まずこのタイプの発作を思い浮かべる人が多いでしょう。

この発作のなかまには，金縛り，夢遊病など睡眠中に生じる発作が含まれます。金縛り（睡眠麻痺）は，レム睡眠[88]時（眠りが浅くなるとき）に脳は半覚醒状態なのに体がまったく動かない状態のことです。睡眠中いつでも誰にでも生じる現象ではなく，「脳の疲れによる脳波異常」が原因で（真夜中でも朝方でも）通常より眠りが浅くなるレム睡眠時に脳は半覚醒状態なのに体は眠ったままで動かないため“目を覚ましたら体がまったく動かない状態”であり，同時にレム睡眠中のため自律神経系の活動が不安定であり，（また，寝入りばなや起きがけのような「半覚醒の状態」では脳波が不安定になり，自律神経系に限らずさまざまな神経症状が現われやすく）心拍や呼吸が乱れて苦しくなる場合があり，恐怖心を伴います。どんなに焦っても体はまったく動かず，恐ろしい幻視（幽霊など。(d)で後述しますが，幻視も脆弱脳プロセスの症状です）を伴うことがあります。焦っているうちにすっかり覚醒し“金縛りが解け”ます。

夢遊病は，睡眠中に半覚醒の意識もうろう状態が生じ，夜中に起きだして行動するものの記憶にはなく（ときにはうっすらとした記憶があり），朝起床後に〈昨夜はいろいろなことを行っていたらしい〉ということに，家具などの位置がず

---

[88] REM（Rapid Eye Movement 急速眼球運動）Sleep。一晩のあいだに約90分間周期で深い眠りと浅い眠りを4〜5回くり返して約7時間の睡眠後に覚醒に至るという「睡眠リズム」があります。深い睡眠はノンレム睡眠（non-REM sleep），浅い睡眠はレム睡眠です。浅い睡眠のときは半覚醒状態で眼球は急速に運動していますが，体は眠っていて動きません。強いストレスや疲れがあるとレム睡眠時に脳だけ起きてしまい，身体は動かず，そのせいで恐怖感が襲ってくることがあります。それが「金縛り」（睡眠麻痺）です。

れている，食べ散らかした残骸がある，物が壊れている，消したはずの電気がつけっ放しになっている，あるいは同居者に教えられて気づくという状態です。たとえば，着替えてコンビニまで買い物に出たらしいが記憶になく朝気づいたら買ったもの（食べ散らかしの残骸やレシートなど）がある，トイレに起きたことは記憶にないが気づいたらトイレのなかで居眠りしていた，夜中にお湯を沸かしてカップ麺（あるいはもっと手の込んだ料理）を作って食べたらしいが記憶になく朝起きたら調理した跡があった，などの記憶にない行動をとります。その根底には脳波異常があります。たとえば，①強い疲労状態のために眠りが浅く熟睡できず（脳が疲れすぎ興奮したために眠れなくなり），かつ，（脳が疲れて）脳波異常が増強しているとき，②いったんは睡眠薬などで入眠したものの途中で半覚醒状態になり，その際に睡眠薬の効果が残っていて気分が妙に高揚した状態（睡眠薬によって抑制がとれ高揚した気分）になっているものの睡眠薬のせいで十分に覚醒しきらないとき，などに夢遊病が生じます。また，そもそも夢遊病そのものが原因で外来受診される患者さんもいるわけで，薬の副作用などの誘因がない場合も夢遊病というてんかん発作は生じます。

　金縛りや夢遊病はやや特殊なタイプの発作といえますが，脳波異常が大脳の広範囲に及ぶと，全身のけいれんや意識障害の発作を惹き起こします。大脳の運動野の一部に限局した脳波異常が生じる場合は身体の一部分だけのけいれん発作が生じたり，脱力や転倒などの発作が生じたりします。脳波異常で午睡中の金縛りや悪夢が生じることもあります。

⒝ 感覚性の発作：

　意識消失，発作性の中枢性疼痛（体の各部位の疼痛発作），体のしびれ感・冷感などの発作を生じることがあります。

　大脳の感覚野に広範囲に脳波異常が生じると，意識消失や意識の曇り（意識もうろう状態）が生じます。また，限局した領域に脳波異常が現われると体のあちこちの痛み（中枢性疼痛。すなわち，腰痛，坐骨神経痛，肋間神経痛など，さまざまな部位の疼痛）やしびれ・違和感などの知覚の発作が生じます（視覚・聴覚などの感覚野に脳波異常が生じると後述の⒟精神病性の発作になります）。

　舌の先のひりひり感・ぴりぴり感や，発作性の頭痛や腰痛，体の局所的なしび

れ感・違和感，原因不明の肛門痛などを訴え，各科で精神的なものと指摘されて受診する患者さんが比較的多くみられます。これらは“精神的なもの”というよりも「脳波異常からくる中枢性疼痛」という“脳の病気（神経科的な疾患）”です[89]（ただし，先ほども述べたとおり，脳に生じる諸症状ですから，多かれ少なかれ「精神」や「意識」に関連した症状を伴います）。

(c) 自律神経性の発作：

　発作性の腹痛・胃痛・嘔吐・めまい，身体内部の痛み，急な発汗・動悸・胸の痛みや圧迫感・手足の冷えやほてりなど前述の(b)感覚性の発作と重複するようなさまざまな症状が生じます。「急性腹症」という原因不明ながらも早急に鑑別診断を行ったうえで緊急の対応を要する病態に似た激しい腹部症状を訴えて救急外来を受診するものの，内科的・泌尿器科的・（女性であれば）婦人科的な検査を受けてまったく異常がなく，「精神的なもの」と診断される患者さんがいます。ときにはいわゆる「ヒステリー症状」（次項で説明します）の場合もありますが，実は自律神経発作の患者さんが多く含まれています。「発作」ですから，腹部症状は激しいにもかかわらず，比較的短時間で収まってしまい，いったい何だったのだろうといぶかしがられる経過をたどることが多いのですが，発作は再発することがしばしばあり（もちろん，極度に疲れたときの1回のみの発作でおさまる場合もありますが），(a)などの他の発作型に移行する場合もありますから，脳波検査を行ってきちんと診断しておく必要があります。

(d) 精神病性の発作：

　要素性の幻聴[90]が生じることも決して少なくはなく，「空耳」などとも呼ばれ

---

[89] 脳神経内科（2019年までは「神経内科」と呼ばれていました）は，主に神経疾患，とくに神経難病を診る科ですから，精神科とオーバーラップする疾患は精神科（かつての「精神神経科」）で診ることが多くなりますが，中枢性疼痛も精神科で診ます。

[90] 幻聴には2種類あって，主体性喪失プロセスの幻聴は「対話性幻聴」であり，脆弱脳プロセスで生じる発作性幻聴は「要素性幻聴」です。その他の幻覚（幻視・幻嗅・幻味・体感幻覚）はすべて脆弱脳プロセスに伴う幻覚と考えて間違いありません。したがって，対話性幻聴以外の幻覚の治療には，基本的に「抗てんかん薬」が使われることになります（第6章

ます（ピンポーン……とドアチャイムが鳴ったので玄関に出てみると誰もいなかった，ケータイの着信音・バイブ音があったので確認してみると着信はなかった，名前を呼ばれたので振り返ると誰も呼んでいなかった，屋外から救急車のサイレン音が聞こえてきたので外を確かめると救急車は走っていなかった，など）。あるいは，耳もとで誰かがゴショゴショと会話する声（多くの場合，会話の中身は聞き取れません）が聞こえる，頭のなかでくり返し同じ曲が流れる，などがいわゆる「空耳（要素性幻聴）」です。

　精神病性の発作には，解離状態と呼ばれるものがあります（たとえば，多重人格[91]がその代表例ですが，幽体離脱ないしは体外離脱体験[92]と呼ばれる発作・現象も含まれます）。また，いわゆるヒステリー症状・ヒステリー発作も含まれます[93]。

　幻聴は主体性喪失プロセスでも生じ，その場合の幻聴は「対話性」です。それに対して脆弱脳プロセスの発作性幻聴は「要素性」です。その他の幻覚（幻視・幻嗅・幻味・体感幻覚）も主体性喪失プロセスではなく，すべて脆弱脳プロセスに伴う幻覚と考えられます（第6章「1. 幻覚の種類〈幻覚を生じるプロセスは1つではない〉」で詳述します）。大脳はさまざまな精神機能を担う器官ですから，脳波異常によってさまざまな精神症状が発作性に生じます。また，意識レベル・思考力・判断力などの低下は精神疾患の諸症状をさまざまな程度に歪め，あるいはさまざまに脚色します。脳波異常を伴うことで，各精神疾患のさまざまな精神症

　「1. 幻覚の種類〈幻覚を生じるプロセスは1つではない〉」などで詳述します）。
　ちなみに，幻視はよくまちがえられて「幻覚」と呼ばれることがありますが，正確には幻覚のうち，聴覚の幻覚が「幻聴」，視覚の幻覚は「幻視」，嗅覚は「幻嗅」，味覚は「幻味」，体性感覚の幻覚は「体感幻覚」と呼ばれます。

[91]　「いろいろな人格」（いろいろな性格・性別・年齢など）が入れ代わり立ち代わりで出現してきます。そして，「Aという人格の状態のときの言動」をBという人格のときには覚えていない，というのが一般的です。「依存プロセス」の項で説明しますが，依存性が関与しているものの，脆弱脳プロセスも併存するので抗てんかん薬の服用は一応考慮されるべきです。

[92]　自分の斜め上方あたりから自分自身の体を，そして自分が行動している姿を眺めている，というような症状が一般的です。離人体験・現実感喪失（脚注94参照）などと類似した症状であるといえます。

[93]　ヒステリー発作・ヒステリー症状は，失声・歩行障害などさまざまな身体症状として現われ，その多くの場合に，後述する依存プロセス（依存性）が関与していますが，脳波異常（それに伴う意識の変容・情緒不安定など）が関与している場合も少なくありません。

状がいっそうバラエティに富んだものになります。

さらに，現実感喪失（離人体験）[94]などの意識もうろう状態や意識の変容も，脳波異常に伴う現象（発作）です。

以上のような脳の炎症状態に伴う突発性異常波の出現，あるいは脳の過敏性の亢進が関与する諸症状はすべて，脆弱脳プロセスです。

(8) 大脳脆弱性がもたらす，その他の症状

脆弱脳プロセスでは，以上の(3)〜(7)のほかにも（あるいは，それらと関連して）さまざまな症状が生じることがあります。とくに解剖学的・生理学的に説明がつかない症状が認められたならば，まず脆弱脳プロセスによる症状ではないかと疑ってみる必要があります。

たとえば「体のなかがかゆい」「おなかのなかでぐにゅぐにゅと腸が動く感覚がある」「腸が振動する」「脳が膨れる」「脳が圧迫され縮んでいく」「頭のなかを（あるいは体のなかを）ビリビリと電気が走る」（脳そのものには感覚器がないので，そのような感覚は起こり得ません），あるいは「耳がザーザーと鳴って聞こえづらい」「目の前に砂嵐がかかって物が見えづらい」など，さまざまな症状が生じます。「幽体離脱」などはその典型例であり，「霊感が強い」「霊的なものを感じる」「憑きもの」など，「科学的」に説明がつかないので「超常現象」「霊的体験」などと呼ばれる症状がありますが，その実態は単なる脳波異常です。

それらが脆弱脳プロセスの症状であることを見分けるポイントは，それらの症状が解剖学的・生理学的に説明がつくか否か，という点にあります。そして，脳

---

94 離人症状は，自分自身の感情や経験が自分のものではないような，よそよそしいものに感じる状態です。現実感喪失は，周囲の光景も周囲の人たちも，すべてがあたかもスクリーンに映し出された映像，薄い半透明のスクリーンによって周囲と隔てられているような，非現実感，よそよそしさ，人工的で色彩が失われた生命感のないもののように見える現象です。親しい家族が目の前にいても，似てはいるものの見ず知らずの赤の他人であるかのように感じられたり，本当はおいしそうな食べ物が目の前にあっても，何か石膏かプラスチックでできているような無味乾燥な人工物に感じられたりします。

波検査・頭部 CT 検査などの検査所見を確認しておく必要があります。

　(3)〜(7)の５つに大別して説明した脆弱脳プロセスの症状，すなわち(3)もの忘れ・度忘れ（思考の途切れ），(4)情緒不安定（気分のむら，気分の変動など），(5)知覚過敏・神経過敏（神経質，ハラスメントなどを含む），(6)脱抑制（自制心の低下，衝動性など），(7)さまざまな発作（運動性・身体性の発作，幻覚など精神病性発作を含む），そして，(8)解剖学的・生理学的に説明がつかない症状などは脳波異常から生じますが，多くの場合に主体性喪失プロセスが併存します。なぜならば，主体性喪失プロセスでは前頭葉などのオーバーワーク状態が24時間365日つづいているために大脳の前頭葉・側頭葉などの興奮状態が生じ，それが脳全体の疲労と興奮を惹き起こし，（大脳脆弱性の体質をもつ場合に）脳波異常を生じやすいからです（そもそも多くの人にとって大脳は脆弱です）。

　大脳のどの部位に脳波異常を生じるかは，人それぞれで異なります。たとえば，湿疹（皮膚の脆弱性）という目に見える疾患を例にとるとわかりやすいのですが，全身の皮膚に出る人，左腕と右わき腹だけに出やすい人，頭部と脚に出やすい人などの個体差があり，多くのバリエーションが生じます。同様に大脳のどの部位に脳波異常が出やすいか（脳のどの部位の脆弱性が強いか）も人によってさまざまであり，(3)〜(7)そして(8)がさまざまな割合で組み合わされて生じます。過敏性だけを例にとってみても，光に対してか音に対してか，あるいは両方に対しての過敏性かなど，過敏性を惹き起こす刺激の種類もその程度もさまざまであり，さらにはそのときそのときで症状の強さは変動します。

(9)　脆弱脳プロセスによる大脳萎縮（特徴的な頭部CT検査所見）

　神経組織（大脳など中枢神経系を含む）は，神経細胞（ニューロン）だけで機能しているわけではありません。神経細胞の数十倍ともいわれる多数かつ多種多様なグリア細胞（神経膠細胞）が縁の下の力持ちとなって神経細胞の働きを支えています。そして，最近では「グリア細胞が神経細胞をあやつっている」あるいは

「グリア細胞も情報処理を担っている」とも言われるようになりました[95]。

　脆弱脳プロセスによって大脳の興奮状態が持続するとき，神経細胞だけでなく，グリア細胞も機能不全に陥ります。グリア細胞の種類や働き自体がまだまだ未解明ですから，ここで機能不全に陥っているときの大脳のミクロの様子を詳細に述べることはできませんが，マクロには頭部CT検査で特徴的な脳萎縮の所見が認められ，次項で説明するように脳波検査でさまざまな異常所見が見つかることを考え合わせると，大脳の興奮状態（炎症状態ないしは過敏状態であり，両者はほぼ同様の状態です）が非常に強まっていることは確かです。

　頭部CT検査を行うと**図3-9～図3-12**のように大脳全体が萎縮しています。また，脆弱脳プロセスが改善すると，若年者では大脳萎縮が改善していきます（10～30代ではかなり改善し，40～50代でも若干は改善し，低年齢のうちに治療を開始するほど萎縮の改善は速やかです）。このとき，おそらく神経細胞とグリア細胞の両方に異常が生じていて，大脳の興奮状態が改善すると神経細胞数とグリア細胞数のいずれか，ないしは（おそらくは）両者が増加（回復）することによって（さらにはニューロネットワークの再構築によって），大脳の萎縮が改善していくと考えられます。

　頭部CT検査で認められる大脳萎縮の所見（脳溝[96]の開大，脳室[97]の拡張など）は，「脆弱脳プロセスの状態にある」ないしは「その状態にあった」ということを示しています。そして，臨床症状が存在し，次項で説明するように脳波検査における異常所見が見つかれば，その患者さんは「現在まさに脆弱脳プロセスの

---

[95]　R・ダグラス・フィールズ（小西史朗監訳，小松佳代子訳）：もうひとつの脳――ニューロンを支配する陰の主役「グリア細胞」，講談社ブルーバックス，2018年。グリア細胞について詳しく書かれています。

[96]　大脳表面のシワとシワの間の溝を「脳溝」，シワの膨らみ部分を「脳回」といいます。大脳の表面（大脳皮質）の面積は$2,500\,cm^2$（新聞の紙面1面分）あり，ふつうは**図3-9～図3-12**で示されるように（それぞれの図の上段の正常例のように）開大することなく，すき間なく密着して細かく折りたたまれています。

[97]　大脳の中心部付近にある脳脊髄液に満たされた空隙です。20歳ころまではほとんどすき間なく密着してふさがっています（CT検査では「ヘアライン状」に空隙の位置が認められるだけです）が，年齢とともに若干拡張していき20代以降に「空隙」が徐々に認められるようになります。

状態にある」こと（前者すなわち現在進行形であり，後者すなわち過去形ではないこと）がわかります。現在症状がなく脳波所見にも異常がなければ，（その特徴的な大脳萎縮の所見は）過去に「脆弱脳プロセスの状態にあった」ことを示します。

図3-9　脆弱脳プロセスにおける側脳室の拡張(1)

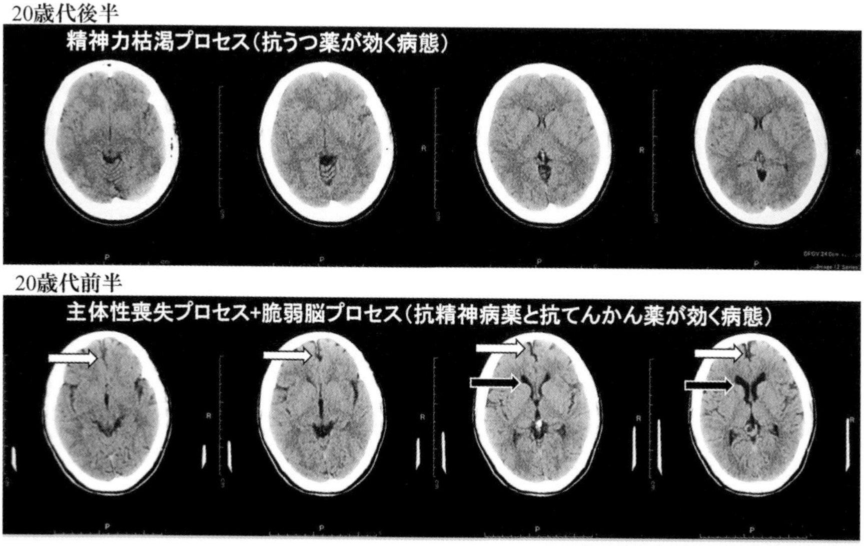

20歳代後半
精神力枯渇プロセス（抗うつ薬が効く病態）

20歳代前半
主体性喪失プロセス＋脆弱脳プロセス（抗精神病薬と抗てんかん薬が効く病態）

　脳波異常に伴う大脳萎縮の場合は，主体性喪失プロセスのときのように決まった部位に萎縮が生じるのではなく，大脳のさまざまな部位に萎縮が生じ得ます。**図3-9**の自験例（下段）では，主体性喪失プロセスに伴う内側前頭前皮質の萎縮（⇨部分）のほかに，脆弱脳プロセスに伴う側脳室の拡張（➡部分）が認められます（なお，上段は正常例です）。

図3-10　脆弱脳プロセスにおける側脳室の拡張(2)

20歳代後半

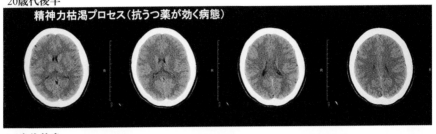

精神力枯渇プロセス(抗うつ薬が効く病態)

20歳代前半

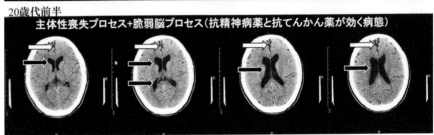

主体性喪失プロセス+脆弱脳プロセス(抗精神病薬と抗てんかん薬が効く病態)

　この2枚（上段が正常例，下段が脆弱脳プロセスの症例）は図3-9の上方（頭頂部側）に
つづくスライスで，図3-9と同様に側脳室の拡張（➡部分）が認められます[98]。この例では
10歳以前から始まった脆弱脳プロセスによって極端に広い空隙（側脳室の強い拡張）が認
められます（紙数の関係で，ここでは極端な萎縮例を示しました）。

---

[98]　これはしばしば「正常圧水頭症」と誤診されやすい所見ですが，あくまでも年余にわたる脳
　　波異常の持続によって大脳の萎縮が進行し，その結果生じる脳室の拡張です。「脳室が拡が
　　り，そのスペースに脳脊髄液が溜まっている」だけであって，「脳脊髄液の貯留によって脳
　　室が拡張した」わけではありません。実は正常圧水頭症の多くは特発性正常圧水頭症です
　　が，その原因は脆弱脳プロセスであると考えられます。「特発性」とは「原因不明」を意味
　　します。
　　正常圧水頭症は，高齢者に多く，症状としては認知症，歩行障害，尿失禁があげられ，治療
　　にはシャントチューブを埋め込み，脳脊髄液を腹腔内に流す「シャント手術」が試みられま
　　す。しかし，手術をしても（多少なりとも脳圧が亢進している場合を除いて）症状の改善は
　　あまり期待できません（そもそも，脳圧が亢進していれば「正常圧」ではありません）。

図3-11　脆弱脳プロセスにおける側脳室の拡張および脳溝の開大(1)

20歳代後半

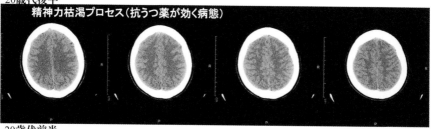

20歳代前半

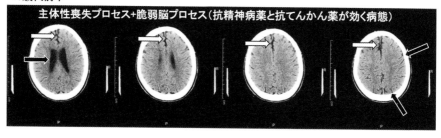

　図3-10の頭頂側につづくスライスで（上段が正常例，下段が脆弱脳プロセスの症例），図3-10と同様に側脳室の拡張（大脳内部の➡部分）が認められ，同時に大脳表面の脳溝（シワとシワの間のすき間）も大脳の萎縮に伴って開大（大脳表面の➡部分）していることがわかります。なお，⇨部分は主体性喪失プロセスによる前帯状皮質の萎縮です。

図3-12　脆弱脳プロセスにおける側脳室の拡張および脳溝の開大⑵

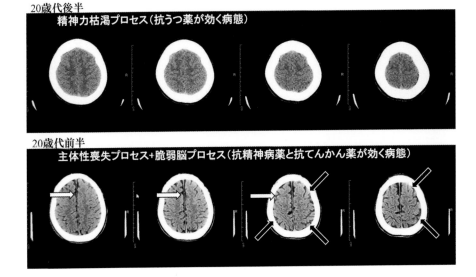

20歳代後半
精神力枯渇プロセス（抗うつ薬が効く病態）

20歳代前半
主体性喪失プロセス＋脆弱脳プロセス（抗精神病薬と抗てんかん薬が効く病態）

　図3-11よりさらに頭頂側のスライスです。➡部分は脳室の拡張，脳溝（シワとシワの間のすき間）の開大です。⇨部分は主体性喪失プロセスによる前帯状皮質の萎縮です。

⑽　脳波所見（さまざまな脳波異常）

　前項で述べた大脳萎縮に，図3-14〜図3-16の脳波検査の所見を照らし合わせると，大脳が脆弱脳プロセスによる機能障害を起こしているか否かがわかります。

　図3-13は正常脳波ですが，このように整った脳波ではなく，(a)突発性異常波が頻発する，(b)大脳が外界からの刺激（感覚入力など）に対して過敏に反応する（脳波検査では，光刺激に対する「光駆動」という現象が出現します），(c)基礎波であるアルファ波[99]（安静閉眼の覚醒時に後頭部に連続して出現する8〜13 Hzの脳波）の

---

[99]　アルファ波とは，安静閉眼時（かつ覚醒しているとき）に後頭部優位に表れる8〜13 Hzの脳波で，正常基礎律動とも呼ばれます。神経活動電位は数十Hzで数回発射した後に短時間

連続性が不良になる，(d)アルファ波が消失する，(e)基礎波が徐波化（後頭部主体に出現する基礎波の周波数が8Hz未満になり，アルファ波帯域の周波数の脳波が消失します），などの脳波異常所見が認められると，患者さんが脆弱脳プロセスの状態にあり，大脳の機能異常が生じていることがわかります。

　脆弱脳プロセスの回復とともに脳波異常は徐々に改善していきますが，それには数年以上（年単位）の根気強い治療継続が必要になります。ただし，治療期間中は脳波異常があっても，服薬によって症状は抑えられている（回復過程にある）ので，悲観する必要はありません[100]。このとき，脳波異常が改善しつつあると同時に，抗てんかん薬の神経保護作用によって壊れた大脳の神経回路（ニューロネットワーク）の修復（および，壊れたグリア細胞の再生）が進んでいるからです。また，患者さん自身も脆弱脳プロセスの諸症状が軽くなり消えていることを実感でき，そのことで病状が回復しつつあることを実感できるはずです。

　なお，脳波検査設備がないメンタルクリニックが多いと思いますが，設備のある他院に脳波検査を依頼する場合，脳波検査の判読結果だけを伝えてもらうのではなく脳波検査データを送ってもらい，主治医である精神科医ご自身で判読するほうが，脳波の改善と病状の改善の相関を把握しやすいので好ましいと考えます。

だけ休止し（いわば疲労回復期），ふたたび数十Hzで活動電位を発射して休止するというサイクルをくり返しながら機能しています。すなわち，活動→休止→活動→休止というサイクルを大脳全体が一定周期でくり返しており，この周期が8〜13Hzなのです。神経細胞（シナプス前細胞）が数十Hzの活動電位を数発ずつ発射する間隔（周期）が8〜13Hzで，その電気刺激を受け取る側の神経細胞（シナプス後細胞）には同様に8〜13Hzの「シナプス後電位」が生じるわけです。脳全体で同期して発射されるシナプス後電位（という微小な電位差）の集合が頭皮上に達したものを頭皮外から記録したものが「脳波」「脳波図」です。正常な脳波の「基礎律動」である「アルファ波」は後頭部優位に現われます。**図3-13**を参照してください。

[100] 脳波は，まず突発性異常波の減少，光駆動（光刺激に対する過敏性）の減少・消失，そしてアルファ波の連続性の回復という順番で改善することが多いようです。最後には後頭部優位の正常なアルファ波の出現が認められるようになります。

図3-13　正常な脳波

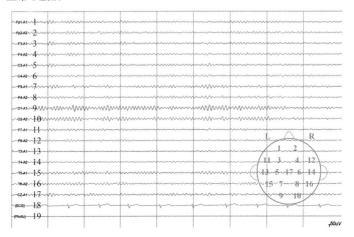

　後頭部のチャンネル（7〜10番, 15〜16番のチャンネル）の脳波を見ると, アルファ波（覚醒していて安静にしているとき後頭部に連続して現われる8〜13Hzの脳波）がきちんと連続して認められます。

　脆弱脳プロセス患者さんでは, ほぼ全員でこの正常な基礎波（アルファ波）の連続性が不良になっていたり, 出現しなかったり, 出現してもびまん性アルファ波パターン（後頭部優位ではなく, 全チャンネルで一様にアルファ波が出現するパターン）が認められ, 大脳がとても疲れていることがわかります。

図3-14　脆弱脳プロセスにおける脳波異常（光刺激に対する「光駆動」の出現）

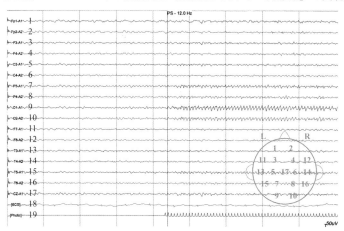

　脆弱脳プロセス患者さんの脳波所見ですが，光刺激（閉眼している状態で周波数3〜30Hzまで3Hz刻みの弱めのストロボ光を順次当てていきます）に対して，（閉じた眼瞼を通して網膜に達する弱い光刺激に対しても）人によっては「当てたストロボ光と同じ周波数の脳波」が光刺激を与えている間だけ出現することがあります。これを「光駆動」といいます。大脳が外部からの感覚刺激（この場合は光の刺激）に対して過敏に反応する状態にあることがわかります。

図3-15　脆弱脳プロセスにおける脳波異常（α波の消失，突発性異常波の頻発）

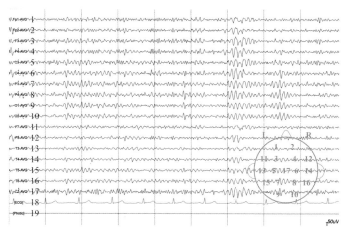

この脆弱脳プロセス患者さんでは，閉眼中の安静覚醒時脳波において，アルファ波（後頭部優位に連続して出現する 8 ～13 Hz の基礎波）が出現せず，徐波（8 Hz 未満の遅い周波数の脳波）や鋭波（振幅が大きく鋭い形の脳波），あるいは高振幅徐波（振幅が大きく，かつ，8 Hz 未満の遅い周波数の脳波）などがランダムに多数出現しています。**図3-15**は躁状態にあり情緒がとても不安定になっている患者さんの脳波です。

図3-16　脆弱脳プロセスにおける脳波異常（光刺激で誘発されたてんかん波）

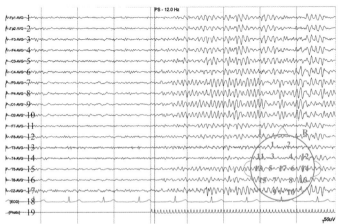

　この脳波では，光刺激に対して光駆動が出現するのではなく，てんかん波が誘発されています。このような場合に臨床検査技師（脳波検査などの臨床検査を行う技師）は直ちに光刺激を中止し，主治医に知らせてくれます。このまま光刺激の検査を中止せずに継続すると，てんかん発作を誘発してしまいます。

(11) 薬物療法（抗てんかん薬の処方）

　脆弱脳プロセスの治療には，まず抗てんかん薬（**表3-17**および**表3-18**）の服用が必須です[101]。

　また，大脳の疲れが原因ですから，大脳の疲れをとるために抗てんかん薬以外

---

[101]　なお，柴胡加竜骨牡蠣湯，あるいは桂枝加竜骨牡蠣湯・抑肝散・抑肝散加陳皮半夏などの漢方薬も，ときにてんかんの治療に有効であり，気分安定薬になります。

x

の薬物を併用することも有用です。すなわち，先述したように脆弱脳プロセスは主体性喪失プロセスと併存することが多いので，主体性喪失プロセスの治療（抗精神病薬による薬物治療など）の併用は大脳の慢性的な疲労状態と，それに伴う脆弱脳状態を改善するのに有用です。

　抗てんかん薬が「気分安定薬」とも呼ばれるのは脳波異常を改善して情緒不安定を改善するからです。従来から脳波異常が気分不安定と関連があるらしいことは知られていましたが，今後は「精神疾患」を診るときに脳波異常の有無を考慮することも必須になってくると思います。

表3-17　抗てんかん薬の種類⑴

一般名	略号	商品名	1日量	有効血中（血漿中）濃度	注意点（副作用など）	他疾患への適応
バルプロ酸	VPA	デパケン，セレニカ	400–1200 mg	50–100 µg/ml	高アンモニア血症（眠気，ふらつき，脱力など），脱毛，LTG血中濃度の上昇	躁病，躁うつ病の躁状態
カルバマゼピン	CBZ	テグレトール	200–600 mg（1200 mgを超えない）	6–12 µg/ml	眠気，ふらつき，薬疹	躁うつ病の躁状態，統合失調症の興奮状態，三叉神経痛
フェニトイン	PHT	アレビアチン	200–300 mg点滴静注も可	10–20 µg/ml	眠気，ふらつき，集中力の低下，イライラ感，興奮，薬疹，中毒症状（眠気，ふらつき，眼振など）	

一般名	略号	商品名	用量	有効血中濃度・血漿中濃度	副作用	その他
ホスフェ ニトイン	FOS	ホストイ ン	750 mg 点滴 静注. 初回22.5 mg/ kg, 維持量7.5 mg/ kg	PHT として 10-20 μg/ml	PHT の プロ ドラッグ. 注射部位の炎 症（発赤，疼 痛，腫脹）を 抑えられる.	
ゾニサミ ド	ZNS	エクセグ ラン	200-400 mg （600 mg を超 えない）	10-30 μg/ml	眠気，ふらつ き，薬疹	パーキンソン 病（トレリー フ 25-50 mg として）
ラモトリ ギン	LTG	ラミク タール	25 mg から漸 増して200- 400 mg （PHT や VPA などの併用時 に 投 与 スケ ジュールと投 与量に違いあ り）	1 -15 μg/ml （1 - 5 μg/ml）	眠気，ふらつ き，薬疹. VPA と の 併 用時に血中濃 度が上昇.	
レベチラ セタム	LEV	イーケプ ラ	1000-3000 mg	10-60 μg/ml （10-30 μg/ml）	眠気，ふらつ き，めまい， イライラ感	
ラコサミ ド	LCM	ビムパッ ト	開始量 100 mg, 維持量200- 400 mg	2.50-10.00 μg/ ml	浮 動 性 め ま い，傾眠，頭 痛，嘔吐，吐 き気	
ペランパ ネル	PER	フィコン パ	開始量2 mg, 維持量8 mg （CBZ など併 用時12 mg）	450-2000 ng/ml （450-1500 ng/ ml）	浮 動 性 め ま い，傾眠，発 疹，かゆみ， 易刺激性，攻 撃性	

　抗てんかん薬は主剤として単独で治療に使用するものと，補助的に2剤め以降の抗てんか ん薬として主剤に併用するものがあります。**表3-17**は主剤として使う抗てんかん薬の一覧 表です。なお，トレリーフ（パーキンソン病のみの適応）もゾニサミドの商品名です（※有 効血中濃度・血漿中濃度のうち（　）内の数値は私が治療の目安にしている濃度です）。

表3-18　抗てんかん薬の種類⑵

一般名	略号	商品名	1日量	有効血中（血漿中）濃度	注意点（副作用など）	他疾患への適応
クロナゼパム	CZP	ランドセン，リボトリール	2-6 mg	10-70 ng/ml	眠気，ふらつき，脱力，倦怠感	
ジアゼパム	DZP	ホリゾン，セルシン	2-40 mg 筋注・静注可（ただし，静注は呼吸停止に注意）	0.2-0.5 µg/ml	眠気，ふらつき，脱力，倦怠感	不安・抑うつ
ニトラゼパム	NZP	ベンザリン，ネルボン	5-15 mg（睡眠薬としては5-10 mg）	20-100 ng/ml	眠気，ふらつき，脱力，倦怠感	不眠症
クロバザム	CLB	マイスタン	10-30 mg（40 mgを超えない）	CLB60-400 ng/ml N-CLB3000-6000 ng/ml	眠気，ふらつき，脱力，頭重感	
トピラマート	TPM	トピナ	200-400 mg（600 mgを超えない）	3-12 µg/ml	眠気，ふらつき，イライラ・ムズムズ感	
フェノバルビタール	PB	フェノバール	30-200 mg 筋注も可	10-30 µg/ml	眠気，ふらつき，イライラ感，興奮	不眠症，不安緊張
ガバペンチン	GBP	ガバペン	初回600 mg，1200-1800 mg（2400 mgを超えない）	2-20 µg/ml	眠気，ふらつき	

　表3-17の抗てんかん薬で効果が不十分なときに，主剤を補助するために併用薬として使用される抗てんかん薬の一覧表です。

⑿ 精神療法（生活上気をつけるべきことのアドバイスを中心に）

　脆弱脳プロセスの治療では，まず生活上の注意点をアドバイスする必要があります。その前段階としてまず大脳の萎縮や脳波異常が意味すること，疾患の成り立ちの説明（脆弱脳プロセスの詳しい説明）を行うことによって，患者さんは異常所見に戸惑うことなく前向きに対処することができるようになるはずです（病気の原因がはっきりし，自分で対処していけることがわかると患者さんはいっそう安心します）。そして，脆弱脳プロセス患者さんは「広義のてんかん」患者さんでもあるわけですから，次に「生活上気をつけるべきこと」を「てんかん」の治療に準じて説明していきます。

　てんかん発作を誘発するような刺激を避けること，疲労を避けることなどを指導します。発作を誘発する原因（発作誘発因子）は人によってさまざまですから，それぞれの患者さんに合った指導が必要になります。強い光や大きな音など激しい知覚刺激が誘発因子になることが多く，たとえば強い外光などが誘発因子になるようであれば，外出時のサングラスが有効です。一定の図形が誘発因子になることもあります。発熱や服薬し忘れも症状を悪化させ，発作を起こしやすくするので要注意です。とくに①過労，②飲酒，③睡眠不足や生活リズムの乱れ，④目を使う作業に集中しすぎること，などを避けなければなりません。そして，何よりも規則正しい生活と規則正しい服薬が重要であることを強調します[102]。

⒀ 目を使う作業に集中しすぎない

　なぜ「目を使う作業に集中しすぎない」ことが重要かというと，実は大脳に入る情報の9割ほどが視覚情報だからです。私たちが目を開けているとき，周囲にあるいくつもの物体の形・大小・遠近・色や質感，その他のさまざまな視覚情報

---

[102] なお，車の運転に関しては，意識を一瞬でも失う発作が生じる場合は（そのような発作が完全に抑制されるまで）避けなければなりません。それ以外の発作型の場合は，主治医とよく相談をして車の運転（あるいはそれに類する危険な作業）の可否を決めなければならず，また，何よりも規則正しい服薬・規則正しい睡眠リズムを保持し過労などを避けるように生活の全般を整える必要があります。

を処理し，その名前や性質などを把握し（概念化し），さらに周囲の空間（および
そこに存在する数かぎりない物体）と自分自身との位置関係（自分が動けばその都度
修正が必要になり，体や目を動かすだけでもその都度修正が必要になる位置関係の把
握）など視空間の認識のために，さらには文字や映像などの情報処理のために，
大脳の９割ほどが常に働きつづけています。TVやビデオ視聴などに集中すると
膨大な量のさまざまな視覚情報の処理が必要になります。ゲームやスマホの場
合はディスプレイを凝視することによってさらにいっそうの視覚情報処理（およ
び，目の焦点を合わせつづけるために眼球の位置や長さなどを微細に調整しつづける繊
細な眼筋調整など）が必要になり，指先の敏捷で繊細な動きも要求されます。こ
のように視覚情報処理に集中すると（さらに眼球の運動と指先の繊細な運動のため
に，運動野の半分以上の部分を占める領域をフルに使用する膨大な演算処理が加わり）
大脳は酷使されます[103]。私たちにまったく意識されることがないままに自律神経
系はひたすら膨大な量の情報処理を行っていますが（前項「２．主体性喪失プロセ
ス　(7)自律神経系の症状」で説明したとおりです），視覚情報処理系はそれよりもは
るかに膨大な量の情報処理を（ほとんど無意識のうちに）行っているのです。

　したがって，大脳を休めるには「目を休めること」がとても重要になります。
とくに若い人にはパソコン・スマホ・ゲームなどを控えることの重要性を十分に
説明します。ゲームに集中していた人も寝る前のスマホが欠かせなかった人も，
きちんと説明すると自分の脳の保護のために，そのような「悪習」「悪癖」を控
えるようになります。読書やゲームなどに集中しすぎることは，健康な人にとっ
ても好ましくはありません（読書が好ましくないのではなく，集中しすぎることが好
ましくありません）。

---

[103] 使われる範囲は（体幹や四肢を動かす範囲と比べると）微小なものですが，大脳頭頂葉の運
　　動野の領域の大きさ（広さ）から言えばその数倍に達します。第10章「１．精神疾患の精神
　　療法　(3)脆弱脳プロセスの思考パターン・行動パターンを変える」および**図10-2**を参照し
　　てください。

4. 依存プロセス

自立性を放棄すると依存性が生じる

(1) 自立性の放棄 (依存性)

　多くの動物は共同して行動します。典型的なのがアリやハチなどの共同生活ですが，それ以外の動物も多かれ少なかれ共同生活や共生などを行っています。しかし，個体ごとの独自性・個性をほとんどもたず，DNA などに規定された方法で役割分担を淡々とこなしているといっても過言ではありません。それに対してヒトはひとりひとりが人生のなかで異なる豊かな経験を積み重ねることでそれぞれが異なる膨大な量の脳情報を収集・集積し，それによってさまざまな個性を育み，他の動物とはかけ離れたレベルの独自性や個性・私生活を各個体ごとに持つことになります[104]。個々の独自性が生まれ，さまざまな形で自己表現し，自己決定していきます。それがヒトの「自立性[105]」です。

　ただし，一方でヒトは本来支え合いながら生活し，お互いに補い合い依存し合って生活しています。なぜならば，私たちヒトはそもそも社会や家庭内などでさまざまな役割をそれぞれが分担し合いながら生きる「とても社会的な生き物」だからです。しかし，ときに「独立独歩」の生活に疲れて自立性を放棄し，ほとんどすべての役割分担を放棄してしまうことがあります。すなわち，

　　①ことばによる自己表現（自分の意見をことばで表明すること）をせず，

　　②自己決定（自分がとるべき行動を自分で最終的に選択・決定すること）をせ

---

[104] ヒト以外の多くの動物は「個体の知能」で生き抜き，ヒトは「集団の知能（文化的学習によって集団として身につけた知能）」で生き抜くという決定的な違いがあります。もともとDNA には組み込まれていない「知恵・知識」が大部分ですから，個体ごとに非常に大きなばらつきが生じます。たとえば，社会や家庭内での役割分担，仕事上の役割分担で違いが生じ，暮らす地域の文化・宗教（無宗教も含めて）・法律・社会制度などでも大きな違いが生じます。ヒトは文化のなかにどっぷり浸かって生活しています。

[105] **自立性**：ヒトの DNA にプログラミングされている形質の１つで，「共同しつつも，個体・個人としての独自性は保ちつづけ，自己表現・自己決定できる形質」のことです。

ず，

　③周囲（他者）に依存する状態に陥ります。

　この状態を「依存プロセス」と名づけました。この状態にはどのような薬剤も効かず，治療のためにはひたすらその人の置かれている状況（依存的になっていること）を説明するしかありません。

⑵ 演技的（身体表現性）・他罰的とは「依存性」のこと

　ヒトでは後天的能力の蓄積によって他者とは異なる独立・自立した精神世界（個性）をひとりひとりが形成していきます。「独自性・自立性」を保ちながら社会の一構成員となります。ひとりひとりが社会に対する独自のアプローチをくり返し試みながら生活していきますが，それは一般にそれほど骨の折れる作業ではありません。しかし，ときに疲れてしまって「独立独歩」が面倒になることがあります。たとえば，気力がなくなったとき，独自の判断・個性の発揮などに自信をもてなくなったとき，人は自立性を放棄し多くの重要な判断を周囲にゆだねようとし，依存性を強めます。そのときに次のような病態を呈します。たとえば，

　　(a)自分の意思をことばにして他者に伝える努力を放棄し，意思疎通においても依存的になり，身体的な表現（演技的・思わせぶりな表現手段）をとり，他者が察してくれることを期待するようになります。たとえば，弱々しげな態度・しぐさで〈この人は疲れている〉と周囲が察してくれることを期待します。失声という症状（声が出なくなる症状），失立・失歩（手や足がマヒしたように力が入らなくなる症状）などで〈この人は疲れているのだろう〉と周囲が察してくれて，身のまわりのいろいろなことを肩代わりしてくれて，当面はいろいろな困難に自力で立ち向かうことを回避できる状態になることを期待します。そして，理解してくれない他者（周囲）に対して〈皆どうしてわかってくれないのだ〉と攻撃を向けるようになります。

　　(b)他者へ相談することなく意思決定できず，他者に相談しても自分では最終的な意思決定を行えず，周囲が自分に代わって意思決定するように仕向けます。したがって，思わず他者（周囲）が代わりに意思決定してあげることになります。

(c)周囲による意思決定後も，その結果に対して自己責任をとることをせず，結果がどうであれ他罰的で周囲を責め，周囲を振り回します。人は疲労時に不安感・イライラ感が強まりますが，依存性が強まると自暴自棄にもなるので（結果について責任を取ろうとせず），自分の言動がその後の人間関係や社会的信用などに及ぼす悪影響を顧みることなく，周囲への暴言・暴力・金銭トラブル（借金）・自傷行為などをくり返すことが多くなります。警察沙汰になろうとも，家族が大きな迷惑をこうむろうとも，周囲（依存を助長するように動く周囲）が尻ぬぐいしてくれるので意に介することなく，好き勝手放題をすることがあります。

　このような病態をDSM-5ではその表現型に合わせてB群パーソナリティ障害の「境界性パーソナリティ障害」，C群パーソナリティ障害の「依存性パーソナリティ障害」などと分類・区別して呼びます。DSM-5のパーソナリティ障害について少し説明を加えておきましょう。

⑶ DSM-5のパーソナリティ障害と依存性の関係

　DSM-5では「18. パーソナリティ障害群」の序文のなかで「パーソナリティ障害」を「その人が属する文化から期待されるものから著しく偏り，広範でかつ柔軟性がなく，青年期または成人期早期に始まり，長期にわたり変わることなく，苦痛または障害を惹き起こす内的体験および行動の持続様式である」と定義しています（私は少し難解かつ曖昧な定義であると感じました。一般には容易に理解しにくい説明ではないでしょうか）。そして細分類とその簡単な説明（DSM-5に記載されているもの）を列挙すると，次のようになります[106]。

■ A群パーソナリティ障害

1．猜疑性パーソナリティ障害 / 妄想性パーソナリティ障害：他人の動機を悪意あるものとして解釈するといった，不信と疑い深さを示す様式（「統合失調症」の病前などにも出現しうる）。

2．シゾイドパーソナリティ障害 / スキゾイドパーソナリティ障害：社会的関係

106　脚注29の p635–636 より。

からの離脱と感情表出の範囲が限定される様式（「統合失調症」の病前などに
も出現しうる）。

3．統合失調症型パーソナリティ障害：親密な関係において急に不快になること
や，認知または知覚的歪曲，および行動の風変わりさを示す様式（「2．統合
失調症スペクトラム障害および他の精神病性障害群」においてもその疾患群の1
つとして記載され，また，「統合失調症」の病前などにも出現しうると記載されて
います）。

■ B群パーソナリティ障害

1．反社会性パーソナリティ障害：他人の権利を無視する，そして侵害する様式
（「15．秩序破壊的・衝動制御・素行症群」においてもその疾患群の1つとして記載
され，また，「統合失調症」や「双極性障害」の経過中にも出現しうると記載され
ています）。

2．境界性パーソナリティ障害：対人関係，自己像，および感情の不安定と，著
しい衝動性を示す様式。

3．演技性パーソナリティ障害：過度な情動性を示し，人の注意を引こうとする
様式。

4．自己愛性パーソナリティ障害：誇大性や賞賛されたいという欲求，共感の欠
如を示す様式。

■ C群パーソナリティ障害

1．回避性パーソナリティ障害：社会的抑制，不全感，および否定的評価に対す
る過敏性を示す様式。

2．依存性パーソナリティ障害：世話をされたいという過剰な欲求に関連する従
属的でしがみつく行動をとる様式。

3．強迫性パーソナリティ障害：秩序，完璧主義，および統制にとらわれる様
式。

■ 他のパーソナリティ障害

1．他の医学的疾患によるパーソナリティ変化：医学的疾患（例：前頭葉病変）
の直接的な生理学的作用によるものとして判断される持続的なパーソナリ
ティの障害。

2．他の特定されるパーソナリティ障害

３．特定不能のパーソナリティ障害
（２．と３．については説明を省略します）

　しかし，このうちの多くのものが，とくにB型とC型として分類しているものの大部分は単なる表現型の違いであって，その本質は「依存性」です。たとえば，「反社会性」の一部，「境界性」「演技性」「自己愛性」「回避性」などは依存性であり，そして「依存性」とはまさに依存性そのものを疾患名にしたものです。DSM-5では「18. パーソナリティ障害群」以外の疾患群のなかにも「パーソナリティ障害」が記載されていて，その分類はとても混乱しています。

⑷「依存性」を端的に表現すると

　DSM-5では依存性やパーソナリティ障害などの用語が混在し，多層化し複合した病態の一部分を切り出してきて列記しているため，定義が非常に混乱しています。したがって，ここで改めて依存プロセスという病態の本質，すなわち「依存性」を（細分化せず，その本質を）整理してみると，それはくり返しになりますが下記の①〜③の状態であるといえます。
　　①自ら言語表現しません（周囲が察してくれることを期待します）。
　　②自ら最終決断を下せません（周囲に決断をゆだねます）。
　　③自ら最終責任をとれません（思いどおりにいかなければ周囲を責め，他罰的です）。
　依存する人の傍には「依存させる人」がいることが多く，「依存させる人」は別の誰かに対して依存しやすい傾向があります。
　このように自己表現せず（演技的・身体表現的），自己決定せず（依存的），自己責任を負えない（回避的・他罰的）などの状態が依存プロセスであるといえます。逆にいうと，「演技的（身体表現性）」「回避的」「依存的」「他罰的（DSM-5では境界性パーソナリティ障害と呼ばれます）」などと呼ばれる病態は，すべて「依存プロセス（依存性）」の表現型の１つにすぎないといえます。

⑸「周囲の人たち（家族・親友など）が自分の病気をわかってくれない」

　患者さんのなかには「家族が自分の病気をわかってくれない」「親友なのに自分の病気をわかってくれない」と不満を述べる人がいます。これは〈皆がわかってくれないから自分の病気は治らない〉という意味合いを含む訴えであり，一見もっともな主張のように思われますが，これも一種の依存です。周囲に理解してくれる人がいない人，身寄りがない人でも自立してさえいれば，みずから医療機関を受診し自分の不調を主治医に伝え，治療を受けて自分の病気を治していきます（当初は周囲の後押しがあったとしても，その後は自ら通院しつづけます）。

　逆のパターンを考えてみましょう。精神疾患の患者Aさんの家族Bさんが病気（精神疾患でも身体疾患でもいいのですが）になったときに，AさんはBさんの病気についてどの程度理解してあげられるでしょうか。やはりBさんの治療は主治医に任せるしかありません。Bさんはみずから受診して（移動が困難であれば，他者が物理的な援助を一定程度してもいいのですが），Bさんがみずから病状を説明し，医師−患者間（主治医−Bさん間）の関係を築いて治療していきます。それに対して，Aさんは基本的にそれを見守るしかありません。精神的に自立しているBさんは何が何でもAさんの理解を求めようとはしません。Bさん（Aさんの親や子供など家族，あるいは親友や知人）は，Aさんではなく援助を求めるべき相手（主治医を主体とする医療スタッフ）に自分の状況を伝えて治療を受け，そして，治せるものは治していきます。

　もしもBさんが依存的になっていて事あるごとにAさんに相談したとしても，AさんはBさんに対して何もしてあげられません。AさんはBさんの病気を十分に理解することができず（そのための専門的な知識はなく），Aさんはただ困惑するだけです。最終的には「そのようなことは医者に相談して」と言うことになるでしょう。

　このように，精神疾患の患者Aさんが自立していれば，その家族Bさんと同様に行動するはずです。しかし，Aさんが自立していなければ（依存していれば），主治医には訴えずBさんだけに訴えるようになります。Bさんが（Aさんの期待どおりに）代弁してくれるならば事態はいく分マシになりますが（それでも根本的

な解決にはならず)，Ｂさんが〈自分が何とかして助けてあげたい〉と必死になって抱え込めば抱え込むほどに依存性を助長し病状はこじれていきます。なにしろＢさんにはＡさんを治療する専門知識も手段もないのですから。そして，Ａさんの主治医はＡさんの訴えを直接的にも間接的にも聞くことができず重要な情報に触れることができなくなり，Ａさんの病状を把握できなくなり，適切な治療を行うことができなくなるという深刻な事態に陥ります。

⑹「信頼していた人に裏切られた」

「今までずっと信頼してきたのに裏切られた」と憤る人がいます。これも一種の依存です。

　ＣさんがＤさんを「信頼（信用）する」というのは，Ｃさんの一方的な感情・意思です。Ｄさんを「信頼する」「信頼しない」というのは，Ｄさんの与り知らないＣさんの意思です（ときにはＣさんをだまそうとするＤさんの強い「意志」が存在する場合もあるかもしれませんが，ここではそのような詐欺事例を説明しているわけではありません）。どのような決定も自己責任という立場に立てば「信頼していた」「裏切られた」ということにはなりません（詐欺事件に巻き込まれるなど口先のうまいペテン師にだまされることは誰にでもあり得ますが，信用したのは本人の責任です。もちろん詐欺師やペテン師は法的な責任をとることになります）。

　相手を恨みつづけても何も解決しません。〈そういう人だったのだ〉と納得し諦め，「人は人，自分は自分」という原則に立ち戻らなければいけません。「人は人，自分は自分」という考えかたは，依存しないためばかりではなく他者と適切な距離を保つために役立つので，人が精神的に健康な状態を保ちつづけるためにはとても大切な考えかたです。他者との距離を保てず，そして，独立独歩を放棄し自立性が失われると，依存という問題が生じてきます。

⑺ 依存性の治療法

　当初はこの病態の同定が難しく，いろいろな薬剤を試みましたが，かえって薬の副作用ばかりが出て，病状を悪化させる（依存を強める）ため，どのようにし

て治療するべきかわからずさんざん悩みました。

　しかし，治療方法を精神療法のみに切り替えると速やかに回復しました。すなわち，患者さん（あるいは，その家族を含めて）に対して「依存的になっていること」をストレートに説明してあげ，「薬を使わなくても，本人の努力次第で比較的簡単に抜け出せる状態であること」を説明します。すると，不安をとるための抗不安薬も，興奮やイライラを鎮めるための抗精神病薬や抗てんかん薬なども不要になり，依存は比較的速やかに回復していきます。

第4章　脳機能異常発現プロセス以外の精神病理

前章で説明した脳機能異常発現プロセスは後天性の精神病理でした。

それに対して，先天的・生来的に生じるさまざまな障害があります。
たとえば，
　　　○いわゆる発達障害[※]（共感性障害・コミュニケーション障害）
　　　○精神発達遅滞・知的障害（生来性の知能障害）
があります。
また，この章では，
　　　○いわゆる認知症の本質（後天性の全機能障害）
　　　○薬物依存の位置づけ（ヒト以外の動物にも生じ得る病態）
についても検討します。

　　　　　　　　　　※ DSM-5の自閉症スペクトラム障害（ASD）と注意欠如・多
　　　　　　　　　　　動性障害（ADHD）のことです。

　プロセス概念は基本的に，１．精神力枯渇プロセス，２．主体性喪失プロセス，３．脆弱脳プロセス，４．依存プロセス，という「脳機能異常発現プロセス」で構成されています。

　本章では「脳機能異常発現プロセス」以外の精神病理である，

①共感性（コミュニケーション能力）が先天的・生来的に障害されて生じる病態（共感性障害 Empathy disorder ないしはコミュニケーション障害 Communication disorder。DSM-5 では神経発達障害群の注意欠如・多動性障害および自閉症スペクトラム障害です）。

②知性（知能）が先天的・生来的ないしは発達期に障害されて生じる病態（精神発達遅滞ないしは知的障害 Mental returdation。DSM-5 では神経発達障害群の知的能力障害群です）。

③いわゆる認知症（後天性の全機能障害 Acquired full-disfunction。DSM-5 では神経認知障害群の認知症〈DSM-5〉および軽度認知障害〈DSM-5〉です）。

④薬物依存（Substance dependence。DSM-5 では物質関連障害および嗜癖性障害群です）。

について，その本質・成因，ないしはプロセス概念のなかでの位置づけなどを検討します。

１．共感性（コミュニケーション能力）の障害

生来的に障害されると言語や社会性の発達に遅れを生じる

(1) 共感性（コミュニケーション能力）とは

　ヒトの場合，先天的能力（DNA にプログラミングされている潜在的能力）として共感性（empathy，コミュニケーション能力 communication skills）が備わっています。そのなかでも「言語をあやつる能力」は，お互いに共感し合いコミュニケーションをはかりながら共同作業を効率的に行っていくためにとても重要です。「周囲と良好なコンタクト（社会的な接触）を保ちつづけ社会性を育む能力」は，生後まもなくから発揮され，自ら周囲に働きかけ（周囲との相互作用をくり返し試み），

その反応（フィードバック）を的確に捉えることによって，周囲（他者）とうまくコミュニケーションをとりつつ社会の一構成員として生きていくための「落としどころ」（自分なりの社会に対する適応的なアプローチ方法）を試行錯誤しながら学習し，そのような経験を積み重ねながら「自分なりの社会性」（各人各様の社会とのつき合いかた・社会のなかでの身の置きどころ）を身につけていきます。

「言語をあやつる能力」や「周囲と良好なコンタクトを保ちつづけて社会性を育む能力」は，社会的生き物であるヒトにとって「非常に重要な能力」であり，そのためのインフラが備わっています。

この能力が先天的に障害されると「共感性障害（コミュニケーション障害）」という病態が生じます（DSM-5の「自閉症スペクトラム障害[107]」「注意欠如・多動性障害[108]」に相当します。この本ではそれぞれ「自閉症〈ASD〉」，「注意欠如・多動性障害〈ADHD〉」と略し，両者をまとめて「発達障害」と略称しています）。

これは精神発達遅滞（知的障害）とともに先天的ないしは生来的に生じるインフラの障害に伴う脳の器質的障害であり，「脳機能異常発現プロセス」が出生後の成長過程で後天的に生じる「機能的変化（機能異常）」として現われる病態であるのとは大いに異なります。共感性障害（コミュニケーション障害。いわゆるADHDやASDなどの発達障害）や知的障害は，多くは器質的な障害であり先天的な（ないしは出生時や生後まもなくの精神発達途上の時期に生じた）インフラ障害の結果として生じます。

インフラの器質的障害ですから，軽症の場合にはある程度改善しますが根本的な治療法はありません。ただし，ヒトが社会性を身につけ社会に適応していく方法はさまざまです。誰もが周囲との関わりをたくさん経験するなかで，その「落としどころ」を学んでいき，社会性（倫理性，文化や習俗，社会のなかでの役割など）を身につけ社会生活に適応していきます[109]。したがって，周囲とコミュニ

---

[107] DSM-5の「神経発達症群／神経発達障害群」のなかの「自閉スペクトラム症／自閉症スペクトラム障害」（Autism Spectrum Disorder，略してASD）のことです。

[108] DSM-5の「神経発達症群／神経発達障害群」のなかの「注意欠如・多動症／注意欠如・多動性障害」（Attention-Deficit/Hyperactivity Disorder，略してADHD）のことです。脚注7も参照してください。

[109] 社会への適応法は1つではありません。ヒトのDNAが完成した後にヒトは「社会」を形成

ケーションをはかる方法には，文字どおり「人間の数だけバリエーションがある」といえます。共感性が多少不足していても協調性があれば，社会生活を送るなかで「遅かれ早かれ身につけていかざるを得ないもの，身につけていくもの」が社会性です。したがって，健常者より遅れはするものの，いずれはそれなりの社会性を身につけて，周りの共同社会にある程度適応していきます。また，豊かな共感性をもつ周囲の人たちが共感性障害の人たちを比較的寛容に受け入れてくれます。

⑵　共感性障害（コミュニケーション障害）

　共感性（コミュニケーション能力）[110]のなかでいちばん重要なものは，
　　①言語能力（単語や文法を駆使する能力）。
　　②必要なときに集中力・注意力を発揮できる能力（相手の発言に耳を傾けられ，周囲の状況を的確にとらえられる能力）。
　　③ボディランゲージ（body language。表情，しぐさ，姿勢，体の緊張感やリラックス感の度合い）などから相手の心理を適切に理解する能力（相手の気持ちを汲みとる能力）。
などが共感する（コミュニケーションをはかる）ために重要な能力であるといえます。共感性とはまさにコミュニケーション能力であり，「コミュニケーションをはかる」とは「共感する」ことなのです[111]。
　生来的に共感性が障害されると，まず言語発達障害が生じます。その際に社会性の障害，多動性や落ち着きのなさ（不注意，集中困難，じっとしていられないな

　し，「社会」を発展させてきました。それに対してDNAにはどのような規定もプログラミングされていません。その時代その時代で異なる文化をもち異なる様相を呈する「社会」に対してヒトは個々のやりかたで（後天的に）対応していきます。

[110]　共感性（コミュニケーション能力）については，第2章「3．勤勉性・協調性・自立性・大脳の高効率性などの形質　⑸共感性（コミュニケーション能力）」のなかで説明しました。

[111]　したがって，社会生活を送るのにさまざまな障害（知的障害や身体障害，精神障害など）をもっていたとしても，共感性が保たれてさえいれば，社会生活を送るうえで大きな障害にはなりません。

ど），相手の心理をうまく読みとれないなどの症状が併存しやすいので1つ1つ切り離すのは難しく，これらはすべて共感性（コミュニケーション能力）の障害として一体的なものといえます。

発達障害が顕著に現われる時期が3つほどあります。すなわち，

①乳幼児期には，家族とくに母親とのアイコンタクト不足があり，抱くとむずかり（機嫌が悪くなり），ほかの赤ちゃんと比べると明らかに抱っこ（スキンシップ）を嫌がります（アイコンタクトもスキンシップも，どちらももっとも基本的な「社会性」「社会とのつながり」の第一歩です）。しかし，そのような不快と感じる状況（ヒトは社会的な生き物であり，社会との接点・結びつきを半ば強制されますが，共感性が豊かであれば容易に社会性を身につけていくことができます。共感性に乏しい場合，気ままに単独行動をしていられない状況を不快に感じます）に対しても次第に慣れ，家族という「もっとも小規模の社会」に対する社会適応性をやがては学習し，徐々にそれなりの適応（慣れ）を示していきます。

②幼稚園・保育園・小学校低学年の時期（家族という集団，すなわち「もっとも小さな社会」とのつき合いかたにようやく慣れたころ）に，ふたたび社会適応性を試される新たな状況・新たな段階に遭遇することになります。幼稚園・保育園・小学校という，より大きな集団に対しての適応力を新たに学習しなければならなくなるのです。ほかの子は共感性（コミュニケーション能力）に問題がないのでそれなりのペースで（ひとつ上の段階の社会性を）習得していき，うまく適応していきます。

しかし，共感性障害（発達障害）をもつ子にとっては，家族という小集団から離れて，初めてほかの子と交流をもつという「社会適応性の次のステップ」に入っていくわけですから，さらにハードルの高い適応力を求められ，社会適応にとって大きな壁になります。すなわち，集団のなかで周囲と協調して「静かにするべきところ」では静かにし，「じっとしているべきところ」ではじっとし，「やるべきこと（最優先のこと）が何か」を覚えてそれを行い，そのようにして集団生活にうまく適応していくことをほかの子と比べるとなかなかスムーズに習得していけません。そのために「多動」（じっとしていなければならない教室でじっとしていられない，飛び出してはいけない道路に飛び出すなど），「おしゃべり」（静かにしていなければならないときに大きな声・大きな音を出すなど），「忘れ物」（何が大

事かわからず大事な提出物を忘れる，教科書やランドセルを忘れる），集中できない（じっとしていられず，そわそわして落ち着きがない）など，この時期の発達障害に特有の諸症状が現われます。しかし，遅ればせに社会性を身につけて（このような状況に慣れて）いきますから，その後（だいたい小学校の中学年以降）は徐々に「問題行動」は改善し，やがてこの時期も乗り切っていくことができます。

③大学生あるいは社会人になる時期に，一般社会というさらに一段上のレベルの集団に対する社会適応性を求められるようになります。高校あるいは大学に入りたてのころまでは，（何が重要で何が重要でないかという判断よりも）ひたすらすべてを丸暗記することによってそれなりの成績を残すことができ，また，高校あるいは大学までは勉強さえしていれば「社会的責任を猶予してもらえる時期」でした。

しかし，大学卒業間際や社会人になると，丸暗記ではなくて「応用力」「周囲との共感性」「いっそうの協調性」がますます強く求められるようになり，周囲との高度なやり取りが欠かせなくなります。暗記する勉強だけでは解決しない問題に直面するようになり，共感性の低さがふたたび顕在化するようになります。周囲とうまく共感し合えず，さまざまな面で応用がきかず，取り残されがちになり，混乱し，生きづらさを強く感じます。

新たな段階に入る（新たな社会性を身につける）これら①〜③の3つの時期に医療機関を受診するケースが多いと感じます。そして，それぞれ小児科（小児神経科），児童精神科，精神科などを受診します。最初は3歳児健診で発達障害を疑われ，次は幼稚園・保育園あるいは就学直後に疑われ，そして，最後は大人の発達障害（いわゆる「大人のADHD」）を疑われる（あるいは自覚する）時期です。

①の時期に受診する子がいちばん重症の子かもしれません。しかし，早期療育システムにのってしまうと，社会性は徐々に身についていきます。②の時期に初めて受診する子は，最初の段階の子よりはやや軽症の場合が多く，そして，③の時期に初めて受診する大人は，①と②の時期をそれなりに乗りきってきているわけですから，このなかではもっとも軽症である場合が多いと思われます。ただし，この時期になると社会に適応するために奮闘し苦戦しつづけた結果，精神力枯渇プロセス・主体性喪失プロセス・脆弱脳プロセスなどを併発するケースが増えます。

このように「発達障害」の本質は，共感性障害（コミュニケーション障害）なのです。

⑶ 共感性障害（コミュニケーション障害）の治療法

　共感性（コミュニケーション能力）を改善したり集中力を高めたりするために薬物治療が行われます。ADHD の治療薬としては，アトモキセチン（ATX）[112]，グアンファシン塩酸塩（GXR）[113]，メチルフェニデート（MPH）[114]，リスデキサンフェタミンメシル酸塩（LDX，小児のみの適応）[115] などが使用されます。脳内のノルアドレナリンやアドレナリン，あるいはドパミンなどの働きを増す，脳に覚醒効果を及ぼす（脳を刺激する）などの作用で発達障害の諸症状を改善するとされています。

　実際にこれらの薬剤を用いた治療を行うと，多くの人が「不注意なミスが減りました」「人との約束を破ることが少なくなりました」「物覚えがよくなりました」「いろいろな作業に集中できるようになりました」「周囲と楽にコミュニケーションをとることができるようになりました」「生きやすくなりました」などと述べます。社会生活がはるかに円滑に行えるようになるので，薬物治療はぜひ試みるべきでしょう。なお，1つの治療薬で十分に効果が現われない場合，他剤に切り替えることで治療効果が発揮されることが多く，ADHD 治療薬の種類が増えてきたことは歓迎すべきことです。

　現在大人の ADHD に使用できる薬剤は3種類あります。また，小児の ADHD の治療薬としては2019年に LDX が発売されて4種類になりました。

　大人の ADHD の治療薬は前述の ATX，GXR，MPH の3種類ですが，それぞれに特徴があります。MPH は「不注意（集中力の低下）」「多動性（衝動性）」「日中

---

[112] Atomoxetine（略号 ATX），商品名ストラテラ，アトモキセチン。

[113] Guanfacine Hydrochloride（略号 GXR），商品名インチュニブ。

[114] Methylphenidate（略号 MPH），商品名コンサータ。

[115] Lisdexanfetamine Mesilate（略号 LDX），商品名ビバンセ。2019年に発売され，小児 ADHD のみに適応があります。

の眠気」「疲労感」などの症状によく効き，かつ即効性があります。ATX はその
ほかに「段取りの悪さ」「要領の悪さ」などの症状に効きますが，効果はゆっく
り現われ，即効性はありません。GXR は「イライラ感」「不安感」などにも効い
て，穏やかさ・情動を調整することによる不安の緩和などの効果をもたらしたり
MPH や ATX の効果を増強したりするとされています。そして，３剤とも集中力
を高めるので忘れ物が減る，ゆとりが生まれる，１人で適切な時間に起きられる
ようになり生活リズムが整う，などの効果があります。なお，３剤それぞれで効
果や作用機序に違いがあるので，ときに２剤・３剤の併用が有用です。

　また，共感性障害（コミュニケーション障害）では対人関係が苦手なので，その
上達のためには，苦手とする社会適応性をトレーニングするために薬物治療とと
もに実地訓練が欠かせません。対人関係をトレーニングするにはデイケアがとて
も有用です。デイケアでは対人交流の機会が増え，認知行動療法（CBT）やそれ
を利用した社会技能訓練（SST）などの集団心理療法のプログラムを受けること
により，社会性を向上させていくことができます。なお，カウンセリングを受け
ることで自分の気持ち・考えをことばにして相手に伝える訓練ができるととも
に，自分の気持ちをことばにすることで気持ちの整理・自分自身に対する新たな
気づきを得るという治療効果が期待できます[116]。

　薬物療法などを継続することによって共感性や社会適応性が増すと，患者さん
によっては，徐々に減量・中止していくことが可能な場合もあります。

⑷　自閉症

　発達障害のなかでも重度のものが自閉症（DSM-5の自閉症スペクトラム障害）で
す。言語発達障害が重度で，生後およそ30カ月（２歳半）までに言葉が出てこな
い状態を自閉症といいます。多動性や衝動性，母親などに抱かれてもむずかり，
ひとり遊びが多い，などの社会性の障害・周囲とのコンタクトの障害が非常に強

---

[116] 認知行動療法（CBT），社会技能訓練（SST），カウンセリングについては，第３章「２. 主
　　体性喪失プロセス　⑿その他の治療法（認知行動療法，デイケア，カウンセリングなど）」
　　で触れています。

く認められます。共感性障害（コミュニケーション障害）のうちの重度のものが自閉症です。

現在は3歳児健診などで早期に発見され，早期療育システムにのせて早いうちから言語発達の遅れ・社会性の遅れを取り戻すシステム（幼少期から家族以外の集団への濃厚な接触・言語への濃厚な暴露によって共感性・社会性を育み，言語発達の遅れを取り戻す取り組み）が機能しているので，1980年代まで見られた非常に多動で衝動的で親が絶えず生傷だらけになって養育しなければならなかったような自閉症児（かつては「情緒障害児」とも呼ばれていました）は非常に少なくなりました。幼少期からの言語への濃厚な暴露（それによって「社会性」をできるだけ早期から訓練し，遅れを取り戻すこと）が障害の軽減に有効であることが証明されたわけです。

自閉症の場合，インフラの障害が強いために，知能障害を伴う場合が多くなります[117]。

---

[117] 自閉症では共感性（コミュニケーション能力）のみならず，協調性も障害されているといえます。
注意欠如・多動性障害と自閉症の違いは単なる「重症度」の違いではなく，注意欠如・多動性障害は「共感性（コミュニケーション能力）の障害」であり，自閉症は「共感性（コミュニケーション能力）および協調性の障害」なのかもしれません。自閉症の場合は，さらに「知性（知能）の障害」を伴うことが多く，かつてのDSM-IVで使用されていた「広汎性発達障害」という疾患名のほうが適切な呼称だったのかもしれません。なお，かつては言語障害と知能障害がないASDは「アスペルガー障害（アスペルガー症候群）」とも呼ばれていました。

２．知性 (知能) の障害

先天的・生来的ないしは発達期に生じる知能障害

(1) 知的障害

　知性（知能）の発揮に重要なインフラが広範囲にわたって障害されると，さまざまな種類，さまざまなレベルの「精神発達遅滞（知的障害）」が生じます。

　精神発達遅滞（知的障害）は，先天的・生来的ないしは発達期に生じる脳の器質的障害であり，出生後の成長過程で「機能的変化（機能異常）」として現われる「脳機能異常発現プロセス」とは異なります。さまざまな脳機能異常発現プロセス（精神力枯渇プロセス，主体性喪失プロセス，脆弱脳プロセス，依存プロセス）は社会的生き物であるヒトが後天的に陥りやすい精神病理を説明するためのプロセス概念であるのに対して，精神発達遅滞（知的障害）は先天性の（ないしは出生時や生後まもなくの精神発達途上の時期における）インフラの障害（器質的障害）によって生じます。

　インフラの器質的障害が原因ですから，根本的な治療法はなく，治療による障害の大きな改善は期待できません。しかし，就労支援の施設を利用することによって，協調性を維持し，生産性は低くても健康な社会生活を送るための取り組みは生活を豊かにするためにとても有用です。

(2) 知的障害の種類・原因

　知能指数（IQ）[118]がおおむね70〜75以下を知能障害といいます。知性（知能）

---

[118]　IQ は Intelligence Quotient の略。IQ とは「同年齢集団内での位置」から算出される相対評価で中央値（100）と標準偏差（15）によって算出される偏差値であらわされます。IQ の中央値すなわち平均値は100です。そして，100に近いほど出現率が高く，100から上下に離れるに従って出現率が減っていき，分布はほぼ正規分布になっていて，IQ 85〜115の間に約68％の人が収まり，70〜130の間に約95％の人が収まります（たとえば IQ 160以上の“超天才”というのは非常にまれな存在になります）。

はヒトの場合，生来的に（形質的に）ある一定水準を保障されていますが，そのためのインフラに障害があると知能レベルの低下をきたします。

　さまざまな原因で先天性の知能障害（精神発達遅滞ないしは知的障害。mental retardation，略してMR）は生じます。ダウン症候群（Down syndrome）は21番の染色体の異常（21番目の常染色体が通常より1本多く3本存在する21トリソミー，trisomy 21）による先天性の知能障害です。先天性の染色体異常・遺伝子異常による知能障害にはいろいろな種類があります。18トリソミー（trisomy 18，エドワーズ症候群 Edwards syndrome），13トリソミー（trisomy 13，パトウ症候群 Patau syndrome），脆弱X症候群（fragile X syndrome，X染色体中の遺伝子異常によって，脳の発達に必要なタンパクが合成されず，脳の発達が障害される）など染色体異常に関連したものがあります。フェニルケトン尿症などの遺伝子異常による代謝性疾患によってさまざまな先天性障害とともに知能の発達の遅れを生じることがあります。

　そのほかに胎児期に何らかの脳損傷を受けることで生じる脳性マヒ（cerebral palsy，略してCP）も知能障害を生じます。母親が妊娠中に風疹や梅毒などに罹病して生じるTORCH症候群[119]，あるいは，妊娠中にアルコールや薬物を摂取すること，タバコを吸うことなどによっても知能障害を含むさまざまな障害が生じます[120]。

　IQ 75～125（ないしは70～130）が平均知能です。IQ 50～70（ないしは50～75）は軽度知的障害，IQ 35～50は中度知的障害，IQ 20～35は重度知的障害，IQ 20未満は最重度知的障害とされますが，40未満は知能検査で正確に測定することは困難になります。**図4-1**を参照してください。

[119] トーチ症候群（TORCH syndrome）。妊娠中の感染によって胎児に奇形または重篤な母子感染症を惹き起こす恐れのある疾患の総称です。すなわち，Toxoplasmosis（トキソプラズマ症），Others（その他多く：B型肝炎ウイルス，パルボウイルスB19，コクサッキーウイルス，EBウイルス，水痘・帯状疱疹ウイルス，梅毒など），Rubella（風疹），Cytomegalovirus（サイトメガロウイルス），Herpes simplex virus（単純ヘルペスウイルス）。以上の英語名の頭文字をとって名づけた症候群です。TORは経胎盤感染を，ORCは感音性難聴を生じます。

[120] ときに誤解されがちなのが向精神薬を妊娠中に服用した際の「胎児への悪影響」です。一般的に抗精神病薬・抗うつ薬・抗てんかん薬は胎児に対して悪影響を及ぼしません（※下記の文献を参照）。いくつもの大規模な疫学調査で確かめられている事実であり，科学的な裏づけもあります。むしろ精神疾患に罹病している母親は，妊娠中や授乳中に服薬を継続したほ

　周産期（出産前後の時期）の障害としては，たとえば新生児仮死による脳の低酸素状態があげられます。

　出産後に生じる健康被害としては，鉛や水銀にさらされて起こる健康障害・知能障害などがあります。

　これらの先天性ないしは発達期に生じる知能障害を精神発達遅滞（知的障害）と呼び，成長してから何らかの器質性脳障害によって生じる後天性の知能障害（いわゆる「認知症」，すなわち後天性の全機能障害など）と区別されます。

図4-1　知能指数の分布曲線

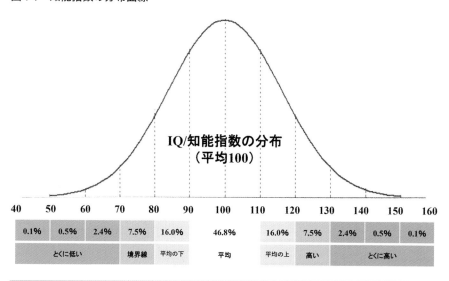

脚注118の説明を図示すると，このような正規分布を示します。

うが，情緒不安定に伴うホルモンバランスの崩れや子宮内環境の不安定性を回避できるので，胎児に及ぼす影響が少なくなります。妊娠中に使用すると胎児にとってもっとも危険な薬物（物質）は，もっとも身近にあるアルコールとタバコです。
（参考文献）伊藤真也，村島温子，鈴木利人：向精神薬と妊娠・授乳（改訂２版），南山堂，2017年。

3. いわゆる認知症の本質

主体性喪失プロセスおよび脆弱脳プロセスの最晩期
（すなわち後天性の全機能障害）

(1) 大脳機能の荒廃

　先述したように主体性喪失プロセスでは，前頭葉の内側前頭前皮質・前帯状皮質・外側前頭前皮質，側頭葉などに萎縮を生じます。脆弱脳プロセスでは，大脳全体に（患者さんによって萎縮する部位はさまざまで，広範囲に及ぶもの，まだら状に限局した部位に生じるものなどがありますが）さまざまな大脳萎縮を生じます。これらの大脳萎縮は適切な治療をせずに放置すると徐々に進行し，それと同時に脳の機能障害が進行していきます。大脳の過活動（炎症状態）が持続すると脳の電気活動異常（脳波異常）が長期間にわたって持続し，さらに炎症状態が神経細胞（ニューロン）やグリア細胞（神経膠細胞）の周りの生化学的・電気生理学的な環境をかく乱しつづけることになり，それによって周辺の正常な神経細胞やグリア細胞をも傷害していきます。

　したがって，主体性喪失プロセスと脆弱脳プロセスを長期間にわたって放置すると，その最晩期に大脳機能の荒廃状態をきたし，それに伴って大脳萎縮が生じます。

(2) 認知症の種類

認知症はその"成因"によって細分類されることがあります。すなわち，

　　①アルツハイマー型認知症（老人斑や神経原線維変化が特徴的とされる）

　　②レビー小体型認知症（レビー小体，パーキンソン症状，幻視・幻聴などの精神症状が特徴的とされる）

　　③前頭側頭型認知症（前頭葉と側頭葉に萎縮が強く認められる）

　　④脳血管性認知症（脳出血や脳梗塞などの脳の血管障害が原因で生じるとされる）

などに分類されます。しかし，これらの認知症の成因について結論はまだ出ていません。そして，きちんと鑑別することも未だ不可能です。

　なぜならば，レビー小体（α-シヌクレイン，それに結合するユビキチン・ニューロフィラメントタンパク・α-B クリスタリンなどのタンパクから成る封入体）は，レビー小体型認知症に特異的ではありません。パーキンソン病のほかに，アルツハイマー型認知症や健常者の脳にも認められる神経病理だからです。

　さらに，老人斑（Aβ タンパク，すなわちアミロイドベータタンパクの凝集）・神経原線維変化（タウタンパクの凝集）は，アルツハイマー型認知症に特徴的ではあっても特異的ではありません。レビー小体型認知症やその他の認知症にも多く，ダウン症候群や健常者にも認められる神経病理だからです。そして，これらの神経病理が原因なのか結果なのか，あるいはいずれでもないのかについては，今のところ解明されていません。

　レビー小体型認知症に比較的多く，この認知症に特徴的であるとされる「幻覚」（人や動物の幻視，あるいは幻聴），「レム期睡眠行動異常」（大声の寝言，睡眠中の激しい体動），嗅覚障害などは，どの認知症にも現われ得る症状です。

　すなわち，それぞれの認知症に特異的な変化ではありません（特徴的な変化とも言い切れません。単なる傾向です）。ということは，認知症の細分類はあまり意味がないということにならないでしょうか。少なくとも「認知症」を分類したければ，「ほんとうに特異的」な変化（それぞれの認知症にしかない特徴）を明示しなければなりません。

(3) 脳波異常（大脳の電気的機能異常）および大脳萎縮

　認知症では脳波異常を伴うことが多いとされ，どの認知症でもその経過のなかで，あるいは，それぞれの認知症の発症に先立って「てんかん発作」を生じることがあるということが，以前から指摘されています。認知症になってから急に脳波異常が生じるような神経病理が発生することも（もしかすると）あるかもしれません。しかし，脳波異常が生じる疾患は脆弱脳プロセスですから，認知症の前段階として脆弱脳プロセスが存在する可能性が高いのです（むしろ非常に高い蓋然性があるといえるかもしれません）。

また，認知症によくみられる「夜間せん妄（意識の変容）」はまさに脆弱脳プロセスの症状です。「要素性幻覚（幻聴，幻視など）」は脆弱脳プロセスの症状です。レビー小体型認知症に特徴的であるとされる「幻覚」や「レム期睡眠行動異常」などの諸症状はまさに脆弱脳プロセスの諸症状です。「被害妄想」や「被害的な内容の幻聴」は主体性喪失プロセスの症状といえます。

　さらにそれぞれの認知症ではたいてい発病した段階で「大脳の萎縮」が進行しています。認知症になってから突然のように「進行した大脳萎縮」が出現するというのは，あまりにも不自然すぎます。「進行した大脳萎縮」の前段階として「徐々に進行しつつある大脳萎縮」が存在するはずです。そうすると，主体性喪失プロセスと脆弱脳プロセスが「認知症の前段階の大脳萎縮」の原因疾患である可能性が高くなります（これも非常に高い蓋然性があるといえそうです）。

　脳波異常が認められるのは「脆弱脳プロセス」です。そして，大脳萎縮が認められるのは「主体性喪失プロセス」と「脆弱脳プロセス」です。

⑷ 認知症の病前性格（主体性喪失プロセスと脆弱脳プロセスが「認知症」の原因である，もう１つの証拠）

　主体性喪失プロセスと脆弱脳プロセスが認知症の前段階の病態であると考えるべき，もう１つの証拠があります。それは「認知症の病前性格」です。

　認知症（ないしはアルツハイマー型認知症）の病前性格（患者さんが認知症になる前にもっていた性格の特徴）というものがあり，それは次に示すようなものです。すなわち，

- (a)　くよくよと悩みつづける人（心配症の人，うつ病の人，マイナス思考negative thinking でものごとに悩む人）
- (b)　隣近所など周囲の人たちとの交流が少なく引きこもりがちな生活を送る人（自閉的傾向がある人）
- (c)　運動をしない人（無気力で出不精な人，運動を面倒くさがる人）
- (d)　もともと頑固な人，几帳面な人，凝り性の人（認知症になると頑固さが増しますが，もともと融通が利かず頑固な人が多いようです）
- (e)　自己中心的な人，わがままな人（周囲との協調性に乏しい人）

(f)　まじめな人，仕事人間（いわゆる「堅い仕事」をしていて世間体を非常に気にして生活していた人，接客業でも公務員でもどんな職業の人でも「自分の仕事柄どうしても人に気を遣わなければならない」と考えていた人）

(g)　感情の浮き沈みが激しく，日ごろからイライラしやすく，気持ちにゆとりがない人（感情の起伏が激しく，周囲に当たり散らす人）

などが病前性格としてよく挙げられます。これらは，まさに主体性喪失プロセス患者さんであり，脆弱脳プロセス患者さんではないでしょうか。これらのプロセスが社会生活に大きな破綻をきたさない程度に潜行して進み，その間に大脳の機能荒廃（大脳萎縮や脳波異常）が徐々に進んでいったのが認知症であると考えられます。

⑸　認知機能とは

さて，ここでもう一度「認知症」とはいったい何かを別の角度から捉え直してみます。

まず「認知症」という呼称が問題です。いかにも「認知機能が障害された疾患」と勘違いしてしまいそうな名称です。そして，一般的には認知機能障害と記憶障害（もの忘れ）がその病態の主要症状であるとされていますが，それだけがこの疾患の本質ではありません。

図4-2（および**図2-3**）を見てください。ヒトは常に外界に対して能動的に相互作用を及ぼし合いながら生きています。外界（他者や周囲の環境など）に対してさまざまな働きかけを行い，同時に外界からさまざまな情報を絶えず得て，それを判断し学習し記憶し，次の機会に生かします。その情報の流れを順に追っていくと，

①**感覚入力**：外界を観察して得た情報，または，外界に何らかの働きかけをしたときに示される反応という情報などが，さまざまな感覚器官を通して入力され（感覚入力として）感覚性の末梢神経によって中枢神経系に運ばれます。

②**感覚入力の統合プロセス**：感覚入力を受け取った頭頂葉の感覚野では，統

合感覚[121]が生み出されます。

③**状況判断プロセス**：このプロセスでは「内側前頭前皮質」「海馬などの大脳辺縁系」「前帯状皮質」あるいは「大脳基底核」などがループ状に絡み合って機能します。すなわち，統合感覚を受け取った内側前頭前皮質では，海馬などに保持されている経験記憶を加味した「結果の予測」を行い，前帯状皮質で感情による「重みづけ」を行います。このループ状になった回路を使ってシミュレーション思考をくり返し，最終的な判断・決断を行います。

ループ状になった③の経路（状況判断プロセス）で，最終的な意思決定がなされますが，状況判断プロセスとしての①〜③のすべてを合わせたものが「認知のプロセス」（認知機能，すなわち周囲の状況などを認知するという働きを担うプロセス）といえる情報処理プロセスになります。

④**意思決定プロセス**：認知のプロセスの最終段階（すなわち，③と同じ回路の最終段階）は，意思決定プロセスになります。

この③と④のプロセスは，（後述しますが）自我意識を生み出す「フォアグラウンドでの情報処理プロセス」でもあり，情報処理に時間がかかるため全体の情報処理のボトルネックになるプロセスです[122]。③と④のプロセスで明晰に認知し，分析して状況判断し，最終的な意思決定を行います。

⑤**行為指令プロセス**：前頭葉のループ状回路で決定された意思は頭頂葉の運動野に出力され，そこで行為指令が生み出されます。

⑥**出力プロセス**：頭頂葉から出力された行為指令は運動系の末梢神経を通って運動器に運ばれます。運動器とはいっても全身の筋肉などを使った体の

---

[121] 頭頂葉で統合された知覚は，認識しやすいもの・情報処理するのに適したものになります。すなわち，特定の感覚情報に依拠しない高次の情報となり，空間知覚やことばなどの概念となります。

[122] ちなみに③と④はバックグラウンドでの速やかな情報処理においてはスルーされる経路（省略されるプロセス）です。
第9章「2．情報処理のメカニズム」ではフォアグラウンドでの情報処理を「前景処理」，バックグラウンドでの情報処理を「背景処理」と略称しつつ，両者の情報処理に関して，あるいは「意識」について詳述します。

動きや道具などの操作ばかりではありません。顔の表情筋や眼球筋は表情や目つきで十分に自己表現します。発声器官は言葉を発するだけでなく、唸ったり歌唱したりといろいろな自己表現を行います。体の緊張感やリラックス感などのボディランゲージなども非常に強く自己表現してみせます。舞踏やスポーツや芸術作品の創作などを通じた高度で複雑な自己表現もあります。

なお、⑥に至るプロセスにおいては、その行動・動作が複雑になればなるほど、さらに細かな①～⑥の全プロセスの絶え間のないフィードバックによる微調整が行われ、複層的に（各プロセスが入れ子細工的に）遂行されていきます。

⑦学習プロセス：感覚入力→状況判断→意思決定→行為実行という一連の情報処理の結果（成否）はフィードバックされて学習され、それ以降により適切な対応ができるように経験記憶（脳情報）として蓄積されます。

⑹ 「認知症」という病名の不適切さ（実態は後天性の全機能障害）

さて、「認知症」ではどのプロセスが障害されているかというと、実は前項の①～⑦のすべてのプロセスが障害されているのです。まず(a)感覚入力の困難や錯誤、状況判断の困難・混乱（以上は認知機能の障害といえる部分です）、さらには(b)意思決定の困難、(c)行為指令の困難、(d)行為実行の困難、(e)フィードバック（学習プロセス）の困難（この部分は記憶障害）です。すなわち(a)認知機能障害と(e)記憶障害にかぎらない(b)～(d)を含む全機能の障害なのです[123]。したがって、「認知症」という病名は不適切です。

認知症は「全機能の荒廃状態」であり「後天性の全機能障害」なのです。そし

---

[123] ただし、「認知機能」には実はさまざまな定義が（狭いものから広いものまで）あって、人によって捉えかたはさまざまです。決定的な定義はありません。①～⑦のすべてを認知機能と称する人もいます。ここではヒトの精神機能のほぼすべてを認知機能と呼ぶ広い定義ではなく、比較的狭い定義を用いました。

このようなことにすら共通認識・確定した定義が存在しないところにも、精神医学・心理学・脳科学など精神病理を扱う学問分野の研究・議論のむずかしさがあります。

て，その状態に至るまでには長くつづく主体性喪失プロセスと脆弱脳プロセスの状態（ときにそれらが潜行した状態）があります。人それぞれで実にさまざまな表現型（心身のさまざまな症状の組み合わせ）が現われ，すべての人が同じ経過をたどることはありません（脳出血や脳梗塞の後遺症すなわち脳血管障害を併発すると，脳機能の荒廃状態はいっそう発現しやすくなります）。ひとりひとりの患者さんがそれぞれ一見複雑で異なる経過をたどるため，ヒトはそれを分類（類型分類）したいという欲求を抑えられなくなるのでしょう。

図4-2　認知（認知機能）とは

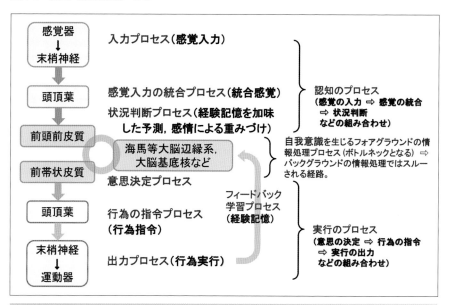

　認知機能（認知のプロセス）とは，統合知覚と経験記憶をもとに状況判断するプロセス（意思発動の選択および決定までのプロセス）です。その後，意思決定のプロセスにつづき，行為指令のプロセスがあり，実行プロセスがあり，その結果はフィードバックされて経験記憶として学習される学習プロセス・記憶プロセスがあります。フィードバックのプロセスなどが障害されると記憶障害が生じます。
　「認知症」の場合，認知と記憶のプロセスだけではなく，意思決定・行為指令・行為実行などすべてのプロセスが障害されており，正確には「後天性の全機能障害」なのです。

170

4. 薬物依存の位置づけ

脳機能異常発現プロセスとの関係 (薬物依存は動物でも生じる)

　ヒトが「社会的生き物」であるがゆえにもち合わせているさまざまな形質の過剰な発揮などによって各種の脳機能異常発現プロセスが後天的に生じ，脳機能が荒廃した最晩期の状態が認知症（後天性の全機能障害）であり，また，ヒトが生来的にもち合わせている共感性（コミュニケーション能力）や知性（知能）などの先天性・生来性の障害によって共感性障害（コミュニケーション障害）や精神発達遅滞（知的障害）が生じることを説明してきました。

　ヒトにはそのほかにも，アルコールその他の薬物への依存（薬物依存）という病態がありますが，それは実はヒトだけに特有の精神疾患（精神病理・神経病理）ではありません。

⑴ アルコールをはじめとするさまざまな薬物への依存は動物でも生じ得る

　薬物依存（substance dependence）とは，薬物によるある種の精神作用，たとえば「疲労感の消失」「快感」「恍惚感」「多幸感」「性欲の亢進」などを得るために薬物を摂取し，その結果，

　　①薬物に対する耐性が出現します：薬物の効果が徐々に弱まり薄れていき，同じ効果を得るのに，より多量の薬物を摂取しなければならなくなります。

　　②離脱症状が出現します：薬物の効果が切れてきたときに不快な身体症状が現われます。

　　③薬物への渇望が生じます：精神作用を得るために，また，その結果として出現する苦痛な身体症状を回避するために，どのような手段を講じてでも入手したいと思うようになります。それが犯罪行為であるとわかっていても止められません。

　このようなメカニズムで薬物の乱用は持続します。それが社会生活においても

体の健康面においても害を及ぼすとわかっていながら，その使用をつづけたいと欲する状態が「薬物依存」です。しかし，これは他の動物にも認められ，ヒト（社会的生き物）特有の病態ではありません（もっともそのような薬物を作り出せる動物はヒトしかいませんが……）。

　一度の使用で依存が形成されることは少なく，好奇心から（あるいは強要されて）使用をくり返すうちに薬物使用の抑制・中止が困難になる状態（依存症という病態）は，ヒト以外の動物でも形成されます。薬物依存を生じる薬物には，覚醒剤，鎮静剤・睡眠薬，麻薬（大麻，コカインなど），タバコ（ニコチン），アルコールなどがあります（なお，ゲーム依存などの「依存」，薬物への「依存（依存症）」，依存プロセスすなわち「依存性」のそれぞれの違いについては脚注86で先述したとおりです）。

　薬物依存への対応は，国際的には「刑罰ではなく治療へ」というのが主流ですが，日本では薬物依存の治療施設が少なく，また，日本では違法な薬物による薬物依存よりも鎮静剤などによる依存が増加しています。

⑵ ヒト特有の疾患ではないが，ヒトでは社会生活が破綻する

　薬物依存（耐性の出現や嗜癖・乱用）は，動物でも簡単に実験・再現ができるように「ヒトが社会的な生き物であるために生じる病態」ではありません。

　しかし，ヒトの場合は社会を形成し，そのなかで協調し合いながらさまざまな役割を担って活動・生活しており，薬物依存が形成されると，ときに犯罪行為によって社会的なトラブルを惹き起こして社会生活に破綻をきたし，時には心身の健康を害するため，周囲にとっても本人にとっても厄介な問題を抱え込むことになり，依存性薬物の摂取を避けることが重要であり，万が一薬物依存になったときにはしっかりした治療プログラムに乗せていくことが重要です。

　主体性喪失プロセスや脆弱脳プロセスなどで生じる強い不安を解消するため，あるいは脱抑制の結果として「薬物依存」の状態に陥ることがあり，その場合は各プロセスの治療を併用する必要が生じるので，各プロセスの併存の有無を見極めることが重要になります。

第5章　プロセス概念とスペクトラム概念の対比

あらためて,
　　○スペクトラム概念
　　DSM-5や ICD-10などの操作的診断基準という精神疾患分類法
　　○プロセス概念
　　脳機能異常発現プロセスに基づく精神疾患の本質や成因の説明
の両者における,疾患の捉えかたの圧倒的な相違について説明します。

1．スペクトラム概念

DSM-5・ICD-10など操作的診断基準の精神医学

　スペクトラム（spectrum）には「分布範囲」「連続体」などの意味があります。

　操作的診断基準は，「スペクトラム [124] を細分化していけば，精神疾患のより的確な診断確定につながる」という発想に基礎を置いています。それを図示すると**図5-1**のようになります。すなわち，精神科領域の全病態をスペクトラムとして捉え，それをより細かく分類する（細分化する）ことによって精神疾患の理解がよりいっそう進み，ニッチを埋める新しい病態が見つかれば操作的診断基準の体系はいっそう完成に近づき，そのような作業を継続するなかで徐々に診断は的確になる，と考えるのがスペクトラム概念です。

　しかし，疾患名で埋め尽くすことによって診断の確度をあげるという試みは成功したとはいえず，各診断基準がカバーする疾患領域が必然的に重複せざるを得ず，同一患者に対する診断が診断医ごとに異なる状況が多くなり，疾患理解を深めるよりも，かえって混乱・混迷を深めているのが現状です [125]。そして，「分類，分断の追求」が先行し，疾患の「成因の解明，本質の追究」は遅れています。いや，むしろ遅れているというよりも「本質の追究を放棄した体系」がスペクトラム概念であるといえます。その結果，DSM-5や ICD-10などの操作的診断基準にもとづく診断を行うと，多くの問題点・疑問点が生じてきます。

　たとえば，スペクトラム概念で診断をつけた各疾患（各スペクトラム）は現実にはしばしば2つ以上が併存することが多く（もちろん併存してもかまいませんが），スペクトラム概念ではそれを適切に説明することができません。スペクトラムを細分化すればするほど，（スペクトラム概念の手法によって）精緻な診断分類にすればするほど，「併存」が多くなってしまいます。例を1つ挙げるならば，たとえば「うつ病と不安障害はよく併存する」といわれます。それはなぜなの

---

[124] DSM などのスペクトラム概念においては，「精神疾患」は広大な範囲・広大な連続した分布域，すなわち広大なスペクトラムに分布していると考えます。

[125] 第1章でもすでに述べたとおりです。

か，うまく説明できません（というよりも，スペクトラム概念にはまったく「説明する気」がありません）。そのメカニズムを説明することと，ただ単に「うつ病と不安障害はよく併存する」という事実を述べることはまったく別次元のことがらです。それが，スペクトラム概念では説明できません（スペクトラム概念は，そのような不都合な事実には目をつぶり，ひたすらスペクトラムの細分化に邁進します）。症状を（あるいは，ことばは悪いのですが「適当にちぎり取ったスペクトラム」を）ただ羅列するだけです。

　また，各患者さんの病態が経時的に変化することを説明できません。たとえば，DSM-5の「双極性障害」には「双極Ⅰ型障害」というスペクトラム（疾患群）があります[126]が，現在うつ病の状態にある患者さんが，「うつ病」なのか実は「双極Ⅰ型障害」なのか（要するに，そのままうつ病で経過するのか，今は「うつ病」のように見えているが実際には「双極Ⅰ型障害」であって今は“仮の姿”を示しているに過ぎないのか）予測がつきません。そもそもこのような予測が近い将来に可能になるか否かもまったく未知数であり，まったくめどは立っていません（ちなみに，私はそのような予測をスペクトラム概念すなわち操作的診断基準の考えかたに基づいて真剣に考えること自体が無意味であると考えますが，それはこの後の議論で明らかになっていきます）。

　しかし，スペクトラム概念では「うつ病」と「双極Ⅰ型障害」は別疾患・別疾患群（別のスペクトラム）なのです。スペクトラム概念では「うつ病」が「双極Ⅰ型障害」に移行することも移行しないこともあり得る，とは考えません。「うつ病」と診断をつけていた患者さんが「双極Ⅰ型障害」の病態を呈するようになると，それは医師の「誤診」になるのです。スペクトラム概念の「誤謬」ではありません。このように，いろいろな病態の成因についてはまったく説明できず，DSM-5やICD-10などのスペクトラム概念の世界には，ただただ無秩序で混とん

---

[126] DSM-5では，双極性障害を「双極Ⅰ型障害」「双極Ⅱ型障害」「気分循環性障害」に分類します。Ⅰ型とは，躁状態とうつ状態をくり返す双極性障害であり，Ⅱ型とは，軽躁状態とうつ状態をくり返す双極性障害のことです。両者は「程度の違い」ですが，「治療法が異なる」とされ，このような分類がなされています。双極性障害のうちの「気分循環性障害」とは，症状（うつ症状・軽躁症状）がⅠ型・Ⅱ型より軽い病態をさします。第6章「6．うつ状態と躁状態の関係」のなかで，このような分類法の問題点などを詳述します。

として光景がひろがるのみです。疾患の成因について説明できないのではなく，それは「些末な問題」として「説明しない」「問題にしない」のです。

　このように，スペクトラム概念には大きな問題・致命的な欠陥があります。現在の精神科医は，この思考方法を強いられているのです。

図5-1　スペクトラム概念の概念図

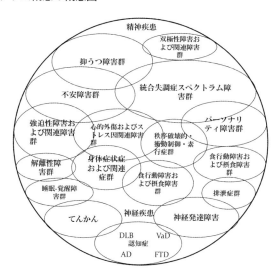

DSM は，「スペクトラムの細分化は，より的確な精神疾患の確定につながる」という発想で作られました。しかし，各スペクトラムは多くの場合に併存しますが，なぜ併存するかを DSM の考えかたでは説明できません。また，各患者さんが示す「継時的な病態の変化」（病態の移行）を説明することができません。

　なお，図中の DLB はレビー小体型認知症（Dementia with Lewy Bodies），VaD は脳血管性認知症（Vascular dementia），AD はアルツハイマー型認知症（Alzheimer's disease），FTD は前頭側頭型認知症（Frontotemporal dementia）の略称です。

2．プロセス概念

脳機能異常発現プロセスで説明する精神医学

　この本では，プロセス（process）を「一連の流れ」「過程」という意味で使用しています。さまざまな精神病理が「発生する過程」「進行する過程」です。

　プロセス概念では，精神疾患が生じるいくつかのプロセスがあると考えます。ヒトは社会的な生き物なので，社会生活を円滑に行うために重要な形質を生来的にもち合わせており，それが不適切に発揮されると精神疾患（さまざまな精神病理・神経病理）が生じると考えます。それを図示したものが**図5-2**です。

　ヒトが社会性を発揮するために重要ないくつかの形質があり，それらが別々に，あるいは並行して障害をきたしても，概念上まったく何の問題もありません。なぜならば，私たちが社会性を発揮するためには「いくつもの形質を並行して活用している」からです。ある患者さんにおいてある病態が別の病態に移行していくこと，いくつかの病態が併存することもきちんと説明できます。

　ADHDなど発達障害の患者さんに「うつ病」の併存が多いことも，**図5-2**を見ると一目瞭然で納得しやすいと思います。すなわち，生来的に共感（コミュニケーション）が苦手ですから，社会生活を送るなかで周囲との協調をはかるために（社会適応性で劣るがゆえに）健常者とは比べものにならないほど大量の精神的エネルギーを費やして協調性や勤勉性を発揮する必要があります。そのような骨の折れる努力を日々つづけていくなかで，主体性喪失プロセスや脆弱脳プロセス・精神力枯渇プロセスを生じやすくなります。これは知的障害の場合も同様です[127]。健常者でさえ，ときに陥るプロセスですから，社会生活を送るうえで大き

---

[127] 知的障害の場合，さまざまなプロセス（主体性喪失プロセス・精神力枯渇プロセス・脆弱脳プロセス，ときに依存プロセス）が惹き起こされやすいことは明らかなのですが，周囲の保護者や施設の指導員たちの多くは「知的障害の症状の1つだから仕方がない」「この子らに薬物治療など必要ない」と判断しがちです。知的障害があっても，治療を受けることで「どれだけ生きやすくなるか」「認知症を含む大脳の荒廃状態をどれだけ未然に防ぐことができるか」ということには考えが及ばないのです。とても残念なことです。「治療を受けさせない」という発想は，ある意味で「不妊手術（旧優生保護法）」という"治療"を受けさせた発想に通じるものがあるといえます。

なハンディキャップ（社会適応性に対する先天性の障害）をもった人たちは，さまざまな脳機能異常発現プロセスに，よりいっそう陥りやすくなります。併存しやすい理由は明白です。

　また，主体性喪失プロセスおよび脆弱脳プロセスが放置されて進行（潜行）していくと，あるいは十分な治療がなされずに進行していくと，「認知症」といわれる全機能の荒廃状態（後天性の全機能障害）に陥っていくことも一目瞭然です。病態の相互関係・因果関係がわかれば，認知症の予防に役立ち，また，軽症のうちは（各プロセスと「認知症」のボーダーラインケースならば）ただ単に抗認知症薬を漫然と投与するだけでなく（より積極的な治療を行わずに認知症が進行していくのをただ指をくわえて見ているだけでなく），各プロセスの治療（薬物治療でいえば抗精神病薬や抗てんかん薬の適切な使用）で認知症ボーダーラインからの改善（脱却）を期待できます。

　しかし，「認知症」というスペクトラムで（たとえそれがいくつかの病型に細分化されていたとしても）ひとくくりにしてしまうことは，（本質的な治療法の存在に気づくことさえできず）本質的な治療を行うこと・受けることを諦めてしまうことになります（すなわち，漫然と抗認知症薬を投与するだけの対応に終始することになります）。したがって，認知症への完全移行を未然に防ぐことができません。これは患者さんにとって（さらには，そのご家族にとっても社会にとっても）とても不幸なことです。

　前項であげた例について少し検討してみます。たとえば，
　　(a)「うつ病」は(b)「不安障害」を併存することが多い。
という事実（スペクトラム概念の考えかたでは「そういう事実がある」ということだけが表明されます）から検討してみましょう。
　スペクトラム概念は，スペクトラムの細分化が「得意」でした。しかし，はたして(a)「うつ」と(b)「不安」を別スペクトラム（別疾患・別疾患群）と考えることが妥当なのかを検討し直してみたいと思います。
　この2つのスペクトラムは「併存」するのではなく，1つの疾患に同時に存在する症状とは考えられないでしょうか。たとえば第1章で**表1-5**を用いて説明し

たとおり「うつ病」の診断基準にも「統合失調症」の診断基準にも「不安」「不安感」などの項目（症状）が抜け落ちていますが，これら2大精神疾患において「不安は必須の症状ではない」あるいは「両疾患において不安は一般的に認められる症状ではない」と判断したのでしょうか。しかし，現実には，

> うつ病患者さんも統合失調症患者さんも，ともに大きな不安・強い不安（不安焦燥感，不安緊迫感，予期不安・取り越し苦労，先行きの不安・杞憂，ときに恐慌状態とも呼べる強い不安感など）をいだいている。

というのは，厳然たる事実です。「スペクトラム概念では，そうはなっていない」「DSM-5のマニュアルに，そのような記述はない」というのは，事実を見ないで「文献だけを見ている」本末転倒な姿勢です。

　2大精神疾患の診断基準における各種の選択項目のなかに「不安」は含まれず，別に不安障害というスペクトラム（疾患群）が独立に定義されているというのは，どう考えても腑に落ちません。不安を併存しないうつ病という特殊な病態，不安を伴わない統合失調症という特殊すぎる病態があるなら話は別ですが……。

　内科疾患でたとえてみましょう。

　たとえば，ある患者さんの上気道粘膜の細胞にウイルスが感染したときに，内科医はこの患者さんに対して，

> (a)「咳障害」，(b)「鼻汁障害」，(c)「咽頭痛障害」を併発している，あるいはこれらに(d)「ウイルス感染症」が併存している（これらの疾患が併存している）。

と診断するでしょうか。これらは，

> 「感冒」（ウイルス性呼吸器感染症，上気道感染症）に罹病していて，その諸症状（せき，鼻水，のどの痛み）がある。

と診断するはずです。

　しかし，精神科医は（いや，スペクトラム概念であるDSM-5は）患者さんが「うつ病」と「パニック障害」ないしは「社交不安障害」（後者の2疾患はいずれも「不安障害」という疾患群の細分類）を併存している，などと診断するのです。そのように診断するしかないのです。DSM-5が「そのように診断しなさい」と指示しているからです。そして，精神科医にも精神医学者・研究者にも，それに従

わなければならないような有形無形の圧力がかかっているからです[128]。
「DSM-5精神科医」は「うつ病」と「双極Ⅰ型障害」は別疾患（別スペクトラム）
と捉えるので，その先の発想が生まれません。〈患者Aさんは，現在はまるで
「うつ病」のように見える〉〈でも本当は「双極Ⅰ型障害」なのかもしれない〉と
いう疑心暗鬼が生まれるだけです。患者Bさんも〈今は「うつ病」にしか見えな
い〉〈けれども，いつ「双極Ⅰ型障害」や「Ⅱ型」にみられる特徴的な症状をあ
らわすのだろうか〉と変身する時期を今か今かと虎視眈々とながめつづけるだけ
です。「認知症」の場合と同様に，疾患の有効で適切な治療法・予防法という発
想は生まれてきません。「ただ見ているだけ」です。〈今は「うつ病」に見えるか
ら，うつ病治療をとりあえず行っておくが，本当は「双極Ⅰ型障害」かもしれな
いから双極Ⅰ型障害治療をすべきではないか〉というようなあやふやな立場に立
たされつづけます。「うつ病」の治療を行いつつ疾患の経過を注意深くみていき，
「移行」や「併存」がわかった段階で治療方法を速やかに切り替えていくという
柔軟な対処方法・思考方法をとることを自信をもって行うことができません。

　ちなみに，「躁うつ病（DSM-5の双極性障害）」については，治療法（治療薬の選
択）からみても特殊な対応が必要な場合があり，それはそれで面白い問題を含ん
でいますから，第6章「6．うつ状態と躁状態の関係」で詳述します。

---

[128] そのように診断しなければ，「保険診療」は認められません。そのように診断しなければ，
「学会」「講演会」「研究会」での発表は禁止され，学術雑誌などへの掲載は断られます。学術
雑誌以外に自由な考えを掲載できても，それは研究実績としてカウントされません。カウン
トされない研究成果を出しつづける大学研究者はいません。

図5-2　プロセス概念の概念図

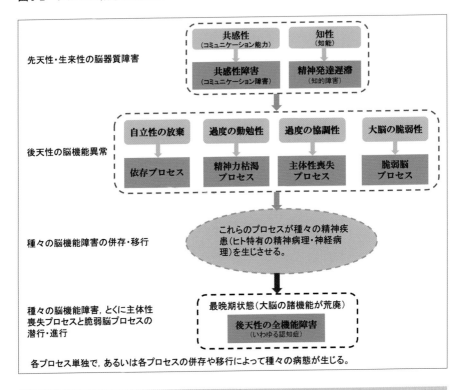

プロセス概念は「ヒトは社会的生き物である」という大前提からの発想で作られました。すなわち，ヒトには社会性を支えるために勤勉性，協調性，自立性，共感性（コミュケーション能力），知性（知能），大脳の高効率性（結果的には大脳の脆弱性が顕在化）があるという考えかたです。

各プロセス単独で，あるいは各プロセスの併存によって，さまざまな病態が生じ得ますし，経時的に変化・移行することも難なく説明がつけられます。第6章「3.いわゆる『うつ病』の亜型分類を捉え直す」の**表6-2**および**図6-3**も参照してください。

3．プロセス概念とスペクトラム概念の決定的な違い

細分化の追求か本質の追究か

　スペクトラム概念とは，これまで説明してきたとおり，スペクトラム（分布域）を細分化する，すなわち「精神疾患」という広大な広がりをもつ「連続したスペクトラム」を「ある程度の範囲に絞り込んだ小領域のスペクトラム」に細かく切り分けていけば，正確・精緻な分類に近づくのではないかという発想のもとに，約40年にわたって「切り分けかた」を試行錯誤しながら工夫して DSM-III（1980年）→ DSM-IV（1994年）→ DSM-IV 改訂版（2000年）→ DSM-5（2013年）と版を重ねてきました。

　いまだに決定版は出ていませんが，それは医学の研究分野では精神医学に限らず致しかたないことなのかもしれません。医学は日々進歩しつづけていますから，今日までの常識は明日には非常識になっているかもしれません。しかし，それにしても版を重ねるごとに（精緻になり皆が納得できる形に近づくどころか）ただ迷走しつづける DSM には，精神科医も精神医学研究者も（そして，もちろん多くの患者さんたちも）さんざん振りまわされてきています。しかも，米国一国の主導のもとに作られ，米国以外の他国の研究者はその策定・決定にほぼ関与できず，その作業が行われるのをただ傍観しているしかありません。DSM-6がいつ出版されるのかは不明ですが，発想を大幅に変えることはできないと思われ（研究を始めてからずっと DSM に基づく思考・発想を行ってきた人たちが策定作業をするのですから），小手先の「不具合調整」をくり返しながら，スペクトラム概念による精神疾患の細分化の「追求」そして「迷走」はつづくのでしょう（ほぼ1世紀近くにわたって米国精神医学界を呪縛しつづけた「精神分析」「精神分析学」と同じ轍を踏んでいるとしか思えません）。国際連合の WHO（世界保健機関）が策定中の ICD-11（現在使用されている ICD-10の改訂版）も，DSM-5を下敷きにせざるを得ません。米国にそのように求められているからです。

　一方，プロセス概念は，これまで説明してきたとおり細分化を「追求」するのではなく，疾患の本質を「追究」してきました。そのなかで，精神疾患は社会的

生き物であるヒトに特有の精神病理であり，ヒトにはその社会性を支えるために備わったいくつかの形質があり，それらの間違った発揮・放棄などによって精神疾患（ヒト特有の精神病理・神経病理）が発現するという「脳機能異常発現プロセス」概念によって，非常に明快に精神疾患の成り立ちやその本質を説明することができます。改めて図5-1と図5-2を見比べていただきたいと思います。

　いわば2大精神疾患ともいえる「統合失調症」と「うつ病」に関しても，いわゆる「統合失調症」のさまざまな「病型」についても，いわゆる「うつ病」のさまざまな「亜型分類」についても，プロセス概念で整理し捉え直すことが可能です。これに関しては，改めて次章の「2．いわゆる『統合失調症』の病型とは何か」「3．いわゆる『うつ病』の亜型分類を捉え直す」のなかで説明します。

　プロセス概念によって，いわゆる「発達障害」（共感性障害・コミュニケーション障害）に「うつ病」が併存しやすいことも，いわゆる「認知症」（後天性の全機能障害）についても，その成因を単純明快に説明することが可能です。

　細分化（切り分けかた）の追求ではなく，精神疾患の基盤となるいくつかの精神病理の本質を解明することで，精神疾患の全体を説明します。私が現時点で到達した説明の概要だけではまだまだ未解明の部分も多く，不十分な説明に終わっている部分が多いかもしれません。あるいは，説明の混乱・体系の混乱はまだあるでしょう。しかし，精神疾患（精神病理・神経病理）を追究する方向性としては間違っていないと確信しています。

第6章　プロセスの併存により生じる
精神症状

各プロセスの関連性，各プロセスの組み合わせで生じる症状・病態について，すなわち，

　　○幻覚，とくに幻聴を生じるプロセスの種類

　　○いわゆる「統合失調症」の病型分類とその本質

　　○いわゆる「うつ病」の亜型分類とその本質

　　○自殺願望（希死念慮）と自殺企図の関係とその本質

　　○うつ状態と躁状態の関係とその本質

などについて，各プロセスがどのように関わっているのかという視点で説明します。

1．幻覚の種類（幻覚を生じるプロセスは１つではない）

主体性喪失プロセスの幻覚と脆弱脳プロセスの幻覚

(1) 対話性幻聴（主体性喪失プロセスの幻聴）

　ヒトは考えるときに「ことば」（内声）を用います。考えが明晰になればなるほどに，心のうちで「言語化されない（曖昧模糊としたことばにならない）想念」を発するのではなく，「ことば」を発します[129]。しかし，主体性喪失プロセスでは文字どおり「自分の行動や思考・内声に対する主体性」が失われ，自分の思考に対する自己所有性が失われるので，自責の念（自分の心のうちの自分を責める声・ことば）が他者の声となり「自分を責める声」となって聞こえ，逃避願望が「逃げろと命じる声」「死ねと命じる声」となって聞こえてきます。心のなかでそれに反発すると，さらに言い募る声が聞こえてきます。このように，葛藤[130]する内声（心のうちの声）が「対話性幻聴」を生じます（**図8-2**を参照してください）。

　前頭葉の内側および外側前頭前皮質・前帯状皮質などは，外部（頭頂葉）からの統合知覚を受け取って，思考し，心のうちで対話し（葛藤・吟味・熟考し），自制心を発揮し，意思決定に至る脳領域です。私たちが意識して考えるとき（フォアグラウンドで情報処理を行っているとき），その領域と側頭葉で「内声」（心のうち

---

[129] ちなみにコンピュータは数値化した「コンピュータ言語」で計算を行います。これは「ことば」を使用したヒトの思考と似たところがあるかもしれません。ただし，条件反射的な反応もヒト（を含めた動物）では行われ，その情報処理（バックグラウンドでの情報処理，情動的な反応を含めて）においてはわずかな演算処理しか必要がありません。それに対して論理的な組み立てが必要な情報処理（フォアグラウンドでの情報処理）では，言語化という概念化が必要になります。なぜならば，さまざまな状況の比較検討などに有利であり，とくにヒトにおける高度な論理の組み立て（因果関係の検討などの論理思考）には必須になってくるからです。バックグラウンドでの情報処理もフォアグラウンドでの情報処理も「演算処理」ですが，フォアグラウンドでの情報処理は「ディープラーニング（深層学習 deep learning）」を行う AI（人工知能 artificial intelligennce）」に近いものになるでしょう。第９章「2．情報処理のメカニズム」のなかで改めて詳述します。

[130] 「葛藤」とは，心のうちでの「自分」と「もう一人の自分」との間で生じる「対話」であり「気持ちのせめぎ合い」です。「感情」や「自制心」の格闘です。

の声）を発します（心のうちでことばを発し，ことばで思考します）。しかし，その領域（主に前頭葉と側頭葉）のうち前頭葉の機能不全が生じると，自我の縮小が生じ，対話（葛藤）しているのが「自我と自我」ではなく「自我と他者」という構図ができあがってしまうのです[131]。

　すると，自我が発する「自責の念」（自分を責め苛む内声）は客体化されて「他者が自分を責める声」になります。自我が発する「逃避願望」（いなくなりたい，逃げ出したい，消えてなくなりたいという内声）は客体化されて「逃げろと命じる声」「死ねと命じる声」などになります。主体性喪失プロセスの幻聴はこのようなしくみで生み出されます[132]（第8章で改めて詳述します）。

(2) 要素性幻聴（発作性幻聴，脆弱脳プロセスの幻聴）

　それに対して，脆弱脳プロセスでは，「誰かが会話している声」「自分の名前を呼ぶ声」「ドアチャイムが鳴る音」「電話の着信音」など，いわゆる「空耳（実際にはない声や物音）」が一方的に聞こえてきます。

　それは主体性喪失プロセスの「対話性幻聴」に対して「要素性幻聴」と呼ばれます。

　対話性幻聴が葛藤しつづける「内なる声」（心のなかの対話・葛藤）が（主体性が失われることによって）客体化されて生じるのに対して，要素性幻聴は脳波異常（突発性異常脳波）が大脳のいろいろな部位を刺激することで誘発される「さまざまな記憶の想起」あるいは「さまざまな記憶の合成」です。そのために（対話性ではなく，一方的に聞こえてくる）「要素性」の幻聴になります（記憶には「想念の記憶」もありますが[133]，多くの有効な記憶は「ことば」「特定の音」「メロディ」などと

---

[131] ちなみに，この領域のうち側頭葉の機能障害すなわち「失語症」が生じると，言語化を伴う論理思考がうまく行えなくなり，情動的なものになります。

[132] 第8章，とくに図8-2を参照してください。

[133] たとえば，とくに心配事もなく比較的ぼんやりしているときに急に「何ともいえない嫌な気分」「暗い気持ち」が襲ってきて比較的短時間で収まるという「不安発作」が生じることがあります。また，「淋しさ（寂寥感）」が発作性に襲ってくることもあります。パニック障害には脆弱脳プロセスが絡んでいるケースがあるので，パニック性の不安感の出現も「不安発

して記録されます）。しかも，脳波異常によって刺激される部位（すなわち異常な神経回路）は比較的限局されていて，かつ，固定されていることが多く，発作性でもあるので，同じ内容の幻聴がくり返し何度も生じることになります。

(3) 幻聴以外の幻覚 （幻視・幻嗅・幻味・体感幻覚は脆弱脳プロセス）

　曖昧模糊とした想念が幻聴になるのではなく，「内声（心のうちの声）」による「対話・葛藤」が客体化されて対話性「幻聴」になるのでした。したがって，「対話性幻聴以外の幻覚」は主体性喪失プロセスの症状ではないといえそうです。すなわち「要素性幻聴」および「幻視」「幻嗅」「幻味」「体感幻覚」は，双方向性（対話性）ではなく要素性であることが多いので，ほぼすべては脆弱脳プロセスの症状であると結論づけられます。

　視覚にかかわる幻覚は「幻視」です。幻視に双方向性はなく「一方的」に見えてきます。たとえば「視野の隅に光るものが見える」「黒い人影が見える」などの幻視が「要素性」の幻視としてはポピュラーなものですが，脆弱脳プロセスによる「恐怖感」を伴うと「幽霊・おばけが見える」という幻視になります（幽霊やおばけに「脚がない」のは，全身像をはっきり見せるほど膨大なデータ量をもつ幻視が生じにくいからでしょう。ぼんやりした人影の再生がせいぜいで，脚は些末です）。また，ときに「動物や小人が出てきて話をする」などの幻視と幻聴の組み合わせが生じますが，この場合も一方的に話しかけてくるものであって，対話性ではありません。

　嗅覚にかかわる幻覚は「幻嗅」です。たとえば「自分の体からワキガの臭いがする」「食べ物の腐った臭いがする」「自分の体内から変な臭いが漏れだす」などがあります（主体性喪失プロセスが関われば，被害的なものとなり「毒を盛られているのではないか」「相手を不愉快にさせているのではないか」という疑念・猜疑心・罪責感や被害妄想を伴います）。臭う場合も臭いが漏れだす場合も「一方的」なものであることが一般的です。臭いが漏れだす場合としては，周囲の人たちの動作・しぐさからそのような状況が生じているらしい（周囲を不快にさせる口臭や体臭を

作」の一種かもしれません。

自分が発している，ガスが漏れ出しているらしい）と感じ，被害的な確信に変わっていきます（自己臭恐怖症）。これは双方向性に近いといえるかもしれません。いずれにしても被害的な意味合いを帯びれば，それは主体性喪失プロセスも関わる症状と考えられます。

　味覚にかかわる幻覚は「幻味」です。「食べ物・水に何か変な味がする」「口の中が酸っぱい・苦い」などが幻味です。

　身体感覚（体性感覚）にかかわる幻覚が「体感幻覚」です。「体表を虫が這う」「体の中でヘビが動いている」「姿の見えない男性の性器が挿入される」「腸がぐにゅぐにゅと動いている」などの奇妙な感覚を訴えます。脆弱脳プロセスが関与しているので，多少なりとも恐怖感を伴う幻覚であり，ときに「ホラー」な内容の幻覚になります（幻味も体感幻覚も他の幻覚と同様に主体性喪失プロセスが関われば，被害的なものになります）。

　主体性喪失プロセスの幻覚（対話性幻聴）には抗精神病薬が奏効します。脆弱脳プロセスの幻覚（要素性幻聴，幻視，幻嗅，幻味，体感幻覚）には抗てんかん薬が奏効します。脆弱脳プロセスと主体性喪失プロセスが併存する場合は，幻覚に被害的な意味合いが加味されますから（被毒妄想，自我漏出体験・自己臭恐怖症，醜形恐怖症・顔貌恐怖症，視線恐怖症・正視恐怖症など），その際には抗精神病薬と抗てんかん薬の併用が必要になります。

図6-1　幻聴およびそれ以外の幻覚（幻視，幻嗅，幻味，体感幻覚）の成因

```
┌─────────────┐
│ 対話性幻聴  │ ⇐ 【主体性喪失プロセス】
└─────────────┘
  ● 自責の念が「自分を責める声」，逃避願望が「逃げろと命じる声」「死ねと命じる声」となって聞こえて
    くる。
  ● 心の中でそれに反発すると，さらに言いつのる声が聞こえてくる。
  ● このように，葛藤する内声（心のうちの声）が「対話性幻聴」を生じる。

┌─────────────────────────┐
│ 発作性幻聴（要素性幻聴）│ ⇐ 【脆弱脳プロセス】
└─────────────────────────┘
  ● 脆弱脳プロセスでは，「誰かが会話している声」「自分の名前を呼ぶ声」「ドアチャイムが鳴る音」「電
    話の着信音」など，いわゆる「空耳（実際にはない声や物音）」が聞こえる。
  ● それは要素性である（対話性ではない）。

┌──────────────────────────────────┐
│ 幻聴以外の幻覚（幻視・幻嗅・幻味・体感幻覚）│ ⇐ 【脆弱脳プロセス】
└──────────────────────────────────┘
  ● 「対話性幻聴以外の幻覚」は主体性喪失プロセスの症状ではない。「要素性幻聴」および「幻視・幻
    嗅・幻味・体感幻覚」は脆弱脳プロセスの症状である。
  ● 「幽霊・おばけが見える」「視野の隅に光るものが見える」「動物が出てきて話をする」などの幻視・幻
    聴。
  ● 「自分の体からワキガの臭いがする」「食べ物の腐った臭いがする」などと主張する幻嗅。
  ● 「食べ物・水に何か変な味がする」「口中がいつも酸っぱい・苦い」などの幻味。
  ● 「体表を虫が這う」「体の中で蛇が動いている」「姿の見えない男性の性器が挿入される」「腸がぐに
    ゅぐにゅと動いている」などの体感幻覚。
```

　内声の対話（とくに心のうちの葛藤）は「自己と自己の対話」（"自分"と"もう一人の自分"との対話）ですが，主体性喪失プロセスでは，主体性の喪失に伴う「自我の縮小」によって，内声が「自己と他者の対話」という形式の幻聴になります。自我の縮小については第8章で「中核自我と周辺自我への自我の分離」として詳述します。
　一方，脆弱脳プロセスでは，さまざまな発作性（要素性）の幻覚が生じます。

2. いわゆる「統合失調症」の病型とは何か

脳機能異常発現プロセスとの関係

(1) いわゆる「統合失調症」の病前性格とは

　いわゆる「統合失調症」について，かつては（1980年にDSM-IIIが登場する以前は）いろいろな特徴が論じられていました。たとえば，統合失調症の病前性格である「分裂病質」[134]の特徴として，クレッチマー[135]は次の3群を挙げています[136]。すなわち，

    (a)　非社交的，静寂，控え目，堅くるしい（ユーモアがない），変人

    (b)　引っ込み思案，臆病，繊細，敏感，神経質，激昂，自然と書物の友

    (c)　御しやすい，善良，行儀よい，無頓着，鈍感，無感覚

　このような統合失調症の性格傾向が統合失調症と診断するのに役立つとされました。また，病的体験（異常内的体験）の原因となる「自我意識の障害」（自分が考え，自分が行動しているという，人格の自律性の意識の障害）の重要性が指摘されていました。さらに当時の考えかたとして統合失調症の病型分類があり，①破瓜型，②緊張型，③妄想型の3病型に分けることが，ひろく行われていましたが，それぞれの症例を詳しく観察すると，はっきりと病型に分けることは容易ではなく，また，長い経過のあいだに常に一定の病型を示すわけでもないことがわかっていました。ただし，統合失調症の状態像のうち，①感情および意志の鈍麻，②意志発動の異常，③内的体験の異常，のいずれが主体となっているかによってそれぞれの病型に分けると，統合失調症の多面的な症状を3方向から眺めることになり，症状の理解に役立つだろうとされていました[137]。

---

[134]　schizoides Temperament（ドイツ語）。2002年までは統合失調症を「精神分裂病」ないしは「精神分裂症」と呼んでいました。

[135]　Ernst Kretschmer エルンスト・クレッチマー（1888～1964）。ドイツの精神医学者。

[136]　諏訪望（1912～1999）：最新精神医学 ― 精神科臨床の基本 ― 改訂増補版第11版，南江堂，1971年。私が大学医学部在籍中に精神医学の講義を受けたときに使用していた教科書です。

[137]　本項のこの前後における古典的な考えかたの説明はほぼすべて前出の諏訪望著『最新精神医

⑵ いわゆる「統合失調症」の病型分類とは

いわゆる「統合失調症」の病型分類は DSM-5 では取り上げられてはいませんが[138]，それは次のようなものでした。すなわち，

①破瓜型[139]：統合失調症の基本形と考えられていました。統合失調症の初発症状（周囲の人たちとの接触性・疎通性の障害が現われ，次いで病的体験が現われてくるという症状）を示す時期が過ぎたあと，感情と意志の面における鈍麻がしだいに強まり，初期にあった妄想や幻覚はほとんど消えて，残っていたとしてもそれに対して無関心になり，自閉的，無感情，無為の状態に陥ります。

人格荒廃があまり進まないものは「単純型」と呼び，一見異常がないように見えますが，社会生活に対する順応性は著しく障害されていて，非常識な奇行が認められます。

発病は緩慢で，ある一定時期から生活態度が変化し，初期症状がいつから始まったのかをさかのぼって確かめることが困難な場合が少なくありません。

②緊張型[140]：意志発動の障害が強く，ときに緊張病性興奮あるいは緊張病性昏迷を呈します。また，この2つの状態が交互に現われます。その背景には注意深く観察すると強い不安緊迫感や妄想幻覚などの病的体験があります。

寛解しやすく，あとにほとんど人格の変化を残さないことも少なくありませんが，病勢の増悪をくり返しながら，しだいに人格荒廃に傾くこともあります。最初から慢性に経過することもあります。

学 ― 精神科臨床の基本 ―』に拠ります。

[138] DSM-5では病型分類は廃止されていますが，ICD-10では解体型（破瓜型），緊張型，妄想型，分類不能型に分けられます。

[139] 破瓜型 hebephrenic type（破瓜病 hebephrenia ともいいます）。解体型（disorganized type）ともいいます。ちなみに，統合失調症は schizophrenia です。

[140] 緊張型 catatonic type（緊張病 catatonia ともいいます）。

③妄想型[141]：妄想幻覚を主体とし，長い経過をとるにもかかわらず，人格荒廃が比較的軽微です。発症年齢が他の病型より遅く30〜35歳以降のことが多く，このような経過をたどる症例は少ないとされます。また，破瓜型でも病初期には多かれ少なかれ妄想幻覚などの病的体験をもっています。

④その他の特殊型：夢幻精神病（急性または亜急性に生じて，意識障害と知覚界の変容をきたします。夢または悪夢に似た体験が前面に立ち，予後は良好で人格障害を残しません），急性致死緊張病（突然激しい興奮をもって発病し，興奮状態が4〜5日ほどつづき，消耗しつくして死亡します）などがあります。

以上のように分けられていて，これが古典的で典型的な「統合失調症」の捉えかたです。統合失調症の各病型を，(a)主体となる状態像，(b)発病様式，(c)経過の3点で整理し直してみると以下のようになります。すなわち，

①破瓜型：(a)感情および意志の鈍麻（すなわち，無感情・無為）
　　　　　(b)比較的若年者に徐々に発病する
　　　　　(c)経過が長く，人格荒廃が著しい

②緊張型：(a)意志の発動の異常（すなわち，興奮・昏迷）
　　　　　(b)急激に発病する
　　　　　(c)寛解しやすい

③妄想型：(a)内的体験の異常（すなわち，妄想・幻覚）
　　　　　(b)発病が遅い
　　　　　(c)長い経過をたどるが，人格荒廃は比較的軽い

整理し直すと各病型の違いがわかりやすいと思います。ただし，「統合失調症」という同一疾患の各病型がなぜこれほどまでに異なった様相（まったく異なる状態像・発病様式・経過）を呈するのかという疑問が残ります。

---

[141] 妄想型 paranoid type（妄想症 paranoia，妄想性障害 delusional disorder ともいいます）。

⑶ いわゆる「統合失調症」の「病前性格」およびさまざまな「病型」のプロセス概念による捉え直し

　それに対して，プロセス概念では，従来の分類法によるいわゆる「統合失調症」についても，そして，さまざまな「病型」についても違った角度から（すなわち，各プロセスの併存として）捉え直すことが可能です。

　そもそも「統合失調症」には，なぜさまざまな「病型」が存在するのかという疑問があります。しかも各「病型」はそれぞれ実に多彩であり，はたしてこれらは同一疾患なのかという疑念がわいてきますが，それに対して，プロセス概念では「主体性喪失プロセスと脆弱脳プロセスは併存（併発）しやすいからである」という簡単な解答が得られます。両プロセスが併存（併発）しやすいからこそ，「統合失調症」に限らず，さまざまな精神疾患に多彩なバリエーションが生じるのです。たとえば「うつ病」にさまざまなタイプがあることは次項「3．いわゆる『うつ病』の亜型分類を捉え直す」で説明しますが，「統合失調症」の病型についても以下のように説明することができます。すなわち，

　①破瓜型：主体性喪失プロセスでは疲労感の喪失（疲れ知らずの状態）がさまざまな症状の主たる成因ですが，「破瓜型」も初期にはいわゆる「メランコリー型うつ病」の病態を呈し，そして，徐々に引きこもり，気力がなくなり，感情が鈍麻していきます。ときに主体性の喪失は病勢の進行とともに「病的体験」を生じ，さらに脆弱脳プロセスを併発（併存）することが多くなります。

　したがって，単なる「無気力」「引っ込み思案」などと軽くみていて発症を見逃してしまい，気づいたときにはすでに打つ手がなく，主体性喪失プロセスと脆弱脳プロセスの併存によって大脳機能は荒廃状態に陥ってしまい「破瓜型」の病像を呈します。また，脆弱脳プロセスの影響が少ない場合（大脳機能の荒廃状態が軽い場合）は「単純型」を呈します。

　現在では治療薬がかなり奏効するようになり（さらに，精神科医療機関の敷居が低くなり早期の段階で受診しやすくなったおかげで），「破瓜型」の状態，すなわち荒廃状態を呈するほどに悪化する患者さん（未治療のまま自然経

過をたどる患者さん）は少なくなりました[142]。

②緊張型：脆弱脳プロセスによる脱抑制の状態が強い場合，緊張病性興奮を呈します。この場合意識障害（てんかんの一種である「意識もうろう状態」「不機嫌状態」など）を伴うことが多く，さまざまな刺激に対する過敏性も亢進しており，意味不明の言動が暴発しやすくなります。

あるいは，主体性喪失プロセスによる慢性的疲弊状態が強まり，「感情＋主体性＋自我意識」[143] が極端に障害されて（それらが発揮されなくなり）意志発動が停止してしまうこともあります。感情の著しい鈍麻は，どのような行動もとれない，いわば身動きのとれない状態を生じます（第1章「3．DSM-5の問題点」のなかで「うつ病性興奮」と「緊張病性〈統合失調症性〉興奮」は区別をつけにくく，「うつ病性昏迷」と「緊張病性〈統合失調症性〉昏迷」も同様に区別をつけにくいことを説明しました。また，意思の発動に「感情」が大きな役割を担うことは第9章で説明します）。

さらに，脱抑制状態（緊張病性興奮）は脳波異常に伴う発作性の病態なので，間欠的に生じます。その間欠期には真逆の緊張病性昏迷（主体性喪失プロセスの諸症状が著しく強まった状態）が生じます。なぜかというと，エネルギー消耗の激しい発作重積状態（その極端な表現型が後述する④急性致死緊張病です）の後には，極度のエネルギー切れ状態（疲弊しきった状態）が出現するからです。

現在では抗てんかん薬を「気分安定薬」として使用することが多くなったおかげで，「緊張型」の状態を呈する患者さん（重度の脳波異常の病態にまで至る患者さん）は非常に少なくなりました。

③妄想型：主体性喪失プロセスのみの場合は妄想幻覚を主体とする病像が現われ，また，大脳の機能荒廃は脆弱脳プロセスの併存時より緩徐に進行します。

---

[142] ちなみに，統合失調症はかつて「早発性痴呆」とも呼ばれていました（認知症も，かつては「老人性痴呆」「痴呆症」などと呼ばれていました）。統合失調症の治療薬がなかった時代には，最晩期に「認知症」の病態を呈することが多かった，ということです。

[143] 第9章で詳しく説明します。

とはいえ，脆弱脳プロセスを併存する場合（この場合が圧倒的に多いのですが）ほどではないものの，主体性喪失プロセスだけでも前頭葉と側頭葉を主体とする大脳萎縮は徐々に確実に進行していきます[144]。

④その他の特殊型：なかでも「夢幻精神病」はまさに脆弱脳プロセスの病像そのものです。夢と現実の混同は脳波異常によってもたらされます。

また，「急性致死緊張病」は脆弱脳プロセスによる「緊張病状態」が著しい状態であり，「てんかん発作の重積状態[145]」です。主体性喪失プロセスによる慢性的疲弊状態を併存する場合，発作重積によって心身はダブルパンチを食らう形でダメージを受けることになります。したがって，治療効果が一過性（一時的なもの）でもかまいませんから，（薬物療法による緩徐な回復ではなく）電気ショック療法などで一気に主体性喪失プロセス（および脆弱脳プロセス）を改善させる必要があります（電気ショック療法を行う場合，電気ショックは前頭葉に与えます。主体性喪失プロセスも関与していますから，この電気ショックが前頭葉におけるオーバーワークを一時的に遮断することにも役立つのでしょう）。急性致死緊張病には電気ショック療法が有効かつ不可欠です。

このように，プロセス概念で説明すると，いわゆる「統合失調症」になぜさまざまなバリエーション，さまざまな「病型」が生じるかを難なく説明することができます。そして，「今，目の前で生じている病態がどのプロセスの病態で，各プロセスがどのような割合の組み合わせで生じているか，どの程度の重症度か」がわかれば，どのような対応（治療や看護など）を選択するべきかという判断が容易になります。

---

[144] ちなみに，「認知症」のなかには「前頭側頭型認知症」という分類がありますが，このタイプは「アルツハイマー型認知症」や「レビー小体型認知症」などと比べると発生頻度はかなり少ないとされています。これは「主体性喪失プロセスだけで大脳萎縮が高度に進む（大脳機能が重度の荒廃状態に至る）ケースは少ない」からであると推測されます。

[145] てんかん重積状態（てんかん重積発作）：大きなてんかん発作の後にはしばらく（数十分か，それ以上）意識が戻らない状態がありますが，てんかん発作が重積する（くり返し発作が生じる）と，意識が戻らないままに発作をくり返し体力が消耗しつくされていくので，早急に発作を抑える治療が必要になります。

そして，統合失調症の病前性格である「分裂気質」には，実はすでに「統合失調症」を発症した後の性格変化（性格の偏倚，すなわち思考や行動様式の変化）が含まれているはずであるという結論におのずと導かれていきます。すなわち，今までは「統合失調症」の諸症状が重篤化（顕在化）してから診断されていましたが，実はもっと軽い症状を呈する早い段階で診断することができる疾患であり，そうすべき疾患であるということがわかります。統合失調症の各病型とは主体性喪失プロセスと脆弱脳プロセスがさまざまな割合でミックスされたものであり，各プロセスの初期の段階で的確に診断し早期に治療を開始すると，いわゆる「統合失調症」と呼ばれる病態にまで深化（悪化）する前に治療的対応をとれるはずであり，そうすることによって後遺症状の残存[146]をかなりの程度まで防ぐことができるはずであるということがわかってきます。

　なお，「幻覚」「妄想」の成り立ちについては，第8章「2．周辺自我の出現が幻覚・妄想を生じる」で説明します。

---

[146] 統合失調症の残遺状態（残遺症状）と呼ばれます。薬物治療を行っても完全に回復しきれない「感情の鈍麻」「主体性の障害」「自我意識の障害」などの症状のことです。感情の鈍麻は，日常生活面でいろいろなことに対する興味・関心が乏しい状態，無感動に近い状態，感情移入のしにくさ，表情の乏しさなどとして現われます。主体性の障害は，無気力（無為）な生活態度，外出や周囲との交流への消極性，引きこもった生活状況として現われます。自我意識の障害は，意思疎通性や了解性の低下，まとまりのない言動などとして現われます。

3．いわゆる「うつ病」の亜型分類を捉え直す

各薬剤の臨床使用の知見を「うつ病亜型分類」に重ね合わせると

(1) プロセス概念による各「うつ病亜型」に対する各薬剤の使い分けかたの説明

　この本ではいわゆる「うつ病」について，序章から始めて各章でいろいろと議論してきました。最初に私がプロセス概念の着想を得たのは「なぜ"うつ病"にはいろいろな薬が効いたり効かなかったりするのか」という単純で素朴な疑問からでした。そこから掘り下げていった結果，「うつ病の探求」ではなく「各薬剤が効く病態の追究」こそが重要であるということに思い至ったのが，プロセス概念の構想を得る発端になりました。各薬剤が効く病態を探っていった結果，単に「うつ病の分類」「各薬剤が効く病態」の追究だけにとどまらず，「人間の本質」の解明に迫ろうかという地点にまで到達してしまいました。しかし，ここでもう一度「うつ病の分類」にまで視点を戻してみたいと思います。

　DSM-5がいわば"強制的"に普及させられる以前に世界中で使用され，議論のたたき台になっていた「うつ病分類（うつ病亜型分類)」があります。そのうつ病亜型分類，すなわち「軽症うつ病」「メランコリー型うつ病」「ディスチミア型うつ病」などを論じる際に必ずしもその定義が各論者で十分に一致していたわけではありませんが，それらのおおよその意味合いに対する一定の共通認識はありました。

　私は「精神力枯渇プロセス（狭義のうつ病)」，「主体性喪失プロセス（広義の統合失調症)」，「脆弱脳プロセス（広義のてんかん)」という表現をくり返してきました（このなかのカッコ内にも注目してください)。これには，もう1つ別な表現が可能なのです。すなわち，「精神力枯渇プロセス」は「いわゆる軽症うつ病」にほぼ相当し，「主体性喪失プロセス」は「メランコリー型うつ病」にほぼ相当し，「脆弱脳プロセス」は「ディスチミア型うつ病」にほぼ相当する，と表現できるのです。これらのうつ病亜型と各プロセスは必ずしも完全に一致しているわけではありませんが（その点は後述します)，「プロセス概念」を用いて定義し直すと，

おおよそ次のようになります。すなわち，

- ■ 精神力枯渇プロセス＝狭義の「うつ病」＝**軽症うつ病**
- ■ 主体性喪失プロセス＝広義の「統合失調症」＝**メランコリー型うつ病**
- ■ 脆弱脳プロセス＝広義の「てんかん」＝**ディスチミア型うつ病**

という図式が成り立つのです。

このような置き換え（という便法）も疾患の性質を理解するには好都合です。もちろん，各プロセスの定義は第3章で説明したとおりであり，ヒトが社会的生き物であるがゆえに淘汰の末に獲得してきた「勤勉性」「協調性」「大脳の高効率性」などが過剰になったときに生じるヒト特有の精神病理であり神経病理でした（プロセス概念をこの図式で置き換えるつもりはなく，この図式はあくまでもプロセス概念の理解を助けるために，この項のみで用いる便法です）。

さて，各プロセス（ないしは，各うつ病亜型）を比較して，簡便な見わけかたを示したものが**表6-2**と**図6-3**です。これに基づいて各プロセス（および，うつ病亜型）の簡単な復習をしてみます。

⑵ 精神力枯渇プロセス（狭義のうつ病，いわゆる軽症うつ病）

SSRI・SNRI・NaSSA（および S-RIM）などの抗うつ薬が奏効する病態で，いわゆる「電池切れ状態」です。勤勉性を過度に発揮した結果，休息をとるのが下手になり，気づくと電池切れ状態になるまで精力的に活動をつづけているという状態です。

単なる電池切れですから夜になると疲れ果て，ひたすらぐっすり眠ることができ，良質の睡眠のあとには疲れがリセットされ，起床時には熟睡感があり（寝足りなさはなく），すっきり爽やかに目覚めます。

そして，1日の活動を精力的に開始しますが，何ごとに対しても性急で没頭しすぎ他者の分まで完璧にこなそうとするため，一息入れつつというペース配分を保つことができずものごとを一気に行ってしまいます。その結果，活動の前半のうちに精神的エネルギー（第3章「2．主体性喪失プロセス ⑽精神的エネルギーは2段構え〜基底備蓄と余剰備蓄」の項のなかで余剰備蓄ないしは二次備蓄と呼んだも

の）を使い果たしてしまい，活動の後半には電池切れ状態に陥ります。仕事・学校・外出などから帰宅すると「ぐったり」と疲れ切っていて，「疲れやすさ（易疲労感）」を実感します（決して「疲れ知らずの状態」ではありません）。

　疲れると（疲労感があるので）遅ればせの休息をとります。夜（活動時間の終わり）には早く眠くなり，寝つきはよく，いったん寝つくと朝（１日の活動の始まり）まで熟睡し，すっきり爽やかな朝を迎えます。

　午前（活動の前半）は好調ですが午後（活動の後半）には不調になります。要するに，「前半は好調で後半は不調」という「日内変動」が認められます。

⑶　主体性喪失プロセス（広義の統合失調症，メランコリー型うつ病）

　抗精神病薬が奏効する病態で，「疲労感の欠如」すなわち「疲れ知らずの状態」にあるために慢性的な疲弊状態に陥っていて，終日疲れています（もっとも本人に疲れているという自覚がないので「体のだるさが終日つづく」あるいは「終日何もする気が起きない」「終日気分が晴れない，気分が沈む」などと訴えます）。協調性を過度に発揮している状態なので，人と会うときは（相手との間柄によって多少の違いはあるものの）常に相手のペースに合わせ，相手の心中を憶測し，そのために主体的に行動し生活することができません。疲労感はないのに気力（意欲）がわかず，何をするのも億劫で，（ふだんは何気なく行える）顔を洗う・入浴する・歯をみがくなどの行動・動作などもすべて「よいこらしょ」と重い腰を上げて（義務的に）行うものになります。何か行うべき作業が眼前にあるときは，ぐるぐると考えつづけるマイナス思考はいったん止まりますが，ヒマがあればぐるぐる思考は再開されます。１日が終わり就床した後には考えることがほかに何もなくなるので，ぐるぐると考えて止まらないマイナス思考が強まり，睡眠中もそれが持続します。夢を見る場合は，仕事や試験などに追われて焦ったり困ったりするリアルで嫌な夢が多く，一晩中前頭葉・側頭葉が酷使され，（夢を見なくても，あるいは夢を忘れていても）起床時にすっきり爽やかな目覚め感はなく，寝足りなさが強く残ります。睡眠中ずっとつづくマイナス思考（前頭葉・側頭葉などの酷使）によって起床時は就寝前よりも不調です。起床も出勤・登校・外出などもすべてが億劫です。

しかし，いったん１日の活動を始めると（何とか出勤・登校・外出すると）「ぐるぐる考えているヒマ」がなくなるので，逆に徐々に（午前よりは午後，午後よりは夜と）心身の不調は改善していきます。仕事・学校・外出などから帰宅すると（「やれやれ一仕事終わった」という安堵感から）「ホッ」とします。

　睡眠中はぐるぐる思考が１日のうちでいちばん強まるので，起床時がいちばん不調ですが，１日の活動を始めるとぐるぐる考えているヒマはなくなり，徐々に気分が楽になっていきます。このような疲れる毎日がつづき（本人には疲労感はありませんが）日々ますます慢性的疲弊の度合いが増強していきます。

　なお，帰宅してからも家事・育児などで多忙を極める場合には，帰宅時に「ホッとする」感よりも「ぐったり」感が強いので，そのあたりの見極めが必要になります（この場合，寝る前になって「ホッ」とし，自分ひとりだけの時間をできるだけ長くもちたくて夜更かししがちです）。

　午前（活動の前半）は気分も頭もどんよりしていて体が重くて不調ですが，午後（活動の後半）から調子がよくなっていきます。要するに，「前半は不調で後半は比較的好調」という「日内変動」が見られ，これは先述した精神力枯渇プロセスの日内変動とは正反対です。

⑷ 脆弱脳プロセス（広義のてんかん，ディスチミア型うつ病）

　抗てんかん薬が奏効する病態で，脳波異常に伴う「もの忘れ・度忘れ」「情緒不安定」「光や物音などの刺激に対する知覚過敏，他者の言動などに対する神経過敏」「疲れてイライラしたときに他者や物にあたってしまう，疲れたときに食べすぎたり飲みすぎたりしてしまうなどの脱抑制・自制心の低下」あるいは「耳鳴や空耳（要素性幻聴）」などの症状が，午前・午後に関係なく１日のうちに何度も出没をくり返し，気分の変調が認められます。機嫌がよかったと思ったら急に不機嫌になったり落ち込んだり，あるいは急にイライラしたり流涙・号泣したりします。１日のうちにも気分のムラがあり，日によっても気分の変調がみられます。

　日中急に睡魔に襲われたり，夜も急にストンと寝ついたと思ったら夜中に急に目が覚めたり，睡眠覚醒リズムが不安定です。睡眠中に悪夢（殺し殺される，殺

人鬼やゾンビなどに追いかけられてハラハラドキドキする，自動車事故に遭う，高所から落ちる，あるいは亡くなった人や怖い動物が出てくる，虫がたくさん出てくるなどのホラーな夢・嫌な夢・気持ちの悪い夢）を見ることが多く，睡眠中の寝言（睡眠中に大声でしゃべる，怒鳴るなど）や体動が激しいこと（睡眠中に四肢を激しくバタバタさせる，人を殴るような動作をするなど）も一緒に寝ている人によって観察されることがあります。（日中活動していて急に眠気・睡魔に襲われることはありますが）起床時の寝足りなさはさほど強くはありません（なぜならば，脆弱脳プロセスにおける睡眠中の諸症状はレム睡眠期に生じるだけであり，主体性喪失プロセスのような睡眠中ずっとつづく前頭葉のオーバーワークは生じないからです）。

　覚醒中の脳波パターンが乱れているため，日中に急な睡魔に襲われることがあり[147]，また，睡眠中の脳波が乱れているため，夜中の急な覚醒，睡眠中の悪夢や激しい寝言・体動[148]などが生じます。

　このように，1日のうちでも調子の波があり，主体性喪失プロセスや精神力枯渇プロセスの日内変動とは異なり，一定していないのが特徴です。

(5) 日内変動（精神力枯渇プロセスと主体性喪失プロセスは逆パターン）

　各プロセスを対比しながら，いくつかのキーワードでまとめてみると，いろいろな違いがみえてきます。たとえば，1日のうちの調子の変動について，次のような違い（特徴）があります。すなわち，

- (a) 精神力枯渇プロセス（軽症うつ病）：午前（活動の前半）が好調で，午後（活動の後半）から不調になる日内変動が認められます。
- (b) 主体性喪失プロセス（メランコリー型うつ病）：(a)とは逆に，午前（活動の前半）は不調で，午後（活動の後半）に比較的好調になります。
- (c) 脆弱脳プロセス（ディスチミア型うつ病）：午前（活動の前半）・午後（活動の後半）に関係なく，1日のうちに何度も調子や気分の変動があり，

---

[147] ナルコレプシー narcolepsy といいます。睡眠障害の一種とされ，「居眠り病」「過眠症」などとも呼ばれます。

[148] レム期睡眠行動異常などとも呼ばれます。

急に落ち込んだり不安感が強まったりイライラしたり怒り出したり，流涙・号泣したりします。そうかと思うと急に陽気になったり活力にあふれた状態になったり（抑制がとれてから元気が出たり）します。

(6) 睡眠の質，夢の内容，起床時の状態

　各プロセスで睡眠の質，夢の内容，そして起床時の状態に違い・特徴がみられます。たとえば，

(a) 　精神力枯渇プロセス（軽症うつ病）：1日の終わりに疲労状態（電池切れ状態）が強まるので，ただひたすら熟睡し，

■夢を見ても，その内容はとりとめがなく，ふつうの夢です。

■朝はすっきり爽やかに起床します。

■起床時の寝足りなさはありません。

(b) 　主体性喪失プロセス（メランコリー型うつ病）：ぐるぐる考えるマイナス思考が日中も認められますが，それは睡眠中にもっとも強まり持続するため，良質の睡眠をとることができず熟睡できません。睡眠中もぐるぐる考えつづけているので，

■睡眠中もふだんの生活の延長線上の思考が持続していて，前頭葉と側頭葉が休んでいないため，仕事や勉強などいろいろな用事に追われるリアルな夢を見ます。あまりにリアルで起床時に夢だったのか現実だったのか（今夢のなかで行っていた作業や済ませた用事などは〈現実に行ったことなのか，本当に済ませたことなのか〉などと）一瞬わからなくなることがあるほどです。

■仕事がはかどらず困惑し焦る夢，上司に叱責される夢，試験の答えがわからず焦る夢，もう卒業したはずの学校の夢，遅刻する夢などのリアルな夢（多くは困惑したり焦ったりしている夢）を見ることが増えます。

■起床時の気分はすっきり爽やかとはほど遠く，寝足りなさがあり，起きだすのが億劫です。

(c) 　脆弱脳プロセス（ディスチミア型うつ病）：脳波の乱れがあるために，睡眠の状態は不安定で，

- わりとストンと眠りにつくことが多く，（脳波は入眠時や起きがけに不安定になることが多いので）入眠時幻覚（多くは要素性幻聴や幻視）などを生じることがあります。
- 夢はホラーなものが多く，殺し殺される夢，殴り合う夢，殺人鬼やゾンビに追われる夢，高所から転落する夢，交通事故に遭う夢，あるいは，死んだ人や怖い動物が出てくる夢，気持ちの悪い虫がたくさん出てくる夢，内容は覚えていないものの目覚めの気分が悪い夢，いやな気分が残る夢などを比較的多く見ます。
- 起きがけに幻覚（要素性幻聴や幻視など）や金縛りを生じることがあります。
- 睡眠中の寝言・激しい体動あるいは夢遊病症状が生じることがあります。
- 起床時の寝足りなさはあまりありません（脆弱脳プロセス単独の場合は，一晩中ずっと前頭葉などのオーバーワークがつづくわけではないからです）。

このように，各プロセス（ここでは一応各「うつ病亜型」と言い切ってもいいでしょう）にはこのような違いがあり，一見「うつ病」「うつ状態」と診断される状態においても，ちょっと着眼点を変えるだけで「どの薬が合う“うつ病”か」が明白になります。これを**表6-2**にまとめました。また，各「うつ病亜型」の関係（正しくは各プロセスの関係ないしは移行のしかた）をあらわす概念図を**図6-3**にまとめました。

表6-2　うつ病亜型分類とその症状・経過の特徴のまとめ

	精神力枯渇プロセス（いわゆる軽症うつ病）	主体性喪失プロセス（メランコリー型うつ病）	脆弱脳プロセス（ディスチミア型うつ病）
治療薬	抗うつ薬（SNRI・SSRIなど）	抗精神病薬	抗てんかん薬（気分安定薬）
病因・病態	過度の勤勉性 ⇨ 精神力の枯渇（電池切れ状態）⇨ 易疲労感（気力はあるが，午後から疲れやすい）	過度の協調性 ⇨ 主体性の喪失にともなう疲労感の欠如 ⇨ 慢性の疲弊状態（気力の減退，億劫感，全身倦怠感，思考抑制）	大脳の脆弱性 ⇨ 脳波異常 ⇨ 気分の変調（情緒不安定・神経過敏性・衝動性，あるいはもの忘れ・耳鳴など）
日内変動　一日の状態の変化 — 起床時	すっきりさわやかな目覚め。（良眠し，疲労回復しているので）	寝足りなさがある。	比較的すっきり目覚めるが，ときに夢でいやな気分になる。
午前（活動の前半）	いろいろなことに精力的に取り組む。	頭も体も重く，何とか活動する。気分はどんより。	午前・午後に関係なく，急な睡魔に襲われる。
午後（活動の後半）	午前よりだんだん頭も体も重く，元気がなくなる。不安感が出ることもある。	午前よりだんだん元気になってくる。（睡眠中ほどグルグル考えないので）	午前・午後に関係なく，疲れてくると，もの忘れ・耳鳴・頭痛・知覚過敏，情緒不安定（急な流涙・イライラ・急な落ち込み・急な不安感）。
帰宅後（仕事・外出の後）	帰るとぐったりする。	帰るとほっとする。	
就寝前（夕方から夜）	だんだん眠くなる。	だんだん元気になる。	だんだん耳鳴・情緒不安定などが強まることが多い。
寝つき	早く眠くなる。寝つきはよい。	ぐるぐる考え，頭がさえて寝つけない。	ストンと眠りに落ちたり，入眠時幻覚が出現することも。
夢の内容	夢を見ても，内容はとりとめがない。	グルグル考え続け，夢を見ることが多く，仕事などに追われ焦り，生活の延長の現実的な夢。	ホラーな夢が多い。殺し殺され，暴力的で，追われてハラハラドキドキ，高所から落ちる。
疲労感・気力	1日の後半にどっと疲れてきて，疲れやすい。	1日中，とくに1日の前半に億劫さが強く，気力がわかない。	1日のうちでも，また，日によっても調子にムラがある。

「いわゆる軽症うつ病」は精神力枯渇プロセス，「メランコリー型うつ病」は主体性喪失プロセス，「ディスチミア型うつ病」は脆弱脳プロセスでした。ですから，この表のように各「うつ病」の治療を行っていくことができます。図6-3と補完しながら見てください。

206

図6-3　各プロセスの関係，各プロセスとさまざまな「うつ病」との関係

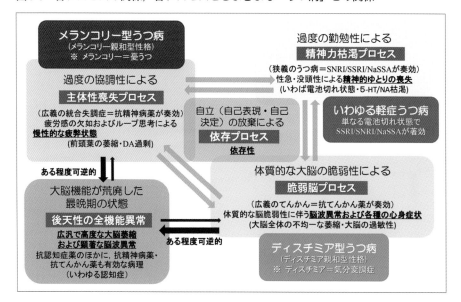

　表6-2および図5-2と補完し合いながら見てください。各プロセスは併存もしますが，移行し合うこともあります。そして，未治療の最晩期（大脳機能の荒廃状態）が認知症（後天性の全機能障害）ですが，初期のうちは可逆性でもあります。

　各プロセスに伴う「疲労状態」を，これまでは一括して「うつ病」と呼んでいました（すなわち1つの疾患とみなしていました）が，プロセスごとに「疲労（疲れ）」の成り立ちはまったく異なり，したがって「うつ病」にもその成因に合わせていく種類かの「うつ病」があることがわかります。どうしても「うつ病」という呼称（病名）にこだわるのであれば，図6-3にあるとおりの呼びかたがいいのではないでしょうか。しかし，その本質をきちんと伝えるのであれば，各プロセス名を使用するべきです（プロセス概念で説明するべきです）。

　なお，図中のDAはドパミン，5-HTはセロトニン，NAはノルアドレナリンを表します。

4. 従来の精神疾患分類 (DSM-Ⅲ登場以前の分類) を捉え直す

いわゆる「３大精神病（３大精神疾患）」とは何だったのか

　２．と３．で説明したとおり、「いわゆる統合失調症」の各病型も「いわゆるうつ病」の各亜型も、正確にはそれぞれ各プロセスが併存し合って形成されたものでした。

　すなわち、従来の精神疾患分類（DSM 登場以前の分類）である、

(a)　うつ病

(b)　統合失調症

(c)　てんかん

という精神疾患分類にも齟齬があったことがわかります。各プロセスないしはそれらの併存によって生じるさまざまな「表現型」を、その見かけの類似をもとに(a)〜(c)にまとめただけであり、成因による分類ではなく DSM-5 と同様に真の「疾患単位」ではなかったのです。すなわち、

(a)　うつ病：「疲れ」という表現型をとる病態の総称です。すなわち、疲労（精神的エネルギーの一時的な枯渇、すなわち電池切れ状態）や慢性的な疲弊状態によって生じる病態に着目し、その成因に関係なく、それらを同一疾患として捉え「うつ病」という総称を用いて切り取り分類された疾患群です。脳波異常に伴う気分易変性（気分の変わりやすさ）によって生じる不安感・イライラ感・気分の落ち込みも「うつ病」として分類されることになりました。

(b)　統合失調症：「興奮」「病的体験（異常内的体験）」「意思疎通性の不良」あるいは「人格の荒廃」などの、いわば奇異・不可解な表現型、激越な表現型をとる病態の総称です。その成因に関係なく、それらを同一疾患とみなし「統合失調症」という総称を用いて切り出してきた分類です。

(c)　てんかん：脳波異常によって生じる病態のうち「発作」という表現型をとるものだけに着目し、脳器質障害（脳外傷や脳血管障害由来のもの、乳幼児期に発症する特殊なけいれん疾患）などの「発作」にも着目して「て

んかん」と総称します。しかし，てんかんの大部分を占めるのは「特発
性」てんかん，すなわち「原因不明」のてんかんです。しかもこの本の
なかでは「脆弱脳プロセス」として説明してきた病態・症状，すなわち
情緒不安定，神経過敏（神経質）や知覚過敏，もの忘れや度忘れ，耳鳴
や空耳，脱抑制，あるいは躁うつ病（DSM-5の双極性障害）で出現する
躁状態など多岐にわたる病態・症状も脳波異常に伴うものであり，発作
性の病態だけを取り出してきても疾患分類としては片手落ちです。「脳
波異常」とそれに伴う「発作」という表現型だけにとらわれすぎてし
まった結果の失策です。

　ちなみに，DSM-5（およびその国際版であるICD-10）では，さらに次のような
「疾患分類」も試みられています。たとえば，

(d)　認知症：大脳機能が荒廃した状態を，そこに至る経過を無視して「認知
症」と総称して，一疾患に仕立て上げました。しかし，第4章「3．い
わゆる認知症の本質」で説明したとおり大脳機能が荒廃した最晩期の状
態が「認知症」すなわち「後天性の全機能障害」です。なお，「統合失
調症」はかつては「早発性痴呆」とも呼ばれていました（脚注142で説
明したとおりです）。

(e)　不安障害：「不安」を呈する病態を抜き出してきて「不安障害」と総称
しています。しかし，第1章「3．DSM-5の問題点」で説明したとおり
各病態が示すさまざまな「不安」という要素だけを抜き出してきて新た
な疾患群を創作しても意味がありません。疾患理解を困難にし，混乱さ
せるだけです。

　なお，かつて「神経症」「不安神経症」などの疾患分類があり，それはいわ
ゆる3大精神病より「軽症」の病態の総称ともいえました。そして，それは
DSM-5の「不安障害」にほぼ相当する（あるいは包含される）ともいえます。
　さらにDSM-5（およびその国際版であるICD-10）では不安以外のいろいろな要
素（似かよった表現型）を抜き出してきて多くの「疾患群」を作り出しました。
その結果，世界中の精神医学界（精神科臨床と精神医学研究）を混乱に陥れ，か
つ，研究の硬直化を惹き起こしています。一方，従来の精神疾患分類はアバウト

だったものの，そのために（成因などを含む）活発で広範な議論がなされ，実り多いものでした。

このように，

　①DSM-III 出現前の「従来の精神疾患分類」

　②DSM-III 以降，たとえば「DSM-5の精神疾患分類」（操作的診断基準，スペクトラム概念）

はいずれも，「見かけ」や「似かよった表現型」に基づく分類にすぎず，「疾患の本質・成因とは無縁」の疾患分類・診断基準にすぎないのです。

それに対して，プロセス概念は「成因」「本質」に基づく精神疾患分類であり，診断と治療，あるいは予防策などを首尾一貫して説明することができます。

5．逃避願望と自殺企図の相違点と関連性

主体性喪失プロセスの逃避願望と脆弱脳プロセスの脱抑制

(1) 逃避願望 (いなくなりたい, 逃げ出したい, 消えてなくなりたい)

　主体性喪失プロセスでは疲労感の欠如による「疲れ知らずの状態」が慢性的な疲弊状態を惹き起こし, そのためにぐるぐると考えつづけて止まらないマイナス思考を生じます。患者さんは究極の疲弊状態と究極のマイナス思考によって〈いなくなりたい〉〈逃げ出したい〉〈消えてなくなりたい〉という感情を強くいだくようになります。よくいわれるような「自殺したい願望」(自殺願望・希死念慮)ではありません。私はこれを「逃避願望」と呼びます (逃避願望の究極の状態が「蒸発願望」「消滅願望」あるいは「自殺願望」です)。患者さんへの「あなたは自殺を考えていますか」という問いかけはとても的はずれです。しかし, 「あなたは〈いなくなりたい〉〈逃げ出したい〉〈消えてなくなりたい〉と考えることはありますか」と問うと, 患者さんは大きく頷いて「そのように考えることがあります」と答えます。そして, ときには「自殺を考えることもあります」と答えます。

　しかし, 主体性喪失プロセス患者さんは極度の疲弊状態からくる「非常に無気力な状態」にも陥っているため逃避願望をなかなか行動には移さず, さらに「自責の念」「罪責感」あるいは「責任感」が強いので〈もし自分が自殺をしたら, 残された家族・周囲の人たちに迷惑をかける〉と考え, 踏みとどまります。しかし, 〈いなくなりたい〉〈逃げ出したい〉〈消えてなくなりたい〉という気持ちをいだく場合, 自殺以外の形で, たとえば学校の中途退学, くり返される退職, 出奔 (蒸発願望の決行) など, さまざまな形でそれを実行することがあります。これらはいずれも自殺よりはるかにハードルが低い (いわば別次元の決断です) ので, 自殺と比べれば比較的抵抗感なく実行される傾向にあります。そして, それが実行に移されるときには (次項でも説明するとおり) 脆弱脳プロセスも関与しています[149]。

---

[149]　一方, 職務上の「他者に言えない」「知ってはいけない」重大な秘密に押しつぶされて〈自分が生きていて警察や司法に話したら周囲に迷惑をかける〉と考えて (脆弱脳プロセスとの

(2) 脱抑制（自制心の低下により，衝動を抑えきれずに行動する）

　前頭葉の外側前頭前皮質は，「自制心（自動的反応を抑制する能力）を発揮して，決断を下そうと意識的な努力をする」という重要な役割を担っている領域ですが，脆弱脳プロセスではその機能が発揮されなくなるので，自傷欲求（自分を傷つけたいという衝動）あるいは中途退学・退職・出奔などの衝動・欲求（これらは主体性喪失プロセスによる症状です）を抑えきれなくなり，実行に移してしまいます。

　中途退学・退職などに対しては，急いで結論を出さなくてもよい場合が多いので「治療半ばのまだ十分に病状が改善していない段階で早まった結論を出さず，気持ちが落ち着いてから（病状が安定してから）ゆっくり考えるべきである」というアドバイスをします。働いている人の場合には就労が困難で自宅療養を要する期間に収入を補う制度がいろいろありますから，急いで退職という結論に飛びつかず，まず制度を利用して療養することを勧めます[150]。

　リストカットなどの自傷欲求（あるいは自傷行為の衝動的実行）は希死念慮とは若干異なり，イライラむしゃくしゃした気持ちを発散させるために「ワーッ」と大きな声で叫び出したくなるのと類似した衝動行為（脱抑制行動）です。もちろん傷が深ければ命にかかわりますから，自傷行為に対しても油断することなくき

　強い関連はないままに）自殺を実行してしまう人もいます。この場合「周囲」とは自分が所属する団体や職場であり，より大きな集団であればあるほど重圧が増します。

[150] たとえば，社会保険に加入している場合，うつ病などの精神疾患で療養が必要になると，基本的には18カ月まで傷病手当金（標準報酬日額の3分の2）を受けられます。うつ病の場合（とくに主体性喪失プロセスの場合）慢性的な疲弊状態にあるので，急いで退職し再就職することを考えず，まず傷病手当金を受け取りながら十分に療養し，それから就労することを（それが今いる職場であっても，ほかの職場に移るにしても）考えるべきです。失職して生活に困窮している場合は，一時的に生活保護を受けて，病状が回復してから再就労を試みるという方法を考えてみてもいいでしょう。
なお，精神科の外来通院治療に対しては，自立支援医療の制度があり，医療費の自己負担分が一般的な3割負担から1割負担に軽減されます（所得に応じて1カ月の自己負担上限額が設定されます）。各医療機関の窓口（医療事務）で，さらに詳しくは各医療機関のPSW（精神科ソーシャルワーカー）などに，いろいろな制度の利用法について相談してみることをお勧めします。

ちんと対処していかなければなりません。

(3) 自殺企図（自殺未遂，自傷行為を含む）

これまでの説明でもわかるとおり，

「逃避願望（その究極の消滅願望）」＋「脱抑制」　→　「自殺企図」
（主体性喪失プロセス）　（脆弱脳プロセス）　（主体性喪失プロセス＋脆弱脳プロセス）

という図式が成り立ちます。

逃避願望は抗精神病薬で治療し，脱抑制は抗てんかん薬で治療します。したがって，逃避願望をいだく患者さんには抗精神病薬の投与が必須であり，逃避願望をいだいていて（自殺未遂患者さんを含みます），脱抑制以外の脆弱脳プロセス症状が認められる場合には逃避願望を実行に移すおそれがありますから，実行を阻止するために抗てんかん薬の併用が必須となります。

図6-4　逃避願望（その究極の消滅願望）と自殺企図の関係

消滅願望(いわゆる希死念慮・自殺願望)　⇦　**主体性喪失プロセス**

- **主体性喪失プロセス**では，「逃避願望。いなくなりたい，逃げ出したい，消えてなくなりたい」が出現する。逃避願望の究極が「消滅願望」。
- しかし，同時に「気力の減退。無気力・無為」も出現する。
- したがって，主体性喪失プロセスだけでは自殺は遂行されない。

＋

脱抑制(自制心の欠如・衝動性)　⇦　**脆弱脳プロセス**

- **脆弱脳プロセス**では，「脱抑制。衝動性・自制心の欠如，情緒不安定」が出現する。
- いわば「わかっちゃいるけど，やめられない。やめられない，とまらない。知らないうちに，やってしまう」状態になる。

↓

この2つが併存すると，

自殺企図(自殺の実行。未遂を含む)　＝ **消滅願望＋脱抑制**

⇦　**主体性喪失プロセス**　＋　**脆弱脳プロセス**

- 脱抑制・情緒不安定（**脆弱脳プロセス**）によって，消滅願望（**主体性喪失プロセス**）が実行（自殺の遂行）に移される危険性が出てくる。
- どちらか1つでは，自殺企図は生じない。

主体性喪失プロセスの消滅願望（自殺願望）は逃避願望の究極のかたちといえます。しかし，消滅願望だけで自殺企図に至ることはまれで，脱抑制・衝動性（脆弱脳プロセス）が併存することによって，自殺企図に至ります。そして，主体性喪失プロセスと脆弱脳プロセスの両者は，本文でも説明するとおりお互いに併存しやすい病態です。

⑷ 逃避願望（自殺願望）に対して，抗うつ薬を第1選択薬とすることは禁忌

　ここで重要な注意点が1つあります。それは自殺願望（消滅願望）を含めた逃避願望をいだく患者さんにSSRIやSNRIなどの「抗うつ薬」を単独投与してはいけない（ないしは第1選択薬にしてはいけない）ということです。

　なぜならば，〈消えてなくなりたい〉，けれども〈気力がわかない〉あるいは〈そんなことを実行したら周囲に迷惑をかけるから，実行できない〉と考えている主体性喪失プロセス（そして脆弱脳プロセスを併存していることが多い）患者さんに，抗うつ薬は「気力を振り込む」ことになるので，逃避願望を実行に移させてしまう危険性が高まるからです。

　このようなケースには，まず抗精神病薬と抗てんかん薬を併用します。逃避願望（とくに消滅願望・自殺願望）をいだく患者さんに対しては抗うつ薬を最初から（第1選択薬として）投与するべきではありません[151]。

⑸ 働き盛りの男性と高齢男性に自殺が多い理由

　第1章で説明した患者調査（3年ごとに実施）の統計グラフ（**グラフ1-1**および**グラフ1-2**）および自殺者数の年次推移のグラフ（**グラフ1-3**および**グラフ1-4**）のなかで，

　　①うつ病患者数は，各調査年においていずれも女性のほうが男性の1.5倍以上に達する。

---

[151] 第6章「3．いわゆる『うつ病』の亜型分類を捉え直す」および第10章「2．精神疾患の薬物療法」を参照してください。

②自殺者数を見ると，うつ病患者数とは逆に男性のほうが圧倒的に多い。

③経済困難期に働き盛り年代の男性の自殺者数が増える。

④高齢男性で自殺が急増する。

ということがわかります。これにはいったいどのような理由・意味があるのかを考えてみます。

　あくまでも私の推測ですが，一般的に「男性のほうが女性より大脳脆弱性が強い（脆弱になりやすい）」傾向があるからではないかと考えられます。たとえば，

(a)　男性では過重労働と高齢化によって大脳脆弱性の顕在化が惹き起こされやすく，その理由は一般的に女性より男性のほうが大脳脆弱性が強く，そして，男性では自制心の欠如が生じやすく自殺企図を実行してしまいやすいからであると考えられます。

　　経済的困難や過重労働によって各プロセスが増えることは十分に推測できますが，経済的困難に直面し過重労働を強いられるのは男性だけではないにもかかわらず，現実には女性のほうに目立った自殺者数の増加は認められません。発生率・増加率において男女差が生じるには経済的困難などのほかにも何か別の原因・理由があるはずで，それが大脳の脆弱性です。

(b)　男性のほうが一般的に粗暴である（粗暴な事件の加害者は男性のほうが圧倒的に多い）という事実は，一般的に男性のほうが女性より大脳脆弱性が顕在化しやすいこと（とくに外側前頭前皮質の機能不全が生じやすいこと）の裏づけになります。肉体的な危害を加えるような激しい暴力が自分自身に対しても強く向けられる結果，男性の自殺率は高くなるのでしょう[152]。

(c)　あるいは，女性より男性のほうが単に生命力が低いだけなのかもしれません。もともと男性のほうが精神的エネルギーの基底備蓄（すなわち生命力。第3章「2．主体性喪失プロセス　⑩精神的エネルギーは2段構え〜基底備蓄と余剰備蓄」で述べました）の水準が低く備蓄が底をつきやすいのかもしれません。

---

[152]　もちろんテストステロン（男性ホルモン）の作用としての「粗暴性」「攻撃性」の影響は否定できませんが，高齢男性ではテストステロンの影響は考えにくいでしょう。

これらの事実から，遺伝的素因としての大脳脆弱性は女性より男性が強いのではないか（あるいは，女性のほうが生命力が強いのではないか）と考えられます。脆弱脳プロセスの場合自制心が欠如しやすく（脱抑制や衝動性・粗暴性が強く），それは（X染色体を2本もつ）女性と違い男性はX染色体を1本しかもたない（男性がX染色体の代わりにもつY染色体は短く遺伝情報がはるかに少ない）という事実と，大脳の脆弱性の現われやすさとの間に何らかの関係があるのかもしれません[153]。情緒不安定は女性に多いと（一般通念として）考えられがちですが[154]，脱抑制（自制心の欠如）の際に粗暴で大胆な行動をとる傾向は男性のほうが圧倒的に強く，傍から見ていても脅威に感じるような激しいクレーマーは男性に多く，暴力的な犯罪者も男性に多い傾向があります。

　そして，第3章で説明したとおり主体性喪失プロセスは脆弱脳プロセスを惹き起こしやすく，「自殺企図」（未遂を含む）は両プロセスの併存で生じやすい「表現型」なのです。うつ病患者数の統計（**グラフ1-2**）に示されるとおり男性のほうが女性より圧倒的に主体性喪失プロセスに罹病しやすいとは考えられず，やはり脆弱脳プロセスの関与が強く示唆されます。

　男性脳は女性脳より脆弱であり，「経済困難期」や「高齢期」にそれが顕在化しやすいのでしょう。体質的な脆弱性（ないしは生命力の弱さ）は男性のほうが女性よりも平均寿命が短いという事実によっても示されていると思います（性ホルモンが関与しているならば，高齢になれば男女差は少なくなるはずです）。

---

[153] 性染色体異常のうちXYY型・XO型・XXY型は存在しますが，YY型・YO型などは存在しません（生存できません）。XYY型の染色体異常の表現型は一般的な男性とあまり変わりなく（やや高身長の傾向があり），XO型の染色体異常（ターナー症候群 Turner syndrome）の表現型は一般的な女性とあまり変わりなく（やや低身長の傾向があり），XXY型の染色体異常（クラインフェルター症候群 Klinefelter syndrome）も表現型は男性とあまり変わりがないとされますが，XO型・XXY型では性腺機能不全が生じます。
したがって，X染色体はおそらく「生存」に対して重要な役割をもつ染色体なのでしょう。XX型（すなわち女性）のほうがXY型（すなわち男性）よりも平均寿命が長い（ないしは生命力が強い）という事実と何らかの関係があるのでしょう。

[154] 社会の一般通念として，男性のほうが「感情を表にあらわすこと」，とくに「弱さの表れとされるような感情の表出を避けなければならない」とされているため，男性は感情の表出を押し殺します。しかし，怒りなどの感情（情動）の爆発（表出）の抑制は，社会通念として（法律上の問題は別ですが）それほど強く求められてはいません。

6．うつ状態と躁状態の関係

主体性喪失プロセスの「うつ状態」と脆弱脳プロセスの「躁状態」

これまでのくり返しになりますが，「うつ状態」と「躁状態」について復習しておきます。躁うつ病（DSM-5の「双極性障害」）を考察するにあたって大変重要なポイントになるからです。

(1) うつ状態とは慢性的疲弊状態（主体性喪失プロセス）

精神力枯渇プロセスの「うつ状態」は，頑張ってしまった後に一時的に出現する状態で，長期にわたって慢性に持続することはありません（日々つづきますが，良質の睡眠によってその都度リセットされ，ほぼ回復します）。

それに対して，主体性喪失プロセスの「うつ状態」は慢性的な疲弊状態であり，睡眠によってリセットされるどころか，睡眠中にマイナス思考がよりいっそう強まる結果，睡眠によって逆に疲弊・消耗が強まり，長期にわたって精神的エネルギーの備蓄が底をつきつづける病態です。したがって，長期に（1日以上にわたって）持続する「うつ状態」の多くは主体性喪失プロセスによるものです。

躁うつ病（DSM-5の双極性障害）の経過中に現われる「うつ状態」（うつ病相，DSM-5の抑うつエピソード）は明らかに，精神力枯渇プロセスによる一時的な電池切れ状態ではありません。躁うつ病のうつ病相は周期的・間欠的にくり返されますが，精神力枯渇プロセスの日内変動のような短周期性のもの[155]ではなく，短

---

[155] かつては急速交替型の躁うつ病（年数回以上，ときに24〜48時間の超短周期での躁病相・うつ病相の入れ替わりがあり，ラピッドサイクラー rapid cycler とも呼ばれました）を，入院・外来の診療のなかで診る機会が多くありました。それは躁うつ病治療に炭酸リチウムや抗てんかん薬を併用せず，抗精神病薬と三環系抗うつ薬の併用で治療をしていた時期でした。
しかし，ここ20年ほどはあまり診なくなりました。おそらく両者（抗精神病薬と抗うつ薬）の服用により精神力枯渇（電池切れ状態）が急激に改善され（急速充電され），ふたたび枯渇する（電池切れになる）という周期が，抗うつ薬（当時は三環系抗うつ薬）の服用によって（あるいは，抗てんかん薬や炭酸リチウムを用いない治療によって）頻繁にくり返されて

くても 2〜3 日は持続し，ときに数週間以上という長めの周期性を示すので，それは主体性喪失プロセスによるものと考えられます。実際にその症状や病態は精神力枯渇プロセスの症状や病態ではなく主体性喪失プロセスのものです。

(2) 躁状態とは脱抑制・情緒不安定（脆弱脳プロセス）

一方，躁うつ病の「躁状態・軽躁状態」（躁病相・軽躁病相，DSM-5 の躁病エピソード・軽躁病エピソード）は，脆弱脳プロセスの「脱抑制＋情緒不安定」にほかなりません。

「躁状態・軽躁状態」では，"一見すると"活動量・活動力がその人のふだんの水準よりはるかに高く，ふだんよりも気力が充実しているようにみえます。気が大きくなり，（すぐに気分は変わりますが）陽気そうに見えるときもあります。そのような側面だけを見ると「躁状態・軽躁状態」は「うつ状態の"対極"にある病態」と認識されがちです。

しかし，「躁状態・軽躁状態」のときには，一般的に抑制が取れていてイライラしやすく，易刺激性・気分異変性が増して攻撃的であり，衝動的で，他者の言動に過敏で，不注意さが増しています。これは「うつ状態の対極」ではなく，まさに「脆弱脳プロセスの状態」です。そして，この「躁状態・軽躁状態」と「うつ状態」はしばしば同時に出現します。

以上の説明で，「うつ状態」および「軽躁状態」「躁状態」の両者が併存する理由はおおよそ察しがついたと思いますが，それをもう少し詳しく探っていきます。

(3) 躁状態とうつ状態の混合状態とは

DSM-5 では，双極性障害の項目にたった 1 行だけ「躁状態とうつ状態の混合状態もある」旨が記載されています。正確には「躁病または軽躁病エピソード，

いたからではないかと推測されます。

混合性の特徴を伴う」場合，あるいは「抑うつエピソード，混合性の特徴を伴う」場合に，「混合性の特徴を伴う」という「特定用語」を用いることができる旨記載されています（ここで「特定用語」というのは，Ⅰ型ないしはⅡ型の双極性障害の患者さんにおいて，双極性障害を特徴づける「特定の傾向」がある場合，その説明を記載してもいいです，という意味合いです。何とも曖昧で回りくどいDSM-5独特の表現です）。

　スペクトラム概念では，躁うつ病を「双極性障害」と呼んでいるくらいですから，躁状態・軽躁状態とうつ状態は「双極の状態」，「対極にある状態」であると考えています。この考えかたでは「躁状態とうつ状態の混合状態」を説明できませんが，それは厳然として存在しています。そこで，その存在だけはしぶしぶ認めているものの，その成因（などを含む詳細）にはいっさい触れられていません。なぜならば，スペクトラム概念ではそのような病態に対して説明がつけられないからです。「双極（対極）の状態が併存・混在する状態」を説明できないのでいっさい説明せず，不都合な事実にはさらっと触れるにとどめているのです。

　一方のプロセス概念では，
　　①「うつ状態」（主体性喪失プロセスの慢性的疲弊状態）
　　②「躁状態・軽躁状態」（脆弱脳プロセスの脱抑制・情緒不安定の状態）
という2つの状態（病態）は「まったく別カテゴリの病態」であり，「気分障害の双極（対極）の状態」とは考えません。「うつ状態と躁状態の混合状態」は，単に①と②が「併存している状態」にすぎないと単純明快に説明がつけられます（主体性喪失プロセスと脆弱脳プロセスの両者はリンクして生じやすく，併存しやすいという点はくり返し述べてきたとおりです）。

　その治療には，この文脈から自然と答えが導き出されるとおり，抗精神病薬と抗てんかん薬を併用すればよいことになります。

　なお，旧版のDSM-Ⅳでは「うつ病（単極性うつ病）」と「双極性障害（躁うつ病）」は一つの疾患単位にまとめられ「気分障害」と総称されていました。それがDSM-5では，それぞれ異なる疾患単位と見なされ「抑うつ障害群」と「双極性障害および関連障害群」に分けられ，気分障害という総称的な概念をなくしました。このように操作的診断基準は迷走しています。

いずれにしても「うつ状態」（うつ病相）と「躁状態・軽躁状態」（躁病相・軽躁病相）は決して「双極」ないしは「対極」に位置する病態ではないので，やはり以前の「躁うつ病」という呼称のほうが病態をより的確に表現していると思います。

図6-5　うつ状態と躁状態・軽躁状態が併存するしくみ

うつ状態 (慢性的疲弊状態)＝	**主体性喪失プロセス**

気力の減退，億劫感，思考抑制，マイナスのぐるぐる思考，あるいは逃避願望（希死念慮）の治療に抗精神病薬が必要である。

　※　精神力枯渇プロセス（逃避願望を伴わない"電池切れ状態"としての「うつ状態」）には，抗うつ薬が有用である。

躁状態 (脱抑制・情緒不安定)＝	**脆弱脳プロセス**

軽躁状態・躁状態は，脆弱脳プロセスの「脱抑制＋情緒不安定」にほかならず，治療に抗てんかん薬が不可欠。

躁状態とうつ状態の混合状態 ＝ **主体性喪失プロセス** ＋ **脆弱脳プロセス** の併存状態。

うつ状態（慢性的疲弊状態）と躁状態（脱抑制・情緒不安定）は別カテゴリーの状態であり，

「気分障害の双極・対極の状態」ではなく，併存状態である「混合状態」が容易に出現する。

　本文でも説明しているとおりで，それぞれ「双極」ないしは「対極」に位置する病態ではないので，プロセス概念では図に示したとおり，両方の状態の「併存」を無理なく説明でき，とても理解しやすいと思います。

⑷　躁状態の種類

「躁状態・軽躁状態」を論じる際に注意すべきことがあります。それは，躁状態（および軽躁状態）には異なった病態がいく種類か含まれているということです。たとえば，

　　①単に抑制がとれている状態：脆弱脳プロセスに伴う「脱抑制（抑制の欠如）」の病態であり，いわば"純粋な"躁状態（純粋な脱抑制状態）です。

　　②前記①に主体性喪失プロセスを併存している状態：⑵および⑶で述べてきた病態ですが，主体性喪失プロセスと脆弱脳プロセスは併存しやすく，躁状態とうつ状態が混在することが多いので，②は躁状態のなかでもっとも多い状態であると考えられます。一見「躁状態（ないしは軽躁状態）」と

見えても実は「うつ状態」が混在している場合は少なくなく，多弁多動で生き生き・溌剌としているように見えても，患者さんに詳しく訊いてみると「本当は気力がわかない」「消えてなくなりたいと思っている」「全身倦怠感が持続している」などの症状を伴っていることがわかります。

ただし，躁状態・軽躁状態とうつ状態の混合状態の場合には，「慢性的疲弊状態」と「脱抑制状態」のいずれが相対的に重いかによって表現型が変わってきます。すなわち，(a)躁状態・軽躁状態優位，(b)ほぼ等分の混合状態（躁状態・軽躁状態とうつ状態がほぼ五分五分），(c)うつ状態優位，の３種類の状態（表現型）が考えられます。いずれにしても躁状態・軽躁状態とうつ状態の混合状態に変わりはありませんが，このうち(a)および(b)が②に相当すると考えられます（後者(b)はあまり典型的な躁状態ではないかもしれませんが，軽躁状態とみなされる状態を示し得る状態であり，(c)はいわゆる「ディスチミア型うつ病」と称される病態です）。

③抗うつ薬の影響を受けている場合：①ないし②の場合に（とくに①の場合に）抗うつ薬を服用すると，脱抑制状態に「気力」が振り込まれ，気力がみなぎる状態が出現します。とくに①の場合に抗うつ薬を服用すると，いわゆる「から元気」の状態にとどまらず，（そこに「気力」が振り込まれるので）本当に活力にあふれた状態が生じます。この状態を「抗うつ薬による"躁転"」と呼びます。

躁うつ病（DSM-5の双極性障害）を診療する際には，その躁状態・軽躁状態はこれら①〜③のいずれの状態なのかを鑑別する（見極める）必要があります。

⑸ 躁うつ病とは

DSM-5では双極性障害を「双極Ⅰ型障害」と「双極Ⅱ型障害」に分類します。Ⅰ型は躁状態（躁病エピソード）とうつ状態（抑うつエピソード）をくり返す双極性障害であり，Ⅱ型は軽躁状態（軽躁病エピソード）とうつ状態（抑うつエピソード）をくり返す双極性障害です。Ⅰ型とⅡ型は一見すると重症度の違い，すなわちⅠ型がⅡ型より重いだけのような印象を受けますが，Ⅰ型とⅡ型に分類する理由は両者の「重症度の違い」だけでなく，「治療法が異なる」点などを考慮し

たうえでの区分である，とされています。「うつ状態」の軽重（うつ状態と軽うつ状態）はあえて分類する必要はありませんが，「躁状態」の軽重（躁状態と軽躁状態）には「リスクの違い」があるとされます。すなわち，

①Ⅰ型は激しい躁状態によって著しい逸脱行動を惹き起こします。躁状態による激しい興奮・著しい易怒性は対人関係を非常に悪化させます。気持ちが非常に大きくなり「脱サラして起業する」と言って退職したり多額の借金をしたりする結果，さまざまな対人トラブル・金銭トラブルに巻き込まれます。「躁状態」が落ち着いたときには，患者さんの周りからは親しい人も何かあれば相談にのってくれた人・協力してくれた人たちも身内もいなくなるなど，患者さん自身の将来・人生に対する相当大きな不利益を生じてしまうリスクがあります。

②Ⅱ型の軽躁状態ではそこまで逸脱した行動は少ないものの，衝動的に行動することが多く，とくに「自殺企図」などがⅠ型よりも多いとされています。したがって，Ⅱ型は軽躁状態だから「軽い病態」であると安易に考えてはいけないのです。

双極Ⅰ型障害も双極Ⅱ型障害も使用する治療薬は基本的に同じですが，有効な治療薬が若干異なるとされます。両者とも治療薬は抗精神病薬と抗てんかん薬が基本ですが，

①′典型的なⅠ型に関しては，抗てんかん薬（気分安定薬）が比較的良く効き，抗てんかん薬（気分安定薬）を主体とする治療を行う場合が多くなります。

②′Ⅱ型に関しては，Ⅰ型ほどには抗てんかん薬（気分安定薬）が効果を発揮しません（まったく効果を示さないというのではなく，炭酸リチウムを併用することによって薬物治療の効果がより発揮されやすくなるとされます）。

しかし，Ⅰ型とⅡ型の差はやはり「程度の差」であり，きちんと明確に分けるのは現実には困難です。経過を見ていて，抗精神病薬と抗てんかん薬で十分な効果が得られなければ炭酸リチウムの併用を考えてみる，というパターンが一般的です。

さて，ここでプロセス概念を用いて，このいわゆる「Ⅰ型」と「Ⅱ型」が出現するメカニズムを捉え直してみましょう。すなわち「主体性喪失プロセスの比

重」が相対的に大きければ，躁状態レベルに至らず軽躁状態レベルにとどまり，かつ，主体性喪失プロセスによる逃避願望が強く現われやすくなるはずです。それによっていわゆる「Ⅰ型」と「Ⅱ型」の差が生じると推論できます。それをわかりやすく図示したのが**図6-6**です。すなわち，躁うつ病のうち，

- 脆弱脳プロセスの比重が相対的に大きい場合：著しい逸脱行動が目立ちます。それに対して主体性喪失プロセスの病態（とくに逃避願望）は相対的に軽症になります（逃避願望が消滅願望・自殺願望にまで進展することは少なくなります）。これを DSM-5 では「双極Ⅰ型障害」と呼称します。治療には抗てんかん薬と抗精神病薬を使いますが，抗てんかん薬がより効果を発揮します。

- 主体性喪失プロセスの比重が相対的に大きい場合：逃避願望が大きくなります（自殺リスクが高まります）。そして，主体性喪失プロセスがメインになると，脆弱脳プロセスの病態は相対的に軽症化します。これを DSM-5 では「双極Ⅱ型障害」と呼称します。治療には抗てんかん薬と抗精神病薬を使いますが，抗精神病薬がより効果を発揮します。周期性の改善には（抗てんかん薬よりも効果が弱い）炭酸リチウム[156]も効果を発揮するようになります。

このように考えると，それぞれに有効な治療薬の種類が異なることを含めて，両者の違いが理解しやすくなります。また，「Ⅰ型」「Ⅱ型」という呼称はあまり適切ではなく，疾患の経過のなかで，「今はどちらのプロセスの比重が大きいか」ということを常に注視しながら診ていくことが重要になります[157]。

---

[156] 炭酸リチウム（Li_2CO_3）は，双極性障害（躁うつ病）の治療薬とみなされがちです。しかし，実臨床のなかでは，うつ状態（主体性喪失プロセス）ではあるものの1〜数日おきに「うつ状態」と「比較的普通の状態（うつ状態にはなく落ち着いていて日常生活を普通に送ることができる状態）」をくり返す「軽い気分の変動・変調」がなかなか改善しないという病態を呈する患者さん（抗精神病薬と抗てんかん薬による治療だけでは病状がなかなか安定しない患者さん）も，よく観察してみると比較的多く認められます。そのような患者さんの治療にも炭酸リチウムの少量投与が有効です。炭酸リチウムは，情緒不安定などを改善する抗てんかん薬とは異なり「周期性を改善する作用」があると考えられます。

[157] Ⅰ型およびⅡ型のほかに，脚注155および156でも述べた「軽い気分の変動・変調を示すケース」があります。さらに「主体性喪失プロセスの病態」と「脆弱脳プロセスの病態」が

図6-6　うつ状態と躁状態・軽躁状態の比率で双極性Ⅰ型とⅡ型が生じる

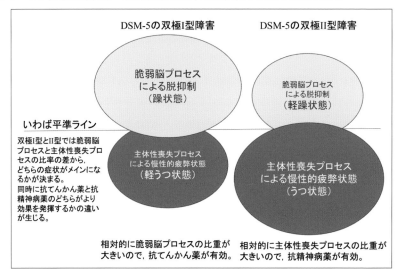

本文でも説明したDSM-5のいわゆる「双極Ⅰ型障害」と「双極Ⅱ型障害」が生じる「メカニズム」を概念図で表してみました。すなわち，
- ■「Ⅰ型」は相対的に脆弱脳プロセスの比率が大きいために，
- ①脆弱脳プロセスは「躁状態（躁病エピソード）」を呈し，主体性喪失プロセスは「軽うつ状態（抑うつエピソード）」を呈します。
- ②激しい躁状態に伴う逸脱行為が多くなります。
- ③その治療には抗てんかん薬がより有効です。
- ■「Ⅱ型」は相対的に主体性喪失プロセスの比率が大きいために，
- ①脆弱脳プロセスは「軽躁状態（軽躁エピソード）」を呈し，主体性喪失プロセスは「うつ状態（抑うつエピソード）」を呈します。
- ②逃避願望，とくに消滅願望（自殺願望，自殺企図）が多くなります。
- ③その治療には，抗精神病薬がより有効です。

「Ⅰ型」の気分変調には抗てんかん薬が奏効し，「Ⅱ型」の気分変調（気分の周期性）には炭酸リチウムが比較的奏効するとされています（脚注156と脚注157も参照してください）。

ともに重く，激しい逸脱症状と強い消滅願望をともに示すケースもあります。その場合には薬物治療が十分に奏効せず自殺既遂に終わってしまうことが少なくありません。したがって，Ⅰ型・Ⅱ型という型分類にあまり捉われすぎずに，どのプロセスがどの程度の重症度で存在しているのかということを慎重に判断する必要があります。

　プロセス概念であれば，もし主体性喪失プロセスの「うつ状態」を呈する患者さんがいて，大脳脆弱性を強めるような（むちゃな努力・頑張りなどの）生活習慣がつづく場合，「今の生活習慣をそのままつづけていたら，脆弱脳プロセスに移行する，ないしは併存することになる」ということを早めに予測することができ，脆弱脳プロセスの併発を予防するためのアドバイスが可能です。いいかえると躁うつ病（DSM-5のⅠ型またはⅡ型の双極性障害）への移行を防ぎ得る可能性が生まれてきます。少なくとも移行期の早い段階で気づくことができます（脆弱脳プロセスの脱抑制以外の諸症状を併存するケースでは，より注意して経過を追えます）。したがって，生活指導を含めた予防策を早めに行っていくことができ，何よりも「うつ病」を治すための生活指導や精神療法を早めに確信をもって行えます。躁うつ病の状態を呈するようになれば（主体性喪失プロセスだけだったものが，脆弱脳プロセスも併存するようになれば），その段階で速やかにそれぞれの治療法に切り替えていけばいいのです（いわゆる「双極性障害」は予見不能ですが，脆弱脳プロセスの発現は注意深く経過を追っていると見つけやすいのですから）。そのためには，注意深く慎重な診察を行い「病相」の変化を早めに察知する必要があり，しばしばご家族などからの情報が役に立ちます（患者さん自身は軽躁状態や躁状態の際に病識が欠如することが多く「病気がよくなって調子が良くなった」という認識しかもてないことが多く，患者さん自身からの自主的な情報提供が得られにくいからです）。

　スペクトラム概念（DSM-5やICD-10）では，「うつ病」と「双極性障害」は別疾患であり，

　　①どの人がいつまでも「うつ病」のままでありつづけるのか。

　　②どの人が本当は「双極性障害」なのに今はただ「うつ病」に似た病状を呈しているだけなのか。

ということを鑑別する手だてがありません。手だてがないにもかかわらず，それらはとにかく「別疾患群」「別スペクトラム」として病初期から分類・診断するように求められていて，多くの精神科医・精神医学研究者はそのことで大いに頭を悩ませています。しかし，そのような誤った問いかけに対する解答は存在しません。「別疾患群」「別スペクトラム」として分類しなさい，という要求がそもそも無意味・むちゃなものなのです。

患者さんが躁うつ病の特徴（DSM-5に従えば「Ｉ型」「Ⅱ型」の双極性障害の特徴）を現わしたときに，それへの対策を早急に行っていくしかありません。なお，DSM-5の双極性障害のＩ型とⅡ型では，それぞれＩ型患者さんにはＩ型患者さんの，Ⅱ型患者さんにはⅡ型患者さんの身内（とくに親）が多い，という"遺伝的傾向"が認められるので，単なるうつ病（主体性喪失プロセス）ではなく躁うつ病を呈してきた場合（主体性喪失プロセスに脆弱脳プロセスが併存してきた場合）には，家系内の遺伝負因の情報を（ご家族の協力を得て）しっかりと入手して早めの対応を試みるのがよいとされています。ただし，Ｉ型にはＩ型，Ⅱ型にはⅡ型という明確な遺伝性は認められないので，参考程度にとどめておく必要があります[158]（要するに，主体性喪失プロセスと脆弱脳プロセスのうちのどちらの比重が大きいかは患者さんごとに異なりますから，家系内での"傾向"は"参考程度"にしかなりません）。

　さらに，治療法としては病識の欠如（とくに躁状態・軽躁状態の期間における病識の欠如）が顕著なので，（脆弱脳プロセスはともかく）主体性喪失プロセスの症状を改善・安定させるために抗精神病薬のLAI（持続性抗精神病薬注射剤[159]）の使用を，ご本人を何とか説得して試みるという治療法は効果があります。注射剤の効果が持続することによって，その後の内服薬による治療がスムーズにいくことが多いからです。躁状態の患者さんの場合には考慮すべき治療法の１つです。

---

[158] 同じ家系内に，重症の「うつ病」（いわゆるメランコリー型うつ病），「躁うつ病」，幻覚妄想状態を呈する「統合失調症」などの患者さんが混在する場合もあり，早期の診断を単純明快に下せる時期がすぐにやってくるとは考えられません。

[159] 病識がなくなると服薬を中断し（服薬を拒否し），病状がいっそう悪化します。それに対して，LAI（Long Acting Injectionの略）を注射すると，その製剤によって持続期間は異なりますが２～４週間ほど効果が持続しますから，躁うつ病の症状緩和に大いに寄与します。なぜならば，病状が安定していると内服拒否も減り，規則的な服薬による病状の改善・安定化がいっそう進むからです。

第7章 知性は動物が生き残りをかけて みがいてきた能力

ヒトが生き残りをかけてみがいてきた能力のうち,
　　○知性（知能）
　　○社会性
この両者の関連性を整理して説明します。

1. 動物 (中枢神経系) はさまざまな能力を発達させた

ヒトは生き残りのために知性を発達させた

(1) 中枢神経系とは

　中枢神経系 (CNS[160]) は，単細胞生物にはなく，多細胞生物で発生した神経組織が脊椎動物に至って高度に完成されたものです。中枢神経系は動物が生き残りをかけて発達させてきた組織であり植物にはないので，中枢神経系イコール動物，といいかえてもかまわないでしょう（単細胞動物や神経組織はあっても中枢神経系が十分に発達していないいわゆる下等動物を考慮に入れずに考えています）。

　多くの中枢神経系では脳情報の蓄積が非常に乏しく，その瞬間その瞬間に外界から入力される情報（入力刺激）に対して単に反射的に反応するだけで，植物とくらべれば十分に能動的であるものの，いわゆる高等動物（主に哺乳類や鳥類の一部）とくらべるととても受動的な中枢神経系です。しかし，中枢神経系はやがて生き残りのために他者（外界）に対して選択的・能動的に働きかけていき，他者を主体的に変化させるものへと進化していきました。その最たるものがヒトの中枢神経系です。

(2) ヒトの中枢神経系

　ヒトの中枢神経系に至って，その生き残り戦術は膨大な脳情報と豊かな感情を駆使する，非常に選択的・能動的なものへと進化しました。それがヒトにおいて高度に発達した「知性（知能）」です。ヒトの知性は，選択的・能動的に他者（外界）からの情報を収集し，他者（外界）に働きかけていく，という戦術を用い

---

[160] 中枢神経系 central nervous system の略称です。脳（頭蓋骨内にある）と脊髄（脊髄管内すなわち"背骨のなか"にある）から成っています。中枢神経系以外の神経組織は「末梢神経系」（peripheral nervous system，PNS と略称します）といい，神経線維と神経節から成っています。体の知覚・運動を制御する「体性神経系」（知覚神経と運動神経）と内臓・血管などの自動的な制御にかかわる「自律神経系」（交感神経と副交感神経）に大別されます。

ます。すなわち，次に示すようなさまざまな能力がヒトのDNAには組み込まれ
ています。

①自己表現能力：音声や言語を用いる，表情や身ぶりなど体の動きを用い
る，さまざまな道具を使用するなど，ヒトにおいて非常に発達した能力で
す。他者（外界）と的確かつ積極的に情報をやり取りするためには豊かな
自己表現能力が欠かせません。仲間との情報の共有のためにも重要です。
このように的確に自己表現し，周囲に的確に意思を伝達し，他者（外界）
へ能動的に働きかけていくことは，非常に創造的な行為でもあります。

②状況把握能力：周囲（外界）の状況を的確に把握するための情報のやり取
りは「言語的なもの」「非言語的なもの」の両者を駆使して巧みに行われ
ますが，非言語的な情報よりも概念化・言語化された情報のほうがはるか
に処理しやすいので，言語能力は欠かせません（言語は自己表現のためにも
重要です）。また，研ぎ澄まされた注意力・集中力・観察力を発揮し，周
囲に対して強く自己主張し，同時に周囲の状況などに注意深く耳を傾け目
を向けることによって，周囲にあふれているさまざまな情報を的確に把握
することができます。ことばの使用は情報の共有を可能にし，状況の把握
を（集団の力によって）よりいっそう容易にします。

③現実検討能力：知性（知能）の発達は，外面に現われたことがらのみなら
ず，物事の内実（表に現われないさまざまな性質）の看破をよりいっそう可
能かつ容易にします。そのためには，抽象化・概念化する思考能力，研ぎ
澄まされた注意力・観察力，状況を的確に解析し本質を見抜く能力が求め
られます。それによって，今ある状況・今置かれている立場，そして，次
にとるべき行動の方向性をいっそう深く的確に把握することができます。
因果関係などを推理・推論し，仮説を立て，ものごとの内奥・法則を探り
当て学んでいきます。

④自己決定能力：自己の行動を主体的に取捨選択する能力です。この能力を
駆使する前提として，自分が経験したことを的確に分析し学習し，脳情報
を豊富かつ系統的に整理して蓄えておく必要があります。なお，豊かな
（かつ十分にコントロールされた）感情は，十分な脳情報とともに的確な自
己決定を下すために重要です。ときに直感による賭けのような決断を下す

こともありますが，判断ミスを犯したときにはフィードバックされて次の機会に生かされます（試行錯誤や痛い経験をすることによって，知恵は身につきます）。学習の蓄積が判断ミスを減らしていきます。

　知性（知能）の要となるこれらの能力は DNA 情報（先天的能力）としてプログラミングされていますが，さらに経験・学習（脳情報の蓄積）による後天的能力としてもみがかれ，同時に個体ごとに「独立した精神世界（個性・人格・アイデンティティ）」が形成されることによって，個体ごとに周囲へのアプローチ方法は実にバラエティに富んだものになります（いいかえると，個性・人格・アイデンティティとは，個体ごとにそれぞれのやりかたで集積してきた社会への適応方法の総体であり，個体ごとに非常にバラエティに富んでいます。「正解」や「ベスト」は存在しません）。社会（周囲の状況）への適応にはさまざまなアプローチが可能であり（個体の数以上に多種多様なものになり），各自がさまざまな経験を積むなかでその「落としどころ」を覚え，それが経験則として蓄えられて社会性はみがかれ，社会（さまざまなレベルの所属集団）の規範から逸脱しないものに収斂していきます。

　これらの能力を発揮することによって，新規の状況に対してもより的確な対応策を選択でき，適応力を高め，生き残る確率をより高めます。そして，ヒトの場合には創造性にまで発展していき，芸術・科学研究などの活動に生かされます。これを知性（知能）といいます。これは「知能指数（IQ）」だけでは測定しきれない，社会性や共感性を含めた総合的な能力です。知能が高いとされる他の動物と比べても，その質・レベルにおいて段違いに優れた能力であるといえます。

　社会的な生き物であるヒトにおいては，社会性を保持するための協調性・勤勉性・自立性・共感性（コミュニケーション能力）・知性（知能）などの形質（協力し合ってより大きな社会を形成して文化的知識を進化させつつ，文化的学習を効率よく行うのに有用な形質）が淘汰されて DNA にプログラミングされ，代々受け継がれてきました。それらの能力は中枢神経系（すなわち動物）が進化し，生き残り競争を勝ち抜いていくなかでみがかれてきた「生き残り戦術」の1つであり，ヒトの生き残り戦術は最高の成功例といえるかもしれません。もちろんウイルスや細菌のように数と繁殖スピード，あるいは変異しやすさという適応力（変異しやす

さという形質により環境の変化に適応し生き残っていく能力）で成功している例もあり，昆虫やネズミの仲間のように数の力（繁殖力）で成功した例もあります。そして，多くの動物がそれなりの知性（知能）を有していますが，ヒトは，自分に適合するように環境を主体的・能動的に変えていくという独自の適応術を編み出すことによって，今のところは地球上でもっとも成功した生物になっているといえます。

　そして，ヒトは社会的生き物であることを選択し，仲間（より大きな集団）との「積極的な」協働の道を選択しました。自己主張しつつも仲間と協力し合ってともに生き残り，その戦術によって生き残り競争に勝ち抜き，そして，地球上の生物界の頂点に立ちました。ヒトは協力し合って他の生物を含む周囲の環境をコントロールし，能動的に活用し，自分たちの生存・繁栄に役立てるほどに「能動性」の高い存在になりました。ヒトに至って中枢神経系は社会性を発揮するために「自己表現能力」としての独自の機能（音声・言語，表情・身ぶりなど体の動き，さまざまな道具を使うなど）を発達させ，さらに産業を興し，そして，現在多くの科学技術を創出し，複雑な機械をあやつり，地球上のあらゆる領域を活用し，ヒト社会はいっそう複雑化・高度化しつつあります（逆にいうと，文化的学習・科学技術などがない状態，それらを失った状態ではヒトは生き残ることができなくなりました。次項でも述べますが，単独では生き抜いていくことができなくなったのです）。ヒトの中枢神経系はさまざまな概念を生み出し，この世界のしくみや自分たち自身を知ろうとし，産業や科学技術，そして豊かな芸術などを生み出します。

　中枢神経系は，それだけでは成長・発達できません。周囲に対してさまざまな働きかけをして，それによって得られた情報を的確に分析・処理することによって学習し，その双方向性のプロセスを通じて中枢神経系は成長・発達します。さまざまな「能動性」と「自己表現能力」などを十分に駆使して他者（外界）と豊かなコミュニケーションをとることによってはじめて十分な学習効果が期待されます（図2-3に示したとおりです）。ヒトは多くの失敗を恐れず，果敢・大胆に挑戦しつづけます。そして，ヒトは辛抱強く協調性・勤勉性を発揮しつづけるようにプログラミングされています。それはほかの動物以上のものであるといえます。

図7-1　ヒトの CNS が社会性を保持するために発達させた諸能力

- CNSは，動物が生き残りをかけて発達させてきた組織であり，他者(外界)に選択的・能動的に働きかけ他者を主体的に変化させるものへと進化した。
- ただし，多くのCNS(動物)では，環境(外界からの入力)に対して単に反射的・受動的に反応するだけ。
- ヒトに至ってCNSは，**先天的能力(DNA情報)** に後天的能力(経験・伝承・学習によって蓄積された脳情報)を駆使し，感情を含めた選択的・能動的な戦術をとるものへと進化した。すなわち，

⇩　　⇩　　⇩

自己表現能力	＝	他者(外界)と情報を能動的にやり取りする。
状況把握能力	＝	他者(外界)の状況を的確に把握する。
現実検討能力	＝	研ぎ澄まされた注意力・思考力で物事の内実を知る。
自己決定能力	＝	自己の行動を主体的に取捨選択する。

などの能力(生き残り戦術)に，ヒトは磨きをかけてきた。

ヒトCNSは，社会性を発揮するため独自の機能(音声や言語を用いる，表情や身振りなど体の動きを用いる，道具を使う等)で自己表現能力を発達させた。

(あらゆる自己表現能力を駆使して他者(外界)とコミュニケーションをとることではじめて豊富な学習体験をもつことができるようになる。)

　ヒトの DNA には特殊な形質がプログラミングされているだけではありません。ヒトは集団としても後天的に膨大な量の脳情報（文化的情報・知識など）を蓄えます。これは環境（外界）との相互作用で得られるものであり，ヒトは図7-1に示すような「あらゆる手段」を用いて外界に働きかけ，情報を得ます（図2-3も参照してください）。
　それが後天的能力の質と量を向上させていきます。

2. 社会性が知性 (知能) を育んだ

ヒトはその高度な知性ゆえに社会性を発達させることができた

あらためて社会性とは何かを整理しながら考えてみます。

ヒトはヒト以外の動物とはまったく異なる大変ユニークな動物へと大きな変貌を遂げました。

すなわち，他の動物の多くは「個体の知能」を用いて環境に対処し生き抜いていけます（誕生後すぐに，あるいは一定の養育期間の後に），個々の力だけで何とか生き抜いていけます。それに対して，ヒトは蓄積されてきた文化や協力し合う集団なしには生き抜いていけません。なぜならば，ヒトは「個体の知能」を利用して生きているのではなく，社会を形成することによって文化として累積的に進化させてきた「共同体に蓄積された膨大な量の知識（文化的知識，すなわち集団の知能）」を個々が学習して身につけ，協力し合うことによって（専門ごとに分担して身につけた知識を活かし合いながら）生きているからです。長期の養育期間（文化的学習によって多くの知識を身につける期間）を経た後も個々の力だけでは生き抜いていけません[161]。

「知性（知能）」と「社会性」は，ヒトが生き物として成功するために，たいへん重要な要素であることがわかります。ヒトが生き物として成功するためには，車の両輪のように切り離せない関係にあり，「知性」と「社会性」はお互いを利用しつつ，ともに発展してきた形質です。くり返しになりますが，社会性を支えるために有用な形質として，以下のものが挙げられます。

●勤勉性

---

[161] 脚注11の参考文献（ジョセフ・ヘンリック：文化がヒトを進化させた ── 人類の繁栄と〈文化−遺伝子革命〉）のなかに，このような大変興味深い考察が示されています。
ヒトは自らを遺伝的にも進化（文化−遺伝子共進化）させてきました。長距離走，投擲，獲物の追跡，音声言語や身振り言語でのコミュニケーション，食物分配，教示，道具製作，加熱調理，因果モデルの構築，相手の心を読む，儀式の遂行など，ヒトには体の構造や生理，心理に関してユニークな点（他の動物とは大いに異なる点，あるいは他の動物には見られない点）が無数にあると指摘しています。

● 協調性

● 自立性（独自性を保ちつづけ，自己表現・自己決定できる能力）

● 共感性（コミュニケーション能力）

● 知性（知能）

● 大脳の高効率性（大脳を効率的に働かせるメカニズム）

　社会性を支えるこれらの形質（能力）を最大限に生かしながら，知性は以下の戦術を用いて選択的・能動的に他者（外界）からの情報を収集し，他者（外界）に働きかけていきます。すなわち，

■ 自己表現能力

■ 状況把握能力

■ 現実検討能力

■ 自己決定能力

　ヒトはこれらの能力を十分に駆使することによって「社会性」をみがき，それによって各個人だけでは入手困難な高度かつ膨大な量の知識・知恵を身につけ，高度かつ膨大な量の道具や社会的インフラを手に入れました。集団の力を使うことによってさらに濃密に集積し，効率よく継承していくのです。

　社会性を育み，知識・知恵を集積するために，さまざまなことがらを分析し発見し創造する能力である「知性（知能）」が必要でした。そして，社会性を高めるために（勤勉性や協調性とともに）知性が，知性を高めるために（かつ，脳情報を集積し継承するために）社会性が必要なのです[162]。知性と社会性の両者を担保する能力（知性と社会性に有用な形質）は，ヒトでは DNA にプログラミングされています。知性を高めるためにいかんなく発揮されるのが，ヒトの能動性（選択的・能動的な能力）を発揮するための「自己表現能力」「状況把握能力」「現実検討能力」「自己決定能力」であり，社会を形成し，社会生活を円滑に行うために必要な形質が「勤勉性」「協調性」「自立性」「共感性（コミュニケーション能力）」そして「知性（知能）」なのです。

---

[162] アリやハチはコロニーを形成しますが，それ以上に発展した共同体をつくることはありません。ほぼ DNA に組み込まれた情報のみで行動するアリやハチと，勤勉性や協調性という形質をフルに発揮しつつ，出生後にさらに膨大な量の脳情報を蓄積していくヒトとの決定的な違いです。

第8章 中核自我と周辺自我への自我の分離

「健全な自我」と「主体性喪失プロセスにおける自我」の違い，すなわち，主体性喪失プロセスにおける精神病理のしくみを，

　　○自我の縮小（中核自我と周辺自我への分離）

という概念を用いて解き明かします。

さらに，

　　○主体性喪失プロセスの諸症状（いわゆる病的体験）の成り立ち

などを詳しく説明します。

1. 自我と他者

健康な自我 (自己) は他者 (外界) との明確な境界をもつ

(1) 健全な自我

　健康な人 (この章のなかでは主体性喪失プロセスの状態にない人のことを，精神力枯渇プロセス患者さんを含めて，このように呼びます) においては「自我 (自己)」と「他者 (外界)」との区別 (境界) は明瞭です。今まさに「自分が思考し，行動している」「思考し，決断し，実行しているのは自分である」という認識を明確にもつことができている状態です。今まさに「目の前で起きているのは他者に属することがらである」「自分の五感で感じるこれらのことがらのうち，これとこれは自分に属するものである」と認識し，あるいはその逆であることを明確に区別して認識できます。健全な自我とは，外界 (他者) と自我 (自己) との間に存在する境界線 (自他の境界) を明確に認識できる状態です。

(2) 自我が希薄化するとき

　そのような健全な自我の状態に対して，健康な人でも (主体性喪失プロセスの状態にない場合でも) いわゆる精神的な「視野狭窄」の状態に陥ることがあり，その際に自我と他者の境界が曖昧になります。たとえば，

- (a) 何かに集中し没頭しているとき
- (b) 気負い身構えているとき
- (c) 覚醒レベルが低下しているとき
- (d) ある種の薬物の使用によって意識が混濁・変容しているとき
- (e) 振りまわされ感が強く恐慌状態に陥っているとき

などの場合です。このような精神状態のときに「周りがよく見えなく」なります。いわば (精神的な) 視野狭窄状態に陥ります。このとき，現実検討能力・状況判断能力は低下し，共感性 (コミュニケーション能力) や自己決定能力なども低下し，主体的に思考し判断し決定し行動することが多かれ少なかれ困難な状態に

陥っています。これは主体性喪失プロセスにおける「自我の縮小」のアナロジーになります。

(3) 自我の縮小 (中核自我と周辺自我への分離)

主体性喪失プロセスでは文字どおり主体性が失われ（自分というものがなくなり）、その結果自我意識が障害され（希薄化し）、精神的な視野狭窄状態が究極に進みます。すなわち、精神的視野狭窄は「自我の縮小[163]」と表現できる状態を惹き起こし、このとき同時に（後述するように）自我と非自我の境界は曖昧になります。

ここで、私は次のような定義（仮称）を用いて「自我の縮小」すなわち「自我の分離」を説明します。すなわち、自我が縮小するとき、

①自我意識がなお保持されている部分（自我意識が希薄化しているものの、まだそれなりに自我意識を保持している部分）を**「中核自我」**と呼びます。

②自我の一部ではあるものの、自我意識がまったく失われた部分を**「周辺自我」**と呼びます。

自我が縮小すると自我はこの2つの部分に分離します。縮小し自我意識が希薄化しつつも、かろうじて残されている自我（"自分というもの"がなくなりかけ希薄になりつつあるものの、かろうじて残されている部分）が「中核自我」であり、周辺に消えていってしまった自我（精神的視野狭窄が究極に進んでいった結果、本来は「自我」であったものの自我意識外に消えていった部分・自我意識を失った部分。多少かみ砕いた表現をすると、主体性すなわち"自分というもの"がすっかり失われた部分）が「周辺自我」です。自我が縮小するということは、自我が「中核自我」と「周辺自我」に分離するということを表わしています。そのとき、両者の境界は不明瞭で絶えず揺らいだ状態になっています。「中核自我」と「周辺自我」については**図8-1**の概念図を参照してください。概念図を見ていただいたほうが両者

---

[163] ユージン・ミンコフスキー（中江育生・清水誠訳）：生きられる時間(1)，みすず書房，1972年。彼は「自我の縮小」について言及しています。ミンコフスキー（1885〜1972）はロシア生まれの精神医学者です。

の関係を理解しやすいと思います（中核自我と周辺自我は，あくまでも私なりに定義した仮称です）。

　前記(a)〜(e)の状態（すなわち，何かに集中し没頭しているとき，覚醒レベルが低下しているとき，振りまわされ感が強く恐慌状態に陥っているときなど）が強まったとき（いわば我を失った状態，我を忘れた状態のとき）にも「中核自我的な部分」はいく分縮小し，「周辺自我的な部分」が出現します。すなわち「自我の縮小」「自我の分離」のアナロジー的な状態が生じます。しかし，このときはまだ両者とも，あくまでも「自我意識がある領域」に（精神的な視野の範囲内に）かろうじてとどまっています。すなわち，自我意識の薄れを自覚することができ，（焦点が合わないぼやけた視野も，努力すると焦点を合わせることができるように）比較的容易に両者は合体し（意識の集中で，周辺自我的な部分は消え），不一致（自我と他者の境界の不明瞭さ）は解消します。

　それに対して主体性喪失プロセスの場合は（健康な状態から主体性喪失プロセスへの移行期には前述のアナロジー的な状態もあるでしょうが），自我の中核部分は自我意識として残りつづけるものの徐々にその領域は狭まっていき（縮小していき），その周辺域は自我意識外（精神的な視野の外）へと完全に消えていきます。この「中核自我の視野」外へと消えていった部分が「周辺自我」です。中核自我にとって「周辺自我」はもはや「自我」として認識されなくなり，完全に「非自我化」しています。

⑷ 周辺自我と外界の同化 (周辺自我の非自我化)

　自我が縮小したとき「中核自我」と「周辺自我」は明確に分離しているものの，その境界は実はとても曖昧で絶えず揺らいでいる状態です。それに対して（本来の自我のうち非自我化した部分である）「周辺自我」と（本来の非自我である）「外界（他者）」は完全に同一化（同化）していて，中核自我からすると両者はまったく区別がつかないものになっています。「主体性喪失」という病理のなかでもっとも重要な要素である「周辺自我の出現」（自我の一部の非自我化）はこの

ようにして生じます[164]。

　自我の中核部分（意識の視野内にとどまる部分。かみ砕いた表現をすると，主体性・自我意識ないしは“自分というもの”が何とか保たれている部分です。あるいは心のなかにある「自分」と「もう一人の自分」のうちの「自分」のほうとも表現できます）においても自我意識は希薄化し，かろうじて自我意識が残されていますが，主体性は大いに損なわれています。これは文章で理解しようとするよりも，もう一度図8-1の概念図を見ていただいたほうが理解しやすいと思います。

　主体性（自分の思考や行動に対する自己所有性）が失われはじめると，自我意識はいっそう薄れていき，自我はいっそう縮小していきます。そして，本来の自我のうちもはや「自我」でなくなった部分（非自我化した部分，すなわち「周辺自我」）は相対的にどんどん大きくなっていきます。そして，それが「外界（他者）」と同一のものとして認識されるようになり，図8-2の概念図に示されるようなさまざまな病的体験（異常内的体験）を生じさせることになります[165]。このと

---

[164] 要するに，自我意識の希薄化は，①自我の縮小に伴う「周辺自我の出現（自我の非自我化）」，②自分の疲労状態を認識できない「疲れ知らずの状態（疲労感の欠如）」，の両者を生じます。両者の出現状況（①と②の出現の程度）によって，主体性喪失プロセスのさまざまな病態（妄想型と呼ぶことができる病態，あるいはメランコリー型うつ病と呼ぶことができる病態など）が生じてきます。ただし，次項で説明するようにいわゆる「メランコリー型うつ病」においても多かれ少なかれ①は生じています。

[165] 別の観点から「中核自我」と「周辺自我」の関係を考えることができます。
　すなわち，「葛藤」とは，心のうちの「自分」と「もう一人の自分」との間で行われる「対話」であり「気持ちのせめぎ合い」であり，「感情」や「自制心」の格闘です。心のなかで気持ちがせめぎ合い，気の迷いが生じ，思い悩むとき，それは「自分」と「もう一人の自分」によって行われます（心のなかの対話は2人で行われ，3人以上ということはありません）。
　目を転じてみると，他の動物（霊長類を含めて）と違い私たちヒトには（ときに両利きの人もいますが）たいてい「利き手」と「非利き手」があります。あるいは「利き腕」と「非利き腕」，「利き目」と「非利き目」，「利き耳」と「非利き耳」，「優位脳」と「劣位脳」など例を挙げればキリがありませんが，私たちの体の各部位には「優位な側」と「そうではない側」があります。「自分」と「もう一人の自分」も，「利き手」と「非利き手」などと同様の関係にあると考えられます。「自分」と「もう一人の自分」は（もしかすると左右それぞれの「前頭葉および側頭葉」に分かれて存在するのかもしれず，それらがそれぞれ「優位脳」と「劣位脳」であり），主体性喪失プロセスの際にはそれらがそれぞれ「中核自我」と「周辺自我」を生じるのかもしれません。

き同時に生じる「疲労感の欠如」や「病識の欠如」なども主体性の喪失に伴う症状です。

　主体性喪失プロセス患者さんは中核自我が縮小し周辺自我がどんどん拡大していくときに，（とくに急性期には）「周囲の見知らぬ世界がどんどん自分に向かって押し寄せてくる，迫ってくる」という怖れをいだき，「自分がどんどん侵食されていく，自分の世界が無くなっていく」という強い恐怖感を感じています。実際にそのような訴えをされる患者さんもいます。

　主体性喪失とは「自我の縮小」（自我の一部の非自我化，すなわち「周辺自我」の出現）であり，それが自己の置かれている状況・身体状況などを的確に把握・認識することを困難にします。その結果「疲労感の欠如」「病識の欠如」などが生じ，「疲労感の欠如」が主体性喪失プロセスの諸症状を生じます。したがって，主体性喪失プロセスにおいては「自我の一部の非自我化」すなわち「周辺自我の出現」が何よりも，もっとも根源的な要素であるといえます。

　もっとも，中核自我のなかにおいても「葛藤」は生じますから，「自我の縮小（自我の分離）」について早まった結論は出しにくい状況です。ただし，中核自我のなかで行われる葛藤の場合には「自分」が「もう一人の自分」に対して"かなり守勢に回っている""かなり劣勢になっている"（自我が侵食されてきている）ということも事実です。

2．周辺自我の出現が幻覚・妄想を生じる

主体性喪失プロセスの病的体験の成り立ち

(1) 病的体験（妄想・幻覚）は「病的な主観」の客体化で生じる

いわゆる「統合失調症」の「病的体験（異常内的体験）」と呼ばれる精神症状
（精神病理）については，**図8-2**の概念図を見ながら考えると理解しやすいと思い
ます。この概念図では，

- (a) 「中核自我」「周辺自我」および「外界（他者）」のそれぞれの関係。
- (b) いわゆる「統合失調症」の「病的体験（異常内的体験）」と呼ばれる妄想
  や幻覚などの諸症状，すなわち，主体性喪失プロセスにおいて生じるさ
  まざまな精神病理（精神症状）の発生メカニズム。

について説明しています。

まず(a)ですが，主体性喪失プロセス（広義の統合失調症）では，文字どおり自
分自身の思考の一部に対する主体性（自己所有性）が失われています。すなわち，
自分自身が思考していることの一部を自覚（認識）できなくなります。これが自
我の縮小（中核自我と周辺自我への分離）です。もう少し詳しく説明すると，

- (a') 中核自我は，自我のうちでも感情・主体性・自我意識などが「かろう
  じて残されている部分」です（主体性喪失プロセスでは，感情の鈍麻・主
  体性の喪失・自我意識の障害が生じています）。
- (a'') 周辺自我は，自我のうち「非自我化（客体化）してしまった部分」「感
  情・主体性・自我意識などがすっかり失われてしまった部分」であり，
  自分自身の思考ではあるものの，それに対する自己所有性は失われてし
  まっています。

  このとき，「本来の客体である他者（外界）」と「非自我化（客体化）し
  た自我（周辺自我）」の境界は消失しています。すなわち，中核自我か
  らすると，この両者はともに同じ「非自我（客体）」として認識される
  ようになり，区別をつけられないものになり，そのために両者は完全に
  一体化してしまうのです。

(a''')　自我が縮小する際，中核自我と周辺自我の境界は決して明確でも固定
　　　　化されたものでもなく，両者の境界は絶えず揺らいでいて曖昧です。た
　　　　だし，いずれにしても客観的には，

自我　　　　　　対　　　　　　非自我

（中核自我＋周辺自我）　　　（他者・外界）

　　　　という構図ですが，主観的には（すなわち中核自我にとっては），

「自我」　　　　対　　　　　「非自我」

（中核自我）　　　　　（周辺自我＋他者・外界）

　　　　という構図に変わりはありません（中核自我にとっては，周辺自我と他者
　　　　との境界は曖昧ではなく両者は一体化しています）。図示してもう一度説明
　　　　し直すと，

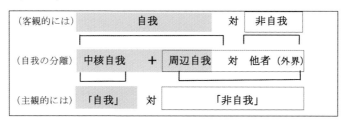

　　　　このような自我の縮小・分離によって「病的体験」と呼ばれる精神病理
　　　　が生じます。

　何となくお判りいただけたでしょうか。

　次に(b)の説明ですが，主体性喪失プロセスにおいては精神病理の進行に伴っ
て，明らかな病的体験には至らない「移行型」から明らかな「病的体験」を生じ
るものまで，さまざまなレベルの病態が出現します。さまざまな疑念が生じ，猜
疑心が強まり，疑念を十分に否定しきれなくなります。それが「移行型」です。
そして，それがやがて精神病理の進行とともに「病的確信」に変わっていきま
す。「病的確信」に変わるということは「周辺自我がもつ主観が（主体性の喪失に
よって）客体化する」ということです。この「病的確信に変わった主観」を「病
的体験」（妄想や幻覚）と呼びます。

　精神病理が進行するにつれて，中核自我にとって，「周辺自我」と「外界（他
者）」はともに「非自我」となり，両者はまったく区別のつかないものになって

いきます。それによって，やがて周辺自我がいだく「自己否定（罪責感，自責の念，逃避願望など）」や「猜疑心（さまざまな疑念）」などの病的なマイナス思考（被害的な思考）は「客体」化し，「病的確信（いわゆる病的体験，異常内的体験。すなわち妄想や幻覚）」へと変わっていきます。

　（b'）主体性喪失プロセスにおいては中核自我と周辺自我はともにマイナス思考（被害的な思考）になっていて，葛藤するマイナス思考は（心のなかでは内声化しているので）「お互いに言い募り合う対話性幻聴」になります。

　　たとえば，自責の念は「周辺自我が抱く被害的客体」すなわち「自分を責める声」になり，それに対して心のなかで（内声で）反駁すると「自分を責める声」がさらに言い募ってきます。そのせめぎ合いのなかで患者さんは不安や恐怖に苛まれていきます。

　　あるいは，心のうちで「このままでいいのだろうか」「もっと努力しなければダメではないか」「このように言ったら，相手に何と言われるだろうか」「周りからどう言われているか，どう思われているか，どう見られているか」などと，心のなかにとりとめなく湧いてくる疑念や迷いは「内声（心のうちの声）でやり取りされる葛藤」であり，それが「対話性幻聴」となります。

　（b"）「自我のうちの客体化した部分（周辺自我）」と「本来の客体である外界（他者）」が一体化すると「周辺自我がいだく被害的主観」が非自我化するため，中核自我はそれを「被害的客体」すなわち「被害妄想」および「被害的内容の幻聴」として認識するようになります[166]。

　　周辺自我がいだく「他者からマイナス評価されているのではないか」「非難されているのではないか」「（悪い意味で）注目されているのではないか」「他者が自分のほうを見ているのではないか，監視しているので

---

[166] おおよその意味は，主体＝主観 subject，客体＝客観 object です。何が主観で何が客観かという定義は，それこそ主観的 subjective で曖昧ですが，ここでは主観（主体）は「自分の考え・思い」であり，客観（客体）は「主観の外に存在するもの」「自分が与り知らぬこと」という意味合いで用いています。そのため「主体」や「客観」ではなく，より強調するため「主観」と「客体」ということばを選んで使用しています。

はないか」「跡をつけられているのではないか」などの被害的疑念は，「他者に監視されている」「跡をつけられている」などの確信に変わり「被害妄想」を生じ，自分を責め苛み葛藤する内声が「被害的内容の幻聴」になります。

　あくまでも中核自我と周辺自我との間の葛藤・疑念（マイナス思考）が客体化したものであって，患者さんたちが確信をこめて訴えるような「外界（本来の他者）からの迫害，監視，追跡」や「非難，命令」などではありません。

　このように被害的な内声や主観が客体化すると「被害的客体」，すなわち幻聴や妄想などの「病的体験」になります。

　以上のように，いわゆる「統合失調症」の「自我意識の障害（自分自身の思考・行動に対する自己所有性の喪失，すなわち主体性の喪失）＋病的体験（周辺自我という『非自我』の出現に伴うマイナス思考の客体化）」という精神病理は，プロセス概念によって無理なく説明できます。

　それらを1つ1つ少し詳しく説明していきます。

図8-1　「健康な自我」および「自我の中核自我と周辺自我への分離」の概念図

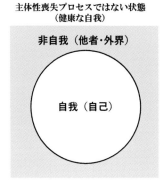
主体性喪失プロセスではない状態
（健康な自我）

非自我（他者・外界）

自我（自己）

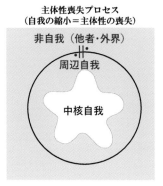
主体性喪失プロセス
（自我の縮小＝主体性の喪失）

非自我（他者・外界）

周辺自我

中核自我

健康な自我（精神力枯渇プロセスなどを含む，主体性喪失プロセスではない状態）では左図に示すように自我（白い部分）と非自我（ブルー部分）の境界は明瞭です。
　それに対して主体性喪失プロセス（右図）では，自我意識が障害され（希薄化し），自我が縮小し，かろうじて自我意識を保持する「中核自我」と自我意識が消えた「周辺自我」に分離します。その結果，右図に示すように，中核自我（白い部分）にとっては，自我意識が消えた周辺自我は（非自我化するので）外界（他者）と同化・一体化します（ブルー部分）。すなわち，中核自我にとって，周辺自我と外界（他者）は区別がつかないものになります。

図8-2　幻覚・妄想の成因（周辺自我の非自我化が幻覚妄想を生じる）

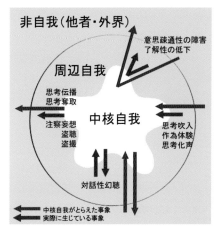

　中核自我にとって，周辺自我と外界（他者）は同等・同一になる（一体化する）ので，周辺自我と中核自我間の葛藤（葛藤する内声）などのマイナス思考は対話性の幻聴・被害妄想などの「病的体験（異常内的体験）」になります。
　この図に示した➡が実際に生じている事象です。しかし，中核自我にとっては（すなわち，主体性喪失プロセス患者さんにとっては），その事象が➡のようにとらえられるようになり（客体化し），「病的体験（異常内的体験）」と呼ばれるものになります。

(2) 幻聴（対話性幻聴）

　ヒトは思考するときに心のなかで“声に出して”（ことばにならない「想念」ではなく，「ことば」にして）呟きます。すなわち「内声」を発します。葛藤するときも同様です。主体性喪失プロセスの場合，激しい葛藤（悶々とした気持ち，自

分を責め苛む気持ち）や罪責感が生じます。それは中核自我と周辺自我の間でくり広げられる葛藤（内声による激しい対話）なので「対話性幻聴」として認識されます。強い不安感・恐怖感などを伴うマイナス思考になっているので，非難し，バカにし，強い口調で命令・指示してくる幻聴になります。また，自分の行動が見透かされているような，自分の行動にいちいち口出ししてくるような幻聴になります（周辺自我も本来の自我の一部ですから「何でもお見通し」なのは当然です）。

⑶ 思考化声（考想化声）

　自分が考えたことが声になって聞こえてくるのが思考化声（考想化声）です。たとえば，ごちそうを見て〈これはおいしそうだ〉と思うのと同時に「これはおいしそうだ」という声が聞こえてきます。どれから食べようかと考え〈これから食べようかな〉と思うと同時に「これから食べようかな」という声が聞こえてきます。本を読んでいると頭のなかで文章を理解する前に，先んじて文章が声になって聞こえてくる場合もあります。

　いずれも周辺自我から中核自我に，思いや感情・視覚情報が「声」「ことば」として入ってくる状態です（この周辺自我からの「声」のほうが，自分すなわち中核自我が心のなかで「ことば」として概念化して認識するよりも早く到達すると患者さんは混乱し，見透かされている，盗撮されているなどの被害妄想に発展します）。葛藤が客体化されて生じる「対話性幻聴」のような激しい内容ではありませんが，患者さんにとってはとても苦痛です。

⑷ 被害妄想

　被害妄想には，被毒妄想（誰かが毒を盛って自分の命を狙っている）・注察妄想（誰かに監視されている，見張られている）・追跡妄想（誰かに跡をつけられている，命を狙われている）・迫害妄想（自分の考えが世界に受け入れられず，自分は世界中から迫害されている）などがあります。

　中核自我と周辺自我はともにマイナス思考で，非常に猜疑的になっていて，

「被害的主観」すなわち〈監視されているのではないか〉〈追われているのではないか〉〈命を狙われているのではないか〉などの被害的な考え・思い（主観）を抱いていますが、その「被害的主観」が客体化する結果、「被害妄想」という「病的な確信」が生じます。このようにして、さまざまな妄想が形成されます。

(5) 思考伝播・思考奪取・思考吹入

　中核自我と周辺自我の間では常に〈こうしようか、ああしようか〉などのやり取り、すなわち「葛藤」「吟味」「感情による重みづけ」「経験記憶にもとづく価値判断」「最終的な決断の前の迷い」などがすばやく行われています。その際、中核自我の考えが必然的に（同じ自我である）周辺自我に伝わります。逆に周辺自我の考えも必然的に中核自我に伝わります。この双方向性（すなわち「自分」と「もうひとりの自分」との間で行なわれる思考のキャッチボール）があって思考は進んでいきます。

　しかし、これを自分が考えていることが周囲に伝わり筒抜けになっていると認識すると「思考伝播」になります。他人によって自分の考えが奪われたと認識すると「思考奪取」になります。また、自分の頭のなかに突然自分が思ってもいない他人の考えが吹き込まれたと認識すると「思考吹入」になります。中核自我と周辺自我の境界の揺らぎも関与しています。

(6) 作為体験（あやつられ体験・させられ体験）・作為思考（させられ思考）

　自分がロボットのように他人にあやつられ動かされていると認識するのが「作為体験」（あやつられ体験・させられ体験）です。自分の考えが他人によって操作されていると認識すると、作為体験の一種である「作為思考」（させられ思考）になります。

　もちろん自分の意志で思考・行動しているのですが、その「自分」が周辺自我であれば「誰か他者にあやつられている」という認識になります。

(7) 盗聴・盗撮（注察妄想）

　主体性喪失プロセス患者さんは自分の言動が逐一他人に監視され盗聴され筒抜けになっているのではないかと猜疑的になり，それが「盗聴器で盗聴されている」「隠しカメラで監視されている」などの訴え（注察妄想）に発展します。

　中核自我の考えや行動のすべてを，周辺自我は把握しています。同一の「自我」内で生じる現象ですから当然のことですが，中核自我からすると「他者」（あくまでも"非自我"化しただけの「本来は自我として認識されるはずの部分」である周辺自我）が自分（中核自我）のことを何でもわかっていると認識します。そのために，あたかも監視されているように「自分の行動が見抜かれている」，あたかも盗聴されているように「自分が考えていることや自分の発言がすべて筒抜けになっている」と認識します。

　アパート生活をしていて，自分の居住空間内を移動すると，上階の住人も一緒に移動してきて「監視・盗聴している」「天井から物音を立てられる。〈見ているぞ〉とばかりにわざと咳払いされる」などと訴える患者さんがいます。〈見張られているのではないか〉〈追跡されているのではないか〉〈物音が聞こえるのではないか〉〈わかっているぞ，とばかりに咳払いされるのではないか〉という疑心暗鬼が客体化されると，このような症状を生じます。

　このように，主体性喪失プロセスの「病的体験」とは，被害的・猜疑的な「主観」が「客体化」したもの（すなわち「確信」に変わったもの）にすぎません。

(8) もの盗られ妄想（脆弱脳プロセスが大きくかかわる被害妄想）

　脆弱脳プロセスでは「もの忘れ・度忘れ・置き忘れ」などの作業記憶の障害に伴う症状がしばしば出現し，たとえば〈あれ，どこに置いただろうか〉〈鍵をかけただろうか〉などのもの忘れ（度忘れ）症状が増えます。

　主体性喪失プロセスが併存すると，被害的に解釈する傾向が強まります。さらに主体性喪失プロセスと脆弱脳プロセスの併存が長くつづくと，やがて「認知症（すなわち後天性の全機能障害）」の病態が強まり，物を置き忘れたとき，あるいは

自分が家具や身の回りの品の位置を変えたとき，自分が鍵をかけ忘れたときなどに，いわゆる「もの盗られ妄想」などに発展します。「留守中に誰かがカギをはずして侵入し，物の置き場所を変えた。物の位置をずらした。金品を盗んだ」「部屋に誰かがいて物を移動したり，隠したりする」「誰かに銀行のカードの暗証番号を変えられた。預金を勝手に引き出されていた」などと訴えます。自分自身が行ったことを覚えていないために，このように解釈します。

　このような訴え・言動が強まったならば，後天性の全機能障害（すなわち「認知症」による認知機能障害や記銘力障害などの存在）を疑い，心理検査でその有無を確認する必要があります。そして，大脳機能の荒廃レベルに応じて，抗てんかん薬や抗精神病薬のほかに抗認知症薬の投与が必要になり，また，主要な治療薬を抗認知症薬にシフトさせていきますが，その場合も抗てんかん薬や抗精神病薬の継続は病状の進行を遅らせるのに有効です。

⑼ 夢と現実の混同（とくに後天性の全機能障害の患者さんの場合）

　後天性の全機能障害（認知症）患者さんの場合，同居家族に「息子が来ているから食事を用意してやって」などと，居るはずのない（遠隔地に住んでいる）身内などがあたかも自宅に来ていると勘違いした発言をする場合があります。あるいは，すでに亡くなっている身内などが自宅に居るという発言をすることがあります。

　脆弱脳プロセスの場合，睡眠レベルが浅くなると同時に覚醒レベルが低下し「睡眠」と「覚醒」のレベルの差が小さくなるために，「夢」と「現実」の区別がつかなくなり，その結果たった今夢に出てきた息子が自宅に来ている（あるいは，すでに亡くなっている身内が自宅に居る）などと勘違いするようになります。

　これは「妄想や幻覚」ではなく，単なる「夢と現実の混同」（リアルすぎる夢を見て現実と思い込んでしまう状態，あるいは覚醒していてもまだ夢のなかの状態）にすぎません。

⑽　現象学的精神医学（人間学的精神医学）の有用性

　本章で考察してきたように，主体性喪失プロセス（広義の統合失調症）におけ
る「病的体験（異常内的体験）」などの成り立ちという「謎」を解明するには，現
象学的精神医学（人間学的精神医学）によるヒトの精神構造の捉え直しが必要で
す。病的体験はそのような方法論によってのみ解明することができる現象（精神
病理）であり，ヒトの精神構造というものは生物学的精神医学あるいは脳科学の
方法論を突きつめていっても捉えきれるものではないと考えられます。さまざ
まな神経伝達物質やその受容体，あるいはさまざまな神経核同士をつなぐネット
ワークの解析などの多くの試みは，いずれもまったくといっていいほど何の成果
もあげることができていません。

　精神科医や精神医学者は，いま一度精神医学の方法論を見直し，精神疾患やそ
の症状の捉えかたを工夫し直してみる必要があるのではないでしょうか。

第9章　意思決定のメカニズム

大脳における情報処理のメカニズム，すなわち，

　　　○「感情」「主体性」「自我意識」は三位一体となって（１つのパッケージとして）働き，意思決定に不可欠の要素であること

　　　○大脳の情報処理には，前景処理と背景処理があること

などを説明します。

そして，

　　　○意識とは何か

などの謎を解き明かしていきます。

1．感情・主体性・自我意識

現実検討能力・自己決定能力などの実現に必須

(1) 感情

　感情は，予見・駆け引きなどを含む決断を下すために不可欠であり，豊かなコミュニケーションのためにも不可欠です。

　感情にはいろいろなものがあります。たとえば，共感・反発，喜び・悲しみ，不安・怒り・怖れ，快・不快，好き・嫌い，興味・関心の有無など，さまざまな感情があります。これらの感情は一見マイナスのものもプラスのものもありますが，どの感情もすべてが人に価値観を与えるという意味で重要です。

　人は価値観を与えられると，何が「重要か」「貴重か」「美しいか」「好ましいか」，逆に何を「避けるべきか」などの決定が可能になります。感情がなければすべての決断が同価値になるため（無数にあるすべての決断に対して重みづけができなくなるため），人は選択・決断ができず身動きがとれなくなります。たとえばあなたがスーパーやコンビニに行ったとします。商品棚にはさまざまな商品が並んでいて，たとえばインスタント麺にしてもスナック菓子にしても，いろいろなメーカーのいろいろな商品が並んでいますが，あなたは多少迷いながらも，最終的には1つか2つ（あるいはそれ以上の）気に入った商品を買い物かごやカートに入れることができます。それはなぜかというと，以前にも食べたことがあり「おいしかったから」とか，今まで試したことのない商品や新製品に「挑戦してみよう」という感情や「パッケージの色合いが気に入ったから」「おいしそうに見えたから」「隣の商品はまずそうだから，こっちのほうがマシかな」などと手に取る商品に対してさまざまな感情がわき起こり，それによって一定の価値判断を下し選択すること（無難な選択も挑戦的な選択も）ができるからです。感情がなければ，プラス評価もマイナス評価も下せず，そのために商品を選択することができず，あなたは商品棚の前でただ立ち尽くすだけです。

　たとえば，豊かな「感情」をもっていても商品知識が全然ない場合（まったくなじみのない商品を選ばなければならない場合），同じようなものがたくさん並んで

いて，どれか1つを選んで買わなければならないとしたら，さんざん悩んだ末に結局は決めきれずに（価値判断ができずに）手ぶらで帰ってきてしまうこともあるのではないでしょうか。健康な人でもそのような状況にごくまれには遭遇するものです（ただし，この場合はその場でただ立ち尽くすのではなく，諦めて帰宅するという選択を行い，相談したり勉強し直したりしようという意思が生まれています）。ましてやまったく「感情」がなければ悩みすらなく呆然とすることもなく，そして，いかなるものに対しても価値判断を下すことができずに，まったく何も選ぶことができずにただそこに立ち尽くす（何の感情もわいてこない，困惑すらない）自分がいることになります。

(2) 主体性

　主体性とは，(1)の豊かな「感情」によって明確な価値判断を下し，自己決定能力を遺憾なく発揮している状態です。

　自分は今豊かな感情をいだいていて，その感情に基づいて的確に判断し，主体的に決断を下そうとしているということを十分に認識している状態です。このとき「主体性」が生まれます。自分の感情を押し殺し，自分の感情とは裏腹に周囲の意見に押し切られているとき（不本意な決断を強いられているとき）には，十分な主体性は生まれません。ただし，いい意味の諦めをもって「その決断もありかな」と考えていれば主体性は生じます。「どうしていいかわからず右往左往している自分」ではなく「いい意味の諦めを選択している自分」がいるからです。「ここは折れてみるのもいいかな」と主体的に考え選択しているわけです。この思考形態にいわゆる「ストレス[167]」は生じません。「いやだ，いやだ」「本当はああしたかった，こうしたかった」という不本意な決断に押し流されているときは主体性は（なくなりはしないものの）大きく損なわれ，そして，いわゆる「ストレ

---

[167] ストレス stress ということばはよく使われるものの，実に曖昧な概念です。「あなたはどのようなときにストレスを感じますか」「あなたはどのようにして自分のストレスを解消していますか」などと質問されても，健康な人は「ストレス」を感じないので答えようがありません。あるいは「自分にも何かストレスはあるのだろうか」と半信半疑のまま（答えようのない質問に対して）適当に返答することになります。

ス」が強く生じます。

⑶　自我意識

　自我意識とは，⑴の豊かな「感情」によって，⑵の「主体性」をいかんなく発揮して，ものごとを判断し取捨選択・自己決定しつつある状態です。それは（その前後のプロセスと比べて）相対的にゆっくりと流れる選択的・能動的な情報処理プロセスであり，そのため，決定（行動を起こすまでの時間）を遅延させることになりますから，このプロセスは情報処理の「ボトルネック」になります。

　このプロセスは情報処理スピードの面ではボトルネックになるものの，決断は極力速やかに行われなければ，生き残り競争に勝つことはできません（時間が十分にあって，熟考を重ねられる状況，あるいは深い思索の時間をもてる状況は，日常生活を振り返ればわかるとおり一般にそれほど多くはありません）。したがって，ボトルネックとはいっても限度があります。生き残りのチャンスを増やすために「思考・決断」するのに，ネズミなどの反射的行動よりは時間がかかるという意味合いにすぎません。今すぐに決めなければならないことがらがあるときの「時間をかける」あるいは「ボトルネック」というのは「優柔不断」とは意味合いが違い，まったくの別物です。ヒトの場合，高度に発達した知性が複雑な状況下で難しい決断をすばやく的確に選択することを可能にします。

　ヒトの中枢神経系は選択的・能動的な情報処理によって生存チャンスを増やす方向に進化しました。「思いめぐらせている」ときに自我意識は生じますが，そのときにより豊かな「感情」，より確立した「主体性」，より明瞭・明晰な「自我意識」がよりいっそうスピーディで的確な意思決定を可能にします。そのためには当然「より優れた知性」が欠かせず，また，豊富な経験や訓練が欠かせません。

2．情報処理のメカニズム

フォアグラウンドでの情報処理とバックグラウンドでの情報処理

(1) フォアグラウンドでの情報処理

たとえば，読書をしているとき，車を運転しているとき，スポーツ競技を行っているときなどには，多くの判断は「無意識・反射的」に瞬時に行われます。読書中は，周囲の雑音をある程度シャットアウトし，比較的自動的にページをめくり，本の文面に集中していますが，声をかけられたり気になるフレーズが耳に入ってきたりすると注意（すなわち意識）はそちらの方向に向けられます。車の運転中に助手席の人と会話し，その会話に比較的集中していても，不測の事態（急に人が飛び出してくる，急に割り込んでくる車があるなど），あるいは，信号が赤に変わるなどの状況変化に対して，すばやく意識（注意・集中力）の方向は切り替わります。ボールスポーツをしていて，いつものラリーをくり返しているときには体はほぼ自動的に動いていますが，ボールがイレギュラーな軌道を描くと，意識は研ぎ澄まされ，いくつかの対応策をすばやく頭のなかでめぐらせます（いくつかの選択肢をすばやくシミュレーションし，そのなかから1つの対応策をすばやく選択します）。

読書中も車の運転中もスポーツ中も，多くの行動は「無意識の情報処理」（バックグラウンドでの情報処理）によって行われています。しかし，思いがけない状況・何らかの判断を求められる「非定型パターン」の状況に遭遇すると，そちらにすばやく注意が向けられ，それに向けて感覚が研ぎ澄まされ「意識的な情報処理」（フォアグラウンドでの情報処理）に切り替わります（読書中も車の運転中もスポーツ中も，多くの決定は無意識に自動的に行われています。たとえばページをめくる，ページ上で視線を上下または左右に移動させる，車の進行方法に視線を向けつづける，車のハンドルを操作する，アクセルペダルを踏みつづける，飛んできたボールを打ち返すなど些末な動作は自動的に行われています）。

意識的な情報処理過程（フォアグラウンドでの情報処理）とは，「感情＋主体性＋

自我意識」そのものであり，これらは三位一体となって（1つのパッケージとして）機能しているといえます。この3つは，実は1つ1つを切り離して考えることはできません。すなわち，豊かな「感情」によって十分な「主体性」をもって判断し，思いめぐらせてさまざまな選択肢のなかからもっとも適切と考えられる1つの選択肢を選び出し決断しつつある「自我意識」がフォアグラウンドでの情報処理の際には存在しますが，この3つの要素は不可分なものとして働きます。そして，この情報処理は（反射的・受動的ではなく）選択的・能動的ですが，先述のとおり情報処理プロセスのなかのボトルネックになっていて，バックグラウンドでの情報処理よりもはるかに速度が落ちるものの感覚は研ぎ澄まされ，注意力・集中力は高まっています。

　フォアグラウンドでの情報処理は（バックグラウンドでの情報処理と違い）知性を"いかんなく"発揮するものであり[168]，その結果はフィードバックされて学習され，次回以降の機会に生かされ（それはバックグラウンドでの情報処理を含めた次回以降の対応を，より的確なものにし），経験からの学習は生存適応・社会適応に活用されます。

　このプロセスが「自我意識」を生み出します。あるいは「自我意識」そのものであるといえます。「自我意識」ないしは「意識」に関しての議論は，改めて次項「3．意識とは何か」のなかで行います。

⑵ バックグラウンドでの情報処理

　より下等な動物の中枢神経系における情報処理は，この「感情＋主体性＋自我意識」が1つのパッケージとなって行われる「フォアグラウンドでの情報処理」とは対極にあるメカニズムで行われます。すなわち，それは環境（周囲の状況）の変化などに対してもっぱら「反射的・受動的」に行われる情報処理です。そこが「フォアグラウンドでの情報処理」（感情＋主体性＋自我意識が一体となって行われる「選択的・能動的」な情報処理）とは決定的に違う点で，そのメリットは何と

---

[168] そもそも前頭前皮質の発達とともに知性（知能）は発達します。脚注11および脚注44を参照してください。

いっても「迅速な対応」「俊敏な反応」という点にあります。瞬時に反応するスピード感（即応性）は生き残り競争において大きなアドバンテージになります。しかし，いいかえると，そのような情報処理プロセスは，ヒトにおける「バックグラウンドでの情報処理」と同様に，「感情」「主体性」「自我意識」を生じません。

　動物が高等になるほどに（イルカや霊長類あるいは一部の鳥類のように，あるいはイヌのレベルでもそうですが，中枢神経系のなかでもとくに前頭葉が発達してくると）ただ単に反射的・受動的に行動を決定するのではなく，いく分かの駆け引きなどを行えるようになります。要するに「フォアグラウンドでの情報処理」と「バックグラウンドでの情報処理」への情報処理プロセスの分離（フォアグラウンドでの情報処理の発生・進化）が生じます。「フォアグラウンドでの情報処理」をもっとも発達・進化させたのが私たちヒトです。ヒトにおいては前頭葉が発達して豊かな「感情＋主体性＋自我意識」が一体となって，その力をいかんなく発揮します。

　ヒトでは，フォアグラウンドにおける豊かな「感情＋主体性＋自我意識」を用いた情報処理の結果は学習されて豊かな記憶の貯蔵庫を満たし，バックグラウンドでの情報処理にも生かされ，高度な作業を無意識に（バックグラウンドで）難なくこなせるようになります。先ほどの例でいえば読書や車の運転やスポーツ競技であり[169]，その他の多くの高度で洗練された動作（楽器の演奏などはとくに高度です）がこれに含まれます。

(3) 情報処理の巧みさ（前景処理・背景処理・注意喚起〜DMN, CEN, SN という考えかたとの関連）

　さて，これ以降は「フォアグラウンドでの情報処理」と「バックグラウンドでの情報処理」に対して，次のような呼びかたをしてみたいと思います。すなわ

---

[169] たとえば，小学校で一所懸命文字を学び九九を覚え，身内の誰かに自転車のこぎかたを教えてもらい練習し，教習所で車の運転を練習し，スポーツ競技を初心者コースから鍛えられ，それらは訓練を積むことでやがてすっかり身について「無意識」に行えるようになっていきます。

ち，

(a)　フォアグラウンドでの情報処理：意識の前景に立った情報処理なので「前景処理」と仮称し，そのしくみを「前景処理システム」（主に前頭葉と側頭葉で構成されています）と仮称します。

「前景処理」は，意識的に行われる情報処理（すなわち「感情＋主体性＋自我意識」がセットになって行われる情報処理）であり，選択的・能動的です。

(b)　バックグラウンドでの情報処理：意識の背景で行われる情報処理なので「背景処理」と仮称し，そのしくみを「背景処理システム」（大脳のうち主に前頭葉と側頭葉を除いた領域が受けもちます）と仮称します。

「背景処理」は，無意識的に行われる情報処理であり，（「感情＋主体性＋自我意識」のパッケージを利用せずに実行され）反射的・受動的です。

(c)　フォアグラウンドでの情報処理とバックグラウンドでの情報処理を切り替えるメカニズム：常に周囲にアンテナを張っていて，何か（たとえば身に危険が迫るような何か，あるいは事前の予測と異なる状況の出現）があると注意を喚起して背景処理から前景処理へと情報処理を切り替えるメカニズムですから「注意喚起」と仮称し，そのしくみを「注意喚起システム」（前帯状皮質と前部島皮質などで構成されているようです）と仮称します。

ヒトが情報処理中は常にある程度先までに生じうる状況を予測しつづけ，次に生じる事態（この先に起こる事態）の見込みをつけて行動しています。前景処理システムが先を見越して，雑多な情報処理は背景処理システムに担わせていますが，目論見（当初の想定）どおりではない事態が発生すると（予測と現実との大きな乖離が発生すると），自動的に警報（アラート alert，アラーム alarm）が発出されます（前景処理システムに注意喚起がなされ，切り替わります）。すなわち，背景処理中にスムーズに処理できない非定型パターン（予測外のパターン）の状況に遭遇したときには，前景処理システムに情報処理を迅速にバトンタッチする「切り替えシステム」が作動すると考えられ，この切り替えシステムが「注意喚起システム」です。

ちなみに，睡眠中は前景処理システムが休止しているのに対して，背景処理システムと注意喚起システムは睡眠中も作動しています（すなわち，意識の有無の違いであり，「前景処理」イコール「意識」ですから，当然といえば当然です。alert・alarm ですぐ目が覚め，「意識」すなわち「前景処理」が働き始めます）。

　(1)と(2)で説明したように，ヒトではこのように「前景処理」（いわば意識）と「背景処理」（いわば無意識）が巧みに入れ替わりながら情報処理を行います。マンネリ化した情報処理に感情や主体性や自我意識は不要ですから，背景処理システムで的確かつ速やかに情報処理が行われます。そのほうが生き残り戦術的にも都合がよく，また，大脳におけるエネルギー消費量の節約という点でも効率的です。

　しかし，新たな状況・不測の事態に対しては，ヒトが選択した生き残り戦術である「感情＋主体性＋自我意識」による「選択的・能動的」であり一種「創造的」な情報処理が非常に絶大な威力を発揮することになります。そして，「前景処理」の結果として学習されたものは，省力化と迅速化の面で優れた「背景処理」の質とスピードを改善するために生かされます。

　このように，省エネルギー化をはかりつつ，情報処理は巧みにコントロールされています。

　デフォルトモードネットワーク（DMN[170]）という考えかたが最近話題になってきました[171]。ヒトの脳は仕事や勉強などで頭を使っているときよりも，実は「ボーッとしているとき」のほうが，よりエネルギーを使って活発に動いているらしいとされ（その真偽は不明ですが），この「ボーッとしているとき」に活性化する脳のネットワークのことを DMN と表現するようになりました。それに対し

---

[170] default mode network の略。デフォルトモードには「初期設定」という意味があります。現在のところ，「初期設定ネットワーク（デフォルトモードネットワーク）」の存在を主張する研究者たちも，それが意味するところに関しては，暗中模索の状態です。

[171] 越野英哉ほか：脳内ネットワークの競合と協調 ― デフォルトモードネットワークとワーキングメモリネットワークの相互作用 ―，心理学評論 Vol. 56, No. 3, 376–391, 2013。

て，セントラルエグゼクティブネットワーク（CEN[172]）と呼ばれる情報処理ネットワークがあり，さらにサリエンスネットワーク（SN[173]）というものがあり，SNとは何か不意に生じた事態（新たな状況・不測の事態）などに対して，DMNでの情報処理からCENでの情報処理に切り替えさせるネットワークであるとされます。

　開眼しているとき，ヒトの大脳に入る情報の9割ほどが視覚情報であり，大脳機能の9割ほどが視覚情報の処理にあてられています。また，読書・運転・スポーツなどでの情報処理（多くの演算作業）も大部分はバックグラウンドで（前頭葉と側頭葉を除く領域で）行われています。すなわち，DMNというのは私が「背景処理システム」と呼んだものに相当し，CENとは「前景処理システム」に相当します。そして，何か不測の事態に遭遇したときに（前景処理システムが予測したとおりではない事態が発生したときに）そちらに注意を向けさせるしくみであるSNは「注意喚起システム」に相当します。

　そのように考えるとDMN・CEN・SNなどと呼ばれるやや不可解なネットワークの存在意義・意味合いがよく理解できるのではないでしょうか。

---

[172] DMNに対する存在として，「中央実行ネットワーク（セントラルエグゼクティブネットワーク central executive network，略してCEN）」あるいは「作業記憶ネットワーク（ワーキングメモリネットワーク working memory network，略してWMN）」などと呼ばれるネットワークがあります。仕事や家事や勉強などを実行しているときに活発になるネットワークです。

[173] salience network の略。サリエンスネットワークは，DMNとCENの2つのネットワークの切り替えを行っているネットワークです。「注意喚起」のしくみで，どの情報をDMNに受け渡すか，あるいはCEN（あるいはWMN）に受け渡すかを決めていると考えられています。

図9-1　感情・主体性・自我意識の関係と情報処理

感情・主体性・自我意識の関係と情報処理のメカニズム

感情　予見・駆け引きなどを含む決断や豊かなコミュニケーションに不可欠。

※　感情（共感・反発，喜び・悲しみ，不安・怒り・怖れ，快・不快，好悪の感情・嗜好，興味・関心の有無）によって価値観が与えられると，何が「重要か」「貴重か」「美しいか」「好ましいか」などの決定が可能になる。**感情がなければ，すべてが同価値になり（すべての決断に対する重みづけが同じになり），ヒトは決断できず身動きが取れなくなる。**

主体性　豊かな感情によって明確な価値判断を行い，自己決定能力を遺憾なく発揮している状態。

自我意識　豊かな感情によって主体的に判断し，取捨選択・自己決定しつつある状態。相対的にゆっくり流れる選択的・能動的な情報処理プロセスであり（**ボトルネック・プロセスであり**），決定を遅延させることになる。

※　読書・運転・スポーツなどの場面で，多くは「無意識・反射的な行動・思考（バックグラウンドでの情報処理）」が行われている。**➡しかし，非定型パターン（思いがけない状況・何らかの判断を求められる状況など）に遭遇すると，感覚が研ぎ澄まされ**「意識的な情報処理（フォアグラウンドでの情報処理）」**が行われる。**

➡「意識的な情報処理過程」は自我意識＋感情＋主体性そのものであり，それらは三位一体となって（1つのパッケージとして）機能する。

※　その対極にあるのが多くの動物のCNSであり，環境変化などに「反射的・受動的」で迅速な反応を示し，感情・主体性・自我意識を生じない「バックグラウンドの情報処理」に近くなる。

　ヒトでは，豊かな「感情」によって，「主体的」で明確な価値判断を下し，今まさに自分が取捨選択し自己決定しつつあるという「自我意識」が存在し，それはヒトの高度な情報処理プロセスにおける非常に重要な構成要素になります。この「感情＋主体性＋自我意識」は三位一体になって働き（パッケージ化されていて），それぞれを切り離して考えることはできません。

3．意識とは何か

前景処理（フォアグラウンドでの情報処理）そのもの

　状況を勘案し，思いをめぐらせているとき，すなわち自分自身が豊かな「感情」によってさまざまなものごとに重みづけをし，「主体性」をいかんなく発揮し，自分がまさに「いろいろな選択肢を考えだし，その中からもっとも適切であると思われるものを選びだし，決断し，実行しよう」としているとき，すなわち，情報処理のなかでもっとも処理時間を要する前景処理（フォアグラウンドでの情報処理）を行っているとき，それは「ボトルネック」のプロセスになります[174]。そして，まさにその瞬間こそが（ボトルネックのプロセスであるがゆえに）「自我意識」および「意識」を生みだします。あるいはその瞬間こそが「自我意識」「意識」そのものになる，といえます。

　感情と主体性を活用し（相対的に）比較的ゆっくりと「思いめぐらす」情報処理プロセスである前景処理こそが「自我意識」であり，それを単に「意識」とも呼びます。瞬時の反射的情報処理ではなく「思いめぐらす」「思いめぐらさなければならない」プロセスであるからこそ，すなわち，それなりの時間をかけて選択的・能動的な情報処理を行っているプロセスであるからこそ，そこに「自我意識」ないしは「意識」が生じます。感情や主体性が希薄な場合は「自我意識」ではなく，単に「意識」と呼ぶことが多くなります。思いめぐらす程度によって「意識」のレベルは変化し，何気なく行う言動は「無意識」に近づきます。

　瞬時の反射的情報処理においては「意識」も「自我意識」も生じません。背景処理（バックグラウンドでの情報処理）は前頭葉・側頭葉をスルーして行われる

---

[174] 第4章「3．いわゆる認知症の本質　(5)認知機能とは」の項でも述べたとおり，前頭葉を主体とするループ状の思考回路は前景処理（フォアグラウンドでの情報処理）を担っており，①認知する，②状況を判断する，③感情による重みづけをする，④過去の記憶を参照する，そして⑤意思決定する，⑥行為の指令を行う，などの一連の情報処理を行います。
前景処理のプロセスは，③〜⑤をスルーして実行される背景処理（バックグラウンドでの情報処理）とは比べものにはならないほど時間をかけて（ただし，できるかぎり迅速に）行われます。このプロセスでは非常に主体的・能動的な情報処理が行われています。

「無意識」の（ないしは「意識外」「意識下」の）作業であり，反射的・受動的な情報処理作業です（その作業がいかに複雑なものであっても，それはあくまでも「いわゆる単純作業」といえます）から，そこに「意識」は生じません。

　しかし，感覚を研ぎ澄まし，周囲のあらゆることに注意力・集中力を注ぎ込み，自己表現能力・状況把握能力・現実検討能力・自己決定能力などをいかんなく発揮し，もっとも適切な決断を下そうと前頭葉を十分に働かせているとき（決断までにある程度の集中力・時間を要するとき），そこには「自我意識」が強く生じます。「自我意識」とは，「意識」のなかでもとくに注意力・集中力を研ぎ澄ましつつ思いや考えをめぐらせている状態であり，「とくに明晰になっているときの意識」です[175]。

　したがって，脊椎動物のなかでも下等な動物になればなるほど，ただ単に「覚醒しているだけ」の非常に未分化な「意識」しか存在せず，ほとんど「無意識」としか呼べないものになります。鳥類や哺乳類など（のなかの一部のように）高等なものになるにつれてさまざまな「駆け引き」が上手になり，そうするとそれなりの「意識」がめばえてきます（あるいは魚類・爬虫類でもある程度の駆け引き，すなわち意識は存在します）。自己と他者を区別して認識しているからこその「駆け引き」という選択性・能動性（選択的・能動的情報処理）ですから，そこに「自我意識」が存在すると考えられます。ただし，ヒトのようにいろいろなことがらに思いをはせ，ものごとを抽象化・言語化して行う情報処理は行われず（おそら

---

[175] 「自我意識の視野内」にあるものが「意識」，「自我意識の視野外」はすべて「無意識」「意識下」「意識外」などと呼ぶことができます。覚醒→半覚醒→睡眠という順に覚醒レベルが下がっていくと，それに伴って「意識」レベルも徐々に下がっていきます。
　感情と主体性をもった自分が周囲を認識できている状態が「意識」です。そのうちの「自我意識」とは，自分が豊かな感情を駆使して主体性をいかんなく発揮して，今まさに多くのことがらをしっかりと認識し，状況判断し，これからとるべき行動をみずから決定しようとしている状態のことで，「感情や主体性を強く伴う意識」の状態のことです。「意識」のなかでもとくに「自分は今まさに能動的に機能している」と明確に認識している状態であり，この認識を「自我意識」と呼び変えることができます。意識と自我意識の違いはさほど大きなものではなく，「意識」の中核部分を「自我意識」と呼ぶ，ないしは「意識」が鮮明な状態のときが「自我意識」である，とも言い換えられます。自我意識も注意力・集中力の程度（高低・強弱）によってそのレベルが変化し，低くなる（弱まる）と単に「意識」としか呼べないものになります。

く）「内声」はないので[176]，複雑な論理的思考は困難なはずです。また，その生物の生存に必要な，眼前に存在することがらについてのごく限局された範囲での思考しか生まれないはずです。それに対して，ヒトは過去のできごとやいろいろな想い，未来や未知のことを含めた"あらゆること"に思いをはせます。

　ヒトに至って前景処理が，言語化による非常に論理的な思考に発展し，それによって思考の筋道を逐一追って考えることのできるより鮮明な「自我意識」が生じるようになったと考えられます。ヒト以外の高等動物に存在するのは「論理的」（すなわち，因果関係などを綿密に考察する）というよりも「情緒的」「情動的」なほうに傾いた「自我意識」です。

　私たちが今まさに，この本を読み，思索にふけり，ふと周囲を見渡して何かを思い，何かの意思決定をしたとき，文章から想起されるさまざまなことがらに思いをはせたとき，今まさに自分はこの本を読んでいるという事実に思い至ったとき，その認識のプロセスそれ自体がまさに明晰な「自我意識」になります。あるいは読書をしていて「感銘を受ける」こともあるでしょう。そのプロセスが「自我意識」そのものです。「主体的に行動している自分の存在」「豊かな感情を発露している自分の存在」を認識したとき，それがまさに「自我意識」なのです。文章を読んでいるうちに理解が及ばなくなり，頭がボーッとしてくると「自我意識」は薄れていきます。整理しましょう。

(a)　反射的・受動的な情報処理：そこには，入力情報（視覚入力や聴覚入力などさまざまな感覚入力）をただひたすら反射的に処理しつづける演算システムとしての「中枢神経系」が存在するだけです。
　　　「意識」とはまったく無縁な情報処理（単純な演算）が行われているだけです。視界に入るもの・耳から入るものなどはあっても，その情報が前頭葉に到達することはなく，背景処理（無意識・意識下・意識外の処理）が行われるのみであり，そこには「意識」はなく，ただ「迅速に演算する中枢神経系」だけが存在します。

---

[176] ある種の動物は，仲間とのコミュニケーションをはかるための簡単な「ことば」「合図の鳴き声・動作」をもっている可能性はありますが，生存に必要なごく限局されたコミュニケーション手段しかもっていないと考えられます。

(b)　選択的・能動的な情報処理：多少なりとも「学習能力」をもつ脳には，前頭葉での情報処理がめばえます（選択し能動的に情報処理を行うとき，その結果を学習するプロセスが生まれます）。何かを選択し，結果を学習するレベルに応じて強い「意識」が生じてきます。

前頭葉と側頭葉を駆使して行う前景処理のプロセスそのものが「自我意識」あるいは「意識」であり，前頭葉と側頭葉をあまり使わない（あるいは，言語化しない）情報処理は，その程度に応じて「自我意識」「意識」のレベルが低下し薄れていき，そして「意識」は消えていきます。感情や主体性が減じるにしたがって「意識」のレベルは下がっていきます。

なお，「意識」があるときは常に何らかの「前景処理」が多かれ少なかれ行われています。「前景処理」イコール「意識（ないしは自我意識）」だからです。ぼんやりしているときと必死に何かに思いをめぐらせているとき・集中して論理思考を行っているときとでは「自我意識」のレベルがまったく異なります。

第10章　精神疾患の精神療法・薬物療法

精神疾患の治しかた，すなわち，

　　○精神療法

　　○薬物療法

について，あらためて整理しながら説明します。

1. 精神疾患の精神療法

思考パターン・行動パターンを変えるためのアドバイス

ここでは各プロセスに対する精神療法の要点をまとめます。

「精神療法」の要点は，人が（精神的に）健康に生きるために有用な思考方法や生活のしかたを伝えることです。それは，各プロセスの状態に陥っている人にとって役に立つとともに，啓発的な意味合いをもちます。なぜならば，どのような思考パターン・行動パターンが精神疾患と結びつき，そこから抜け出すにはどのように思考し行動したらよいのかを知ることは，私たちが精神疾患の状態に陥らず「心の健康状態を良好に保つ」ための重要なヒントを与えてくれるからです。

(1) 精神力枯渇プロセスの思考パターン・行動パターンを変える

過度の勤勉性は，1日の活動時間のうちの後半になって激しい疲労（電池切れ）を惹き起こします。没頭しやすく，せっかちに行動する人は，休息をとることをギリギリまで後まわしにしてしまうために「電池切れ状態」に陥りやすく，その結果，1日の後半に疲労感（易疲労感）・眠気・だるさ・イライラ感・不安感などが生じます。それを避けるためには，以下の(a)〜(c)を心がける必要があります。すなわち，

(a) せっかちに行動しない。完璧主義にならない。

ふだんはのんびり十分に休んでいても，いったん何かを始めると一気に最後までやってしまわなければ気が済まない「せっかちさ」「没頭性」，やるからにはきちんとやってしまわなければ気が済まない「完璧主義」[177]などが精神力枯渇プロセスの「電池切れ状態」を惹き起こします。性急・没頭・完璧主義などの思考・

---

[177] なお，「完璧主義」は半ば主体性を失っている状態であるということについては，第3章「2．主体性喪失プロセス　(8)主体性喪失プロセスにおける大脳萎縮」の項のなかでも触れたとおりです。

行動パターンは，目の前のことに集中しすぎて休息を後まわしにしてしまう結果，いずれの場合も（活動の後半に）一気に激しい疲労状態に陥ることになります。

「電池切れ状態」に陥るのを避けるためには，もちろん性急さを避け，１つの作業に集中しすぎないように心がける必要がありますが，そのためには，

　　　一息入れつつ何ごともほどほどに行う

練習が大事です。「ペース配分を考え，オーバーワークを避ける」「完璧にこなそうとせず，適当さを身につける（何ごともほどほどに行うように心がける）」練習です。１日の活動時間の終わりになお精神的ゆとりを残しておくというペース配分の練習です。

　(b)　「調子が良くても，調子に乗らない」が大原則。

　これは精神力枯渇プロセスの治療法の項で説明したとおりです。１日の活動を始めてすぐに「今は調子がいいから，今のうちにあれもこれも」と一気にやってしまおうとすると，その後に大きな反動（急激な電池切れによる不調）を生じることになります。

　　調子がよくても調子に乗らない

　　（調子がよくても無理せずほどほどに）

という大原則を念頭に置いて常にペース配分を考え，オーバーワークを避ける練習が大切です。

　(c)　好不調の波は自ら作り出していることに気づく。

　これは主体性喪失プロセスが改善しつつあるときにも当てはまることです。逆にいうと，実は主体性喪失プロセスが改善（軽快）してくると，精神力枯渇プロセスの状態が前面に現われてくる場合が多いのです。すなわち，「過度の勤勉性」と「過度の協調性」はリンクして生じやすい病態であり，過度の協調性による慢性的な疲弊状態は，過度の勤勉性による一時的な電池切れ状態をふだんは覆い隠しています（ここでは疲労感の有無が大きな役割を果たします）。したがって，主体性喪失プロセスが改善しつつあるときには，精神力枯渇プロセスが現われてきていないかを注視し確認する必要があります。一般に好不調の波が現われ始めたら，それは主体性喪失プロセスが改善しつつあることを意味します。したがって，

　　好不調の波は自らが作り出している波であり，好不調の波が現われたならば
　　病状は改善（快方）に向かっている

という認識をもつように，と説明します。主体性喪失プロセスの患者さんに精神
力枯渇プロセスが生じていれば，ここで説明したような精神力枯渇プロセスに対
する精神療法を加えていく必要があります。すなわち，

　　調子に乗らない，そして，ペース配分を考える

ことが重要です。

(2) 主体性喪失プロセスの思考パターン・行動パターンを変える

　過度の協調性による「疲れ知らずの状態」は慢性的な疲弊状態をもたらし，慢
性的疲弊状態はマイナス思考を生じます。睡眠中も含めて四六時中つづくシミュ
レーション思考（とくに対人関係において，相手の心中を憶測・邪推しつづけ，睡
眠中も含めてループ状に際限なくつづくマイナス思考）は慢性的疲弊状態をさらに
強めます。その結果，睡眠によって（マイナスのシミュレーション思考は睡眠中に
もっとも強まるため，疲れがリセットされるどころか）マイナス思考はいっそう強
まり，この負の循環から抜け出せなくなります[178]。それに対して健康なときに人
は皆能天気でプラス思考で，くよくよと考えつづけることはありません。「なる
ようになる」「終わったことはしかたがない」と気持ちを素早く切り替えられ，
睡眠中も（入眠前に思考が完結しているので）前頭葉・側頭葉がオーバーワーク状
態に陥ることなく，1日のうちに生じた疲れは睡眠によってリセットされます。

　シミュレーション思考は，前頭葉・側頭葉のオーバーワークによる同部位の激
しい疲弊と同部位の大脳萎縮をもたらし，自我意識の障害・感情の鈍麻・主体性
の喪失，あるいは優柔不断（判断力・決断力の低下）などをもたらします。また，
ものごとを悪いほうにぐるぐる考えつづける「自生思考」を生じます。

　このときには，以下の(a)〜(e)を心がける必要があります。すなわち，

---

[178] 睡眠薬を服用してそれなりに眠ることができた（覚醒していなかった）としても，起床時の
　　寝足りなさは改善しません。なぜならば，睡眠薬では睡眠中のマイナス思考を止めることは
　　できないからです。（抗精神病薬を使用しなければ）起きていても眠っていてもシミュレー
　　ションしつづけるマイナス思考を止めることはできません。

(a) 他者に気をまわしすぎない。気を遣いすぎない。

　他者に気を遣いすぎず，他者の心中を邪推・憶測しすぎないことが大切です。人の心のなかを探ろうとしても，それは誰にとっても不可能なことであり，そもそも当人（他者自身）にもわからないことです。人の心は定まらず，いろいろな想念・感情がわいては消えていきます。そのような「不可知」なものを正確に探ろうとすること自体がほぼ無意味な作業です。そもそも，

　　人は人，自分は自分

です。そのように考えられるようになると，他者との健全な距離感を保てるようになり，主体性を少しずつ取り戻していくことができます。

(b) いい意味の諦め，いい意味の開き直りをもつ。

　分析のしすぎ（とくに延々と分析しつづける行為）は大脳を疲れさせます。「分析」といえば格好いいのですが，要するに「邪推」「疑心暗鬼」であり，ときに「自己憐憫」です。主体性喪失プロセスの項で詳述したので，多くは触れませんが，要するに，

　　「いい意味の諦め」と「いい意味の開き直り」

　　（すなわち「なるようになる」「終わったことはしかたがない」と考えて気持ちを

　　切り替えること）

の練習が大切です。自分自身に対して（「自分」から「もう一人の自分」に対して）このように「言い聞かせつづける」ことをくり返すことで，自分自身のマイナスの思考パターンを少しずつプラスの思考パターンに変えていくことができます。

(c) 疲れ知らずになっているので，疲れる前に休息をとる。

　疲労感が欠如し「疲れ知らずの状態」になっているので，「疲れたら休む」という対応は意味をなしません。なぜならば，それではいつまでたっても休息をとることができないからです。「疲れ知らずの状態」の場合は疲労を感じなくても一息入れつつ行動し，余力を残しつづけることが大事です。何かを成し遂げてから休むのではなく，

　　疲れる前に一息入れる

という習慣をつける必要があります。

　「ガンバル」（ヒマがあれば何かをしている）のではなく「ぐうたら」（ヒマを見つけて休息をとる）が大事です。たとえば，野生動物を見てみましょう。アフリカ

のサバンナ（熱帯の草原地帯）で生きるヌーやオリックス（ウシ科の草食動物）などは、いつも逃げる練習をしていません。いつも余念なく逃げる練習をしていたならば、いざライオンに襲われたときにヘロヘロで逃げ切れず，捕食されてしまいます。一方の肉食動物ライオンはどうでしょう。ライオンがいつも狩りの練習をしていたならば、いざ空腹でヌーやオリックスを追いかけようとしたときにヘロヘロで獲物に逃げられ，飢え死にしてしまいます。草食動物はのんびりと草をはみ，肉食動物はのんびりと休息をとり，体力の温存を図ります。野生の動物は「ガンバル」（ヒマがあれば何かをしている）ではなくて「ぐうたら」（ヒマがあれば休息をとる）を実践しているからこそ，いざというときに俊敏に逃げきることができ，俊敏に獲物を捕獲することができ，どちらも生き延びられるのです。

「ヒマがあれば何かをしていなければならない」と考えるのは"主体性喪失プロセス状態にあるヒト"だけです。「さあ，休日には何をしよう」「3連休だ。いったい何をやって時間を潰したらいいのだろう」と当惑するのは主体性喪失プロセス患者さんないしはその予備軍です。

　休日は「休む日」です。したがって，

　　「ガンバル」（ヒマがあれば何かをしている）ではなくて「ぐうたら」（ヒマがあれば休息をとる）が大事

であることを念頭に置き，それをひたすら練習する必要があります。

　(d)　症状が強まったときには「疲れている」と認識するように心がける。

　主体性喪失プロセスでは「疲労感の欠如」があり，「疲労」を認識できません。しかし，「全身のだるさ」「気力の減退」「マイナスのぐるぐる思考」などが"強まったこと"は自覚できるので，そのような症状の増強が生じたときには「自分は疲れている」と認識する練習はとても役に立ちます。「疲れているという認識」は「疲労感」の代替物になります。なぜならば，「疲れている」と認識して，そこからいっそう頑張ってしまうことはあり得ないからです。

　このようにして，

　　症状が強まったときには「疲れている」と認識する

ことをくり返し練習するうちに，やがて本物の「疲労感」が生まれてきます。

　(e)　優先順位をつける。

　ものごとに優先順位をつける練習は大事です。まず優先順位の高いものを見つ

け，それから取り組んでいくことです。優先順位の低いものは後まわしにしたり省いたりして，優先順位の高いものを行った後に休息の時間を確保できるようになれば申し分ありません。疲労感が欠如しているので，優先順位をつけられるようになると「疲れる前に一息入れる」というペース配分が徐々に上手になり，慢性的な疲弊状態から脱していくことができます。

　ものごとに優先順位をつけて，優先順位の高いものを終えたら，いったん休息を入れる

ことを練習します（**図10-1**を参照してください）。

図10-1　優先順位をつける（優先順位の低いものより，休息を優先する）

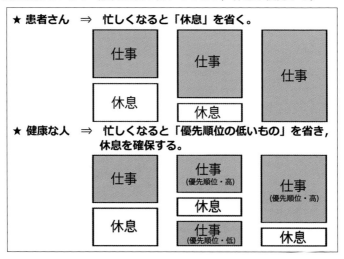

　ものごとの優先順位がわかってくると，「休息」の取りかたが徐々にうまくなり，慢性的な疲弊状態を持続させず，それを回避することができるようになります。

　これら(a)〜(e)を実践しているうちに主体性喪失プロセスが改善していき，やがて「疲れた」という認識（疲労感や易疲労感）が生じてきます。この時点で「精神力枯渇プロセス」に移行し始めている（主体性喪失プロセスが改善してきている）ことがわかります。なお，精神力枯渇プロセスを経ずに改善することもあります。

なお，第3章「2．主体性喪失プロセス　⑾精神療法（他者に気を遣わない思考パターンの練習）」の項で⒜を含めた最重要ポイントを詳しく説明しましたので，改めて参照し直してみてください。

⑶ 脆弱脳プロセスの思考パターン・行動パターンを変える

没頭しすぎ，睡眠不足，目を使う作業への長時間の集中，シミュレーション思考の持続（主体性喪失プロセス）などで大脳が過度に疲労すると，大脳の「興奮状態」が惹き起こされ，それらの慢性的な持続によって「過敏性が亢進した状態」が生じ，さまざまな大脳機能不全をきたします。すなわち，もの忘れ，情緒不安定，知覚過敏や神経過敏，抑制の欠如などの症状が生じます。

したがって，大脳が過労状態に陥らないようにするために⒜〜⒟のような工夫が必要です。すなわち，

⒜　大脳に入る情報のおよそ90％は視覚情報である。

長時間集中してTVやビデオ視聴・パソコン作業・スマホ・ゲームなど目を使う作業をつづけていると，大脳はもともと視覚情報の処理にその機能の9割ほどを使っていて，そのうえさらに（スマホやゲームなどでは）画面を凝視しつづけるために（眼球の長さや向きの調整，毛様体や虹彩の調整のために）眼筋を微調整しつづけなければならず，また，手指の巧緻運動を絶え間なく継続するために多くの筋肉を微細に調整しつづけるため，大脳運動野は酷使されることになります[179]。目を使う作業への過度の集中は大脳を極度に酷使し疲れさせるので，

**　脳を休めるためには，目を使う作業に集中しすぎない**

ことが重要です。

1つ例を挙げるならば（これは主体性喪失プロセスを併せもつ人の場合になりますが），たとえば夜不眠のとき，いい意味の諦めをもって閉眼臥床していると（ただ目を閉じて横になっていると），眠らなくても脳の疲れはとれます。このときぐ

---

[179] **図10-2**およびその解説を参照してください。大脳頭頂葉の運動野（そして感覚野）のかなり大きな領域がこの2つの小さな体の部位（眼筋と手指を動かす小さな筋肉）の調整のために使われています。

るぐる考えてしまい寝つけないからといって大量の睡眠薬を服用して眠ろうとしても不眠は解消されません。抗精神病薬を服用してぐるぐる思考を止め，かつ，〈眠ろう，眠ろう〉〈眠らなければ〉などとは考えずに〈閉眼臥床さえしていれば脳の疲れは取れるのだから，眠れなければ眠らなくてもしかたがない〉と開き直り，自分にそう言い聞かせつづけることです[180]。すると，意外と眠れるようになり，（眠らなくても閉眼さえしていれば）案外翌日の寝足りなさは改善します。夜不眠でも（睡眠障害があっても），睡眠時間と合わせて合計7時間程度「いい意味の諦めをもって"閉眼"し臥床している」と，眠らなくてもかなりの程度大脳の疲れはとれます。すなわち，

　　夜不眠でも，いい意味の諦めをもって最低7時間は閉眼臥床している

　　　（眠らなくていいので，目を閉じて横になっている）

ことです。

　仕事・家事・学業・趣味などを行っている間も，ときどき目を休めると大脳の疲労を軽減することができ，心身の疲労回復に役立ちます。

---

[180] 標準の睡眠時間は約7時間です。7時間十分に眠ることができればいいのですが，例えば「働きかた改革」以前は（おそらく今も），医師は日勤業務を終えた後，当直勤務（夜間に時間外の救急患者さんが来れば外来診療をし，入院患者さんに何かあれば入院患者さんの診療をしたりいろいろな指示を出したりします）を行い，翌朝からはもう1日夕方までの日勤診療が待っています。当直中「どうせまた起こされるのだから」と起きてTVを見ていたり本や雑誌を見ていたりしたのでは，寝不足と疲労のために翌夕までの勤務をまともに行えませんが，睡眠をとれなくても夜間のドクターコールがくるまでひたすら目を閉じて横になっていると翌日の夕方まで何とか仕事をこなせます。

　7時間（ないしはそれ以上）の「閉眼臥床」は脳の疲れをとるのに有効です。視覚情報をシャットアウトして臥床していると，脳の疲れはかなり取れるものです。もちろん，毎日そのような激務をつづけていては心身がもちませんが……。

図10-2　脳のなかのホムンクルス ── 頭頂葉の感覚野と運動野（ウィキペディアより）

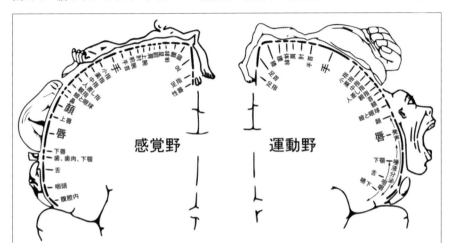

　ホムンクルス（Homunculus, ラテン語で小人の意味）の図は皆さんも必ずどこかで目にされたことがあると思います。全身の感覚器や運動器がそれぞれ（大脳頭頂葉の皮質の）感覚野と運動野のどのあたりにどの程度の領域を占めているかをわかりやすく図示したもので，まるで頭のなかの小人を描いたように見えることから「脳のなかのホムンクルス」と呼ばれています。
　脚を動かすことに比べると，手や手指の運動がいかに脳を酷使するかがわかります。また，この図ではわかりにくいのですが，眼筋（眼球を動かす筋肉は上直筋・下直筋・内側直筋・外側直筋・上斜筋・下斜筋という「外眼筋」であり，毛様体という眼球のレンズの厚みを調整する筋肉や虹彩の大きさを調整する筋肉は「内眼筋」です）の長さを絶えず微調整することは，それに関連する領域の大脳皮質の神経回路を集中的に使用しつづけ酷使することになります。眼筋も疲れますが，同じ回路の集中的な使用は脳の疲労を強めます。

　(b)　集中しすぎると大脳が疲れるので，「ながら作業」が好ましい。

　何か１つの作業に集中しすぎると，大脳の同じ神経回路を集中的に使用することになるので，大脳を急速に疲れさせます。あまり１つの作業に集中しすぎず「ながら勉強」「ながら作業」をすることが望ましいといわれます。子供さんなら勉強部屋に追いやり勉強机に向かわせるのではなく居間で家族とおしゃべりをしながら，あるいはTVを見ながらの勉強が好ましいといわれますし，事務などの作業中は音楽を聴いたり，ときにはおしゃべりをしたり，ちょっと立ち上がった

り椅子の上で伸びをしたりして姿勢を変えてみるのもいいでしょう。

　　ながら作業（ながら勉強，ながら仕事）は脳の疲れを軽減するばかりではな
　　く，作業に集中しすぎるよりも作業効率が上がる

という事実を知って，実践してみることです。

　作業を短時間でも中断し，ほかのことに目を向けて小休止するだけで，大脳の
同じ回路の集中的な使用を避けることができ，疲れを回避したり疲れからの早め
の回復を可能にします。

　(c)　体を動かすと（運動をすると）大脳は疲れる。

　運動をしないように，と言っているわけではありません。ただ「疲労回復に
運動を」「気分転換に運動を」というのは（疲労回復に対しては）逆効果になる
（かえって自律神経中枢などを含めた中枢神経系を疲れさせる）ことが多い，という
ことを知っておいてほしいのです。運動をすると，大脳は循環器系（心臓や血管
系），内分泌系などを含む全身の各部位に対する非常に高度で繊細な制御に追わ
れることになります。たとえば，運動をすると（筋肉が収縮すると）体内に熱が
発生するので（筋肉を収縮させるタンパクに蓄えられていた化学エネルギーが運動エ
ネルギーと熱エネルギーに変換されるので），汗腺をひろげて発汗を促し，気化熱に
よって必要な分だけ体温を下げるように微妙な調整を行います。運動によって酸
素の需要が増すので，心臓を速く動かし（心拍数を速め，心臓からの血液の拍出量
を増やし），血管をひろげて体中に必要な酸素を供給できるように微妙な調整を
行います。エネルギー源のブドウ糖などが不足しないように内分泌系にもさまざ
まな指令を発します。すなわち，気分転換・疲労回復のつもりでも，

　　運動（体を動かすこと）は大脳を疲れさせる

という事実を知っておく必要があります。疲労回復（大脳の疲労回復）には，運
動は軽めのものにとどめておき，心身ともにリラックスすることが大事です。
「自律神経系の疲れ」は主体性喪失プロセスの状態にない場合でもなかなか認識
できません。文字どおり（意識しなくても）自律的に働いているからです[181]。しか
し，認識されることはなくても「大脳が疲労する」という事実に変わりはありま
せん。

---

[181]　第3章「2．主体性喪失プロセス　(7)自律神経系の症状」を参照してください。

⒟　感情の爆発は大脳の神経細胞を破壊する。

　とくに激怒や号泣などの「感情の爆発」は大脳を極度に疲れさせます。いわば大脳のなかで「電気の嵐」という“噴火”を惹き起こしてしまう状態であり（てんかん発作に伴う大脳内の電気の嵐と似た現象を生じさせる状態であり），それがくり返されると徐々に“噴火”が起こりやすくなり（発火点，ないしは噴火の閾値が下がり），自分自身の大脳を徐々に破壊していきます。感情を激しく爆発させるということは脳にとっては非常に「ハードワーク」になります。それに対して，

　　自分の感情の爆発を抑える努力をする

ことにより，徐々に燃えさかる炎（感情の爆発という“噴火”が頻発する状態・持続する状態）を鎮火・鎮静化させていくことができます。怒りっぽい人や躁状態・軽躁状態にある人には，このような説明をじっくりと行います。ご本人も何となく実感していることなので納得し怒りなどの感情を爆発させることや躁的言動を抑える努力をしてくれます（もちろん薬物治療の併用が必須です）。すると，躁状態は徐々に鎮火（鎮静化）していくことは臨床場面でもよく経験します。

　これら⒜〜⒟を心がけていると大脳脆弱性に伴う諸症状は徐々に改善していきます。

　以上のような思考パターン・行動パターン・生活のしかたを変える努力・練習の継続は，健康を取り戻すためばかりではなく，健康な人が健康を維持・増進するのにも役立ちます。

2. 精神疾患の薬物療法

各薬剤の作用・効果の現われかた（臨床使用経験からの印象）

　抗うつ薬，抗精神病薬，抗てんかん薬，抗不安薬など精神疾患治療薬（向精神薬）の作用メカニズムは，一般的に神経伝達物質の種類やそれが作用する受容体の種類などで分類されて説明されます。精神疾患の成り立ちについての説明も，たとえば統合失調症の「ドパミン仮説[182]」や，うつ病の「モノアミン仮説[183]」などのように，神経伝達物質の過不足が原因であるとする生物学的精神医学の考えかたが主流になっています。

　それに対して，各薬剤の効果の現われかたを神経伝達物質の働きの過不足という側面から離れて臨床的（現象学的）に説明することもできます。それを以下にお示しします。

(1) 抗うつ薬の臨床的な効果の現われかた

　各抗うつ薬の効果（作用）は次のように説明されるのが一般的です。すなわち，SSRI はシナプス間隙に放出されたセロトニンの再取り込みを阻害することによって，シナプス間隙におけるセロトニンを増やす働きがあり，SNRI はセロトニンとノルアドレナリンの再取り込みを阻害してシナプス間隙で両者の働きを

---

[182] 統合失調症は大脳辺縁系における dopamine の過剰によって，あるいは，大脳皮質下のドパミン受容体の感受性の亢進によって惹き起こされる，などとする仮説です。しかし，前頭葉や前帯状皮質などでドパミン受容体結合能がむしろ低下しているとする研究もあり，ドパミン仮説は揺らいでいます。統合失調症を説明するのに，グルタミン酸仮説なども提唱されています。

[183] モノアミン神経伝達物質 monoamine neurotransmitter とはアミノ基を1個だけ含む神経伝達物質の総称です。セロトニン，ノルアドレナリン，アドレナリン，ヒスタミン，ドパミンなどが含まれます。このうちノルアドレナリン，アドレナリン，ドパミンはカテコール基をもつためカテコールアミンと呼ばれます。モノアミン仮説とは，うつ病の原因がセロトニンやノルアドレナリンの涸渇（シナプス間隙における，これらの神経伝達物質の量の低下）によって惹き起こされるとする仮説です。

増し，NaSSA はセロトニンとノルアドレナリンの神経伝達を増やしてそれらの
作用を強めることによって抗うつ効果を発揮すると説明されます。
　しかし，SSRI・SNRI・NaSSA などの抗うつ薬には，現象学的には，
- 精神的エネルギー（気力）を振り込む作用
- それによって，精神的余裕をとりもどす作用

があります。
　精神的エネルギーを振り込み「電池切れ状態」を改善したり防いだりすること
によって，精神力枯渇プロセス（狭義のうつ病）による「易疲労感（疲れやすさ）」
「精神的余裕の低下（気持ちのゆとりのなさ）」などの症状を改善します。それは，
- 社会機能を改善する作用

としても発揮されます。精神的に疲れて社交（周囲と十分なコミュニケーションを
はかりつつ，社会生活を積極的かつ円滑に行うこと）に対する消極性が増強するの
を改善してくれます。
　SSRI や SNRI はパニック障害や強迫性障害と呼ばれる病態の一部に効果を発
揮することがありますが，これは「精神的余裕をとりもどす作用」が関係してい
ると考えられます。セロトニンやノルアドレナリン自体は全身のいろいろな細胞
で（中枢神経系に限らず，各臓器で）いろいろな働きを担っています。中枢神経系
においてセロトニンやノルアドレナリンなどの働きを強める抗うつ薬は，その作
用メカニズムは十分に解明されてはいないものの，精神力枯渇プロセスにおいて
は上記の３点の臨床効果を発揮します。

⑵　抗精神病薬の臨床的な効果の現われかた

　一般的に，抗精神病薬は大脳前頭葉におけるドパミンの過剰などを抑え，統合
失調症の諸症状を改善すると説明されます。
　しかし，抗精神病薬（いわゆる第１世代抗精神病薬と第２世代抗精神病薬の両
方[184]）には，現象学的にみると，

---

[184] 前述のとおり，それぞれ定型抗精神病薬，非定型抗精神病薬とも呼ばれます。**表3-7**を参照
してください。

- ●マイナスのぐるぐる思考（前頭葉などのオーバーワーク・過活動状態）を止め，前頭葉の疲れ（前頭葉の機能不全）を改善する作用

があります。

　主体性喪失プロセスでは大脳前頭葉（および側頭葉）が疲れて機能不全を生じ，「感情が鈍麻する（感情の動きが鈍くなる，感情がわからなくなる）」「主体性（自分というもの）がなくなる」「自我意識が減弱する（希薄化する）」などの症状が出現します。しかし，抗精神病薬は，

- ●感情の鈍麻，主体性の喪失，自我意識の減弱を改善する作用
- ●気力の減退を改善する作用
- ●ぐるぐるとシミュレーションしつづけるマイナス思考を止める作用

などの効果があります。

　主体性喪失プロセス患者さんの場合，抗精神病薬が気力の減退などの症状を改善しますが，抗精神病薬が直接「気力を振り込む」わけではありません。抗精神病薬が前述のとおりの効果を発揮する結果，慢性的な疲弊状態が解消され，気力の減退（および全身倦怠感，思考力の低下，マイナス思考など）が改善するのです。

　直接「気力を振り込む」効果をもつのは抗うつ薬です[185]。

⑶ 抗不安薬の臨床的な効果の現われかた

　ベンゾジアゼピン系抗不安薬やタンドスピロンなどの抗不安薬は，

- ●不安や心身の緊張をやわらげる作用

をもっています。また，ベンゾジアゼピン系抗不安薬には，

- ●疲労感をとる作用

もあります。

　ベンゾジアゼピン系抗不安薬は不安感やイライラ感が増強したときの頓服薬と

---

[185] ただし，抗うつ薬には主体性喪失プロセスの「気力の減退」などの慢性的疲弊状態に対する改善効果をあまり期待できません。なぜならば，主体性喪失プロセスの「気力の減退」はぐるぐる思考（前頭葉のオーバーワーク状態）によって生じているので，抗精神病薬を使用してぐるぐる思考を止めないかぎりは，抗うつ薬でどれほど「気力」を振り込んだとしても，それは「焼け石に水」だからです。

しても使用されます。そのなかでもエチゾラムなどのように服用後の血中濃度の立ち上がりが速い抗不安薬には即効性があり（効果を実感しやすく），そのために「依存」（常用量依存[186]）が生じやすくなります。

　また，タンドスピロンはベンゾジアゼピン系抗不安薬のような依存性が少なく比較的安全な抗不安薬ですが，即効性はなく（頓服薬としては使えず），継続して定期的に服用することによって抗不安作用を発揮します。

⑷ 抗てんかん薬の臨床的な効果の現われかた

「てんかん」とは「慢性的な脳の病気で，脳の神経細胞（ニューロン）の過剰興奮によって起こる発作がくり返される疾患である」とされ，抗てんかん薬は大脳神経細胞に対して「興奮系を抑える」あるいは「抑制系を増強する」という２つのアプローチで作用します。したがって，各種の抗てんかん薬の作用機序は「興奮系を抑える」「抑制系を増強する」あるいは「興奮系を抑え，抑制系を増強する」のいずれかとなります。いずれにしても抗てんかん薬は，神経系の過敏性・興奮状態などを改善することによって，脳の本来の能力（いわば脳のスペック）を取り戻すように働く結果，現象学的には，次のような作用を発揮します。すなわち，抗てんかん薬には，

- 情緒を安定化する作用
- もの忘れ（作業記憶の障害）を改善する作用
- 過剰反応性（知覚過敏・神経過敏）を改善する作用
- 前頭葉機能不全（とくに脱抑制）を改善する作用

などがあります。

　従来から抗てんかん薬は「気分安定薬」とも呼ばれてきましたが，「気分不安定（情緒不安定）の原因は脳波異常である」という認識はあまりなかったようです。しかし，多くの抗てんかん薬が精神疾患の治療薬として開発（創薬）され，

---

[186] ベンゾジアゼピン系薬物の服用によって本来の症状は改善したのに，中止すると反跳現象（退薬症状）が生じるため，断薬（服薬の中止）に踏み切れない状態のことです。（麻薬などのように）薬物に対する耐性ができて同じ効果を得るために使用量がどんどん増えていく依存と区別して，「常用量依存」と呼びます。

適応をとりやすい「てんかん」の治療薬として申請され，その後に「うつ病」や「躁状態」へ適応拡大されてきた経緯があります。この事実によっても示されるように従来の分類でいうところの「てんかん」「うつ病（DSM-5の大うつ病性障害）」「躁うつ病（DSM-5の双極性障害）」などの疾患には，実は深い関連性（要するに病態・精神病理などの重複）があるのです。

「てんかん」といえば，「意識を失った後に全身性のけいれん発作を生じる疾患」（発作波が大脳全体に広がって生じる全般性てんかん発作）という病態を一般的にイメージしがちですが，部分発作（てんかん発作のうちでも，発作波が大脳全体に広がらず限局性に現われるタイプの発作）のほうがはるかに多く，その際には脆弱脳プロセスの項で説明したように，脳にまつわる非常にバラエティに富んだ症状（一過性で発作性に現われる症状，長期間にわたる気分の変調，あるいは精神病様症状の発作性・持続性の出現，思考力の低下など）を惹き起こします。したがって，抗てんかん薬はこれらの症状に対しても効果を発揮します。

　また，第6章「4．従来の精神疾患分類（DSM-III登場以前の分類）を捉え直す」で集約して説明したとおり，従来の精神疾患分類による3大精神疾患（3大精神病），すなわち「うつ病」「統合失調症」「てんかん」という疾患はそれぞれ「似かよった表現型」（見かけの類似）を示す病態をまとめただけのものであって，真の「疾患分類」ではなかったのです。さらに「躁うつ病」（DSM-5では「双極性障害」と呼ばれています）にも同様のことがいえます。そのような事実があるので「てんかん」の治療薬が「うつ病」や「統合失調症」，さらには「躁うつ病」にも効くことがある，という"不思議な現象"が生じるわけです。しかし，プロセス概念で捉え直してみると，実にクリアカットになり，実はまったく不思議な現象ではないことがわかります。

⑸ 発達障害の治療薬の臨床的な効果の現われかた

　覚醒効果によって集中力を高め不注意なミスを減らす，共感性を高め意思疎通性（コミュニケーション）を円滑にする，などの効果があるようです。しかし，今のところ治療薬が発達障害（ADHD）の諸症状に対してなぜ効果があるのかという詳しいメカニズムは十分にはわかっていません。また，各薬剤で効果が異

なりますが，これについては第4章「1．共感性（コミュニケーション能力）の障害，⑶共感性障害（コミュニケーション障害）の治療法」の項で説明しましたので，参照してください。

終章　精神疾患の治療と予防，自殺・認知症対策

終章では，各プロセスの総括を行い，

  ○自殺を予防するために

  ○認知症（後天性の全機能障害）を予防するために

  ○人が健康に生きるために

何が必要かを説明し，まとめとします。

　ヒトはとても社会的な生き物です。そして，そのためにヒト特有の精神疾患（精神病理・神経病理）が生じやすいことがわかりました。

(a)　ヒトのDNAには，社会性を保持し，それをいかんなく発揮するために「勤勉性」「協調性」「自立性」「共感性（コミュニケーション能力）」「知性（知能）」などの形質（能力）がプログラミングされていて，さらにこれらの形質を十分に発揮するために，ヒトのDNAには大脳を効率的に機能させる「大脳の高効率性」という形質もプログラミングされています。

(b)　過度の勤勉性という「誤った思考・行動パターン」が習慣化されると「休息の取りかたが下手になり，精神力が枯渇し，精神的余裕が失われる」という精神病理が生じます。それが精神力枯渇プロセスです。

(c)　過度の協調性という「誤った思考・行動パターン」が習慣化されると「自己表現が下手になり，自分の意見を押し殺すようになり，主体性を喪失する」という精神病理が生じ，その際に疲労感が欠如します。その結果，慢性的な疲弊状態に陥り，マイナス思考が止まらなくなり，さまざまな精神病理や神経病理に発展していきます。それが主体性喪失プロセスです。

(d)　自立性の放棄という「誤った思考・行動パターン」は疲れたときに選択されがちで，それによって「他者に依存する」という精神病理が生じ，言語化による自己表現ができなくなり，自分がとるべき行動の最終的な自己決定や自己責任を回避するようになり，周囲を振り回し他罰的になります。すなわち依存プロセス（依存性）が生じます。

(e)　勤勉性・協調性などをいかんなく発揮するために備わっている「大脳の高効率性」はヒトの脆弱な脳に炎症（過敏性）を惹き起こすという形で「大脳の脆弱性を顕在化」し，作業記憶の障害（もの忘れ），情緒不安定，過敏性，脱抑制，ときに（要素性）幻聴などのさまざまな神経病理や精神病理を生じます。それが脆弱脳プロセスです。

(f)　そのような意味で，精神疾患の多くは「脳の病気（体質的なもの）」であると言えます。しかし，従来の意味（脳のある部位でなぜか一斉にドパミンが溢れる，あるいは一斉にセロトニンやノルアドレナリンが枯渇する，な

どという意味)での「脳の病気」ではありません。

　精神疾患の治療には，脳の養生が必要です。なぜならば，すべての脳機能異常
発現プロセスは「疲れ」が原因になっているといっても過言ではないからです。
すなわち「うつ病」とは実はさまざまな「精神的な疲れ」の状態の総称だったの
です。

　もちろん各プロセスで「疲れ」の種類も原因も異なります。いいかえると，
「疲れ」の種類に応じてさまざまな病態が現われますが，いずれにしてもそれら
は「うつ病」，厳密にいえば「いわゆる"うつ病"という"似かよった表現型"」
をとることによって，私たちに「単一の精神疾患が存在する」という勘違いをさ
せていたのです。しかし，その個々の本質を追究していくと「精神力枯渇プロセ
ス」「主体性喪失プロセス」「脆弱脳プロセス」などに分類できることがわかりま
した。そして，これらのプロセスはいずれも「疲れ」が原因ですから，いずれの
プロセスの場合も治療のためには「脳を休ませる」ことが必要になります。もち
ろん「疲れ」の原因や種類によって「休ませかた」は異なり，それぞれに合わせ
た休ませかたの工夫が必要になります。

　そして，精神力枯渇プロセスは「いわゆる軽症うつ病」という表現型をとるこ
とがあり，それは単なる（一時的な，ときにそれをくり返す）電池切れ状態です。

　主体性喪失プロセスは「メランコリー型うつ病」という表現型をとることがあ
り，それは慢性的な疲弊状態であり，マイナス思考が出現しますが，重症化とと
もに自我の縮小が徐々に強まっていき，それに伴って妄想や（対話性）幻聴など
が現われるようになります。

　脆弱脳プロセスは「ディスチミア型うつ病」という表現型をとることがありま
すが，それが重症化して脳波異常が強まると，緊張病性の病態を呈することがあ
り，ときに全般性てんかん発作などを併発します。

　このように精神病理・神経病理が発展・深化・劇症化することによって，いず
れの"うつ病"も実にバリエーションに富んだものになります。そして，さらに
これらの"うつ病"は図5-2や図6-3で示したように併存したり移行し合ったり
することがあります。このようにして"多種多様に見える精神疾患"あるいは
"精神病理の多種多様な経過"が生じる結果，「精神疾患」を正しく認識すること

をきわめて困難にし，その多様さが私たちを幻惑させてきました[187]。すなわち，私たちは「うつ病」にはいろいろな亜型があり，「統合失調症」にはいろいろな病型がある，という認識の誤りを犯してしまうのです。さらには「認知症」の細分類（アルツハイマー型認知症，レビー小体型認知症，前頭側頭型認知症……など）にも同様の問題があることがわかりました[188]。

しかし，プロセス概念のように根源に遡って疾患の本質・成因（精神病理・神経病理）を解明すると，私たちを困惑・幻惑させてきた一見複雑そうで多種多様に見えていた精神疾患も実は単純明快に説明できるようになります。

そして，共通のキーワードが「疲れ」であることがわかったので，それぞれの「疲れ」に応じた，すなわちそれぞれの「精神疾患・精神病理」の成因に合わせた「脳の養生」が重要であることがわかります。すなわち，

(a) 時間をかけた脳の養生が必要であり，単に休息をとるのではなく「脳の休ませかたの練習」が必要です。

(b) 精神的余裕を保つために「没頭，身構え，性急，完璧主義を避けること」を心がける必要があります。

(c) 主体性を保つために「他者の評価を憶測しすぎず，気を遣いすぎず気を回しすぎないこと」を心がける必要があります。

---

[187] 第6章で説明した（便法としての分類である）「精神力枯渇プロセス＝狭義のうつ病＝軽症うつ病」「主体性喪失プロセス＝広義の統合失調症＝メランコリー型うつ病」「脆弱脳プロセス＝広義のてんかん＝ディスチミア型うつ病」という単純な図式（ただ単に「うつ病」というキーワードだけでくくり分ける方法）は，厳密には成立しません。やはり，「精神力枯渇プロセス」「主体性喪失プロセス」「脆弱脳プロセス」が正式な分類です。各プロセスのなかに従来の「精神疾患分類」ないしは，かつての「うつ病亜型分類」を落とし込んでいくことは可能ですが，各プロセスにはそれ以外の要素が多く含まれていて，精神疾患の本質・成因に関するエッセンスが詰まっています。
　くり返しになりますが，プロセス概念はうつ病分類のためにあるのではなく，精神疾患の本質・成因を説明する概念であり，それにもとづいた分類であり，もっと深いものなのです。

[188] ヒトにはあらゆる物やものごとに対して「類型分類」「色分け」したがる習性があるようですが，そのようなヒトの"習性"が災いして，ときにものごとの本質を見失わせ，見抜けなくさせることがあるようです。しかし，それら一見異なって見えることがらの共通点を見つけ出すことができたならば，ものごとの本質により深く迫る画期的な発見（パラダイムシフトにもつながる視点の転換）が可能になります。

(d) 自立性を保つために（周囲に依存しないために），人はお互いに支え合って生きているものの「自分が周囲に過度に依存してしまっていないか」を，ときどき振り返って確認・点検してみる必要があります。生活のどこかに無理が生じていて，そのつけを周囲に回してしまうために，過度の依存が生じるからです。

(e) 脳の過活動を避けるために「一息入れつつ適度に，というペース配分」を心がける必要があります。

　強く激しい「疲れ」が逃避願望を惹き起こし，その究極型である「自殺」という行動を惹き起こしてしまいます。したがって，自殺予防のためにも各プロセスの成り立ちを十分に把握し，適切に対処していく必要があります。

　精神疾患を的確に診断・治療するためには，各治療薬の現象学的な効果に関する的確な知識を得る（現象学的にどのような臨床効果を期待できるのかを，病態の成因にまで遡って知る）ことが重要です。それとともにプロセス概念を導入する（すなわち，神経伝達物質とその受容体の種類，あるいは神経経路などの同定だけではなく，疾患を現象学的に捉える）必要があります[189]。それによって，精神疾患をより深く理解し，薬物療法・精神療法をより容易かつ効率的に行うことが可能になります（精神疾患の過剰な細分化は，正しい診断・正しい治療法の選択・正しい予防方法などを知ることを困難にするおそれがあります）。

　いわゆる「認知症」（後天性の全機能障害）を防ぐためには，各プロセスの最晩期の状態（大脳機能の荒廃状態）が認知症であるという認識をもつ必要があります。上記の努力を積み重ねることによって，認知症（くり返しになりますが，後天性の全機能障害です）のかなりの部分の予防・治療をより効率的に行うことがで

---

[189] どの神経伝達物質を増やすか減らすか，どの受容体を遮断するかなどの知識は，とくに創薬（新規の治療薬の開発研究）のためには役に立つかもしれません。しかし，そのようにして開発されたとしても，多くの開発薬が臨床的には有用性が認められず，日の目を見ることなく開発が中止されます。神経伝達物質の種類や受容体の種類だけでは治療効果を判定できないようです。

なお，向精神薬（精神疾患治療薬）の臨床治験を行うにはプロセス概念の考えかたが有用であると考えます。なぜならばプロセス概念を用いれば治験薬の標的症状（ないしは標的の病態）が明確になるからです。

きるようになります。何よりもこれらの知見は，健康な人が精神的により健康で幸福な生活・人生を送ることを可能にするための良い道標になると思います。

　このように，プロセス概念で精神疾患の成り立ちを捉え直すことによって，精神疾患を予防する取り組みは容易になり，啓発的な発想も生まれやすくなります。

　私が1980年代から市立稚内病院（稚内市は日本最北端の街です）の精神神経科医長として勤務していたとき，障害者にかかわる多くのかたがた[190]，あるいは障害児者問題に大いに関心をもってくださる地域の多くの有志のかたがたとともに，「地域のなかで豊かに暮らす」というキャッチフレーズのもとに，精神科における長期入院患者さんたち，精神疾患のために働けずひきこもっていた人たち，養護学校（特別支援学校）でいろいろな技能を習得したにもかかわらず卒業後はその技能を活かせずひきこもっていた人たち，身体障害や内部障害の人たち（ペースメーカーを装着している人・人工透析を受けている人たちなど）が，地域の中に入っていき，共同でアパート生活をして（共同住居，グループホーム），共同で作業をして（のちに社会福祉法人「稚内木馬館」が運営することになる小規模共同作業所，通所授産施設），地域のなかで豊かに暮らしていくために（障害者ばかりではなく地域住民も含めて皆が豊かに暮らしていくために）その他のいろいろな場を確保して，地域のお祭り（北門神社祭，白夜祭，木馬館まつりなど）や各種イベントを利用した地域住民たちとの交流の場づくりをして，皆が生き生きと自信をもって生活していけるような地域システムづくりの取り組みが生まれました（これらを総称して「木馬館運動」と呼びます）。私もそのお手伝いをさせていただきました。そのなかで多くの患者さんや障害者の人たちが生き生きと生活し自信をつけ，病状が安定し改善していく姿をたくさん目の当たりにしてきました。ボランティアのかたがたも生き生きとしていました。

　そして，何よりもこの地域は「精神科医療圏」としては北海道内の他地域から

---

[190]　稚内養護学校の先生・保護者の皆さん，宗谷支庁（現宗谷振興局）および稚内市役所の保健師さんやその他のスタッフの皆さん，旭川児童相談所稚内分室のスタッフの皆さん，そして，市立稚内病院精神神経科（現精神科）をはじめとする病院スタッフの皆さんです。

隔絶された特異な地域です。日本海側の留萌市，内陸部の名寄市，オホーツク海側の紋別市に精神科医療機関がありますが，いずれも市立稚内病院から180km離れています。これを単純計算すると，私が勤務していた病院から半径90kmの地域が（稚内市より南方に位置するこれらの地域を除くと，三方ともすべて海に囲まれていますから），利尻・礼文の離島を含めてすべて私が受けもつ精神科医療圏になるわけです。このような地域はおそらく日本全国を見渡しても，ここにしか存在しないのではないでしょうか（世界的にみても珍しいと思います）。大都市に行くと（あるいは田舎町でも）患者Aさんのお父さんはB病院，お姉さんはCクリニック，叔母さんはD医院……などといろいろな精神科にかかっている場合が多いので，一精神科医が精神疾患の家系的な発生状況を把握することなどできません。また，長く勤務すると，すべての患者さんの病気の予後や経過を（患者さんが遠隔地に転居してしまわないかぎりは）把握できます。大都市圏で診療をしていると，いつのまにかAさんもBさんもCさん……も転医してしまうかもしれず，全体として自分の治療がうまくいったのかまずかったのかを把握しきれません。

　今から考えると，とても貴重な経験をさせてもらったわけですし，大変な重責を担っていたわけで，すべての患者さんの人生に対する責任を私は背負っていたのかもしれません。また，道内各地での研修中にもいろいろなかたがたに巡り会えて，いろいろと貴重な経験をさせてもらいました（道内最初の共同住居「朋友荘」を帯広市内につくるPSWたちの活動への参加，精神障害者だけのコロニーを鶴居村につくるために精力的に取り組んでいた医師，コロニーという発想に反対意見を寄せつつもその医師の活動を支援・黙認していた医長の存在，療養所の入院患者さんたちの院外作業に伴って雇用主である事業者さんたちのところに夜や休日に出向いていって行った私自身のいろいろな交渉ごと，などなど）。

　そして，そのような精神科医療機関の外で経験させてもらったさまざまな実体験が私の精神科医としての考えかたにそれなりの幅をもたせてくれたと思っています。

　さて，最後に少し話がそれてしまったかもしれませんが，このような貴重な臨床経験・地域活動の経験を積み重ねてきたことも，私が現在の考えかたに到達するに至った大きな要因になっています。そのような経験を背景にして完成させた

のが，この『精神疾患はなぜ生じるのか』というタイトルの私の精神医学大系です。

　現在世界中で広く使用されている精神疾患の操作的診断基準，すなわち米国のDSM-5（およびその国際版であるICD-10）は，精神疾患（という広大なスペクトラム）を極力細かく切り分けていけば，やがて精緻な診断基準を構築していくことができるはずであるという発想から生まれました。操作的診断基準がここ40年間ほどにわたって世界中の精神医学界（精神科臨床の現場の医師たちおよび精神医学研究者たち）を席巻してきました。それを私は「スペクトラム概念」と呼びました。スペクトラム概念には「生物学的精神医学」という研究方法による補強説明が試みられていますが，その説明は現状ではとても成功したとはいえず，精神医学界はまだまだ混沌としている状況です。DSM-5にもとづくさまざまな考えかた・アイデアが次々に生みだされつづけていますが，精神疾患の的確な成因の説明は見当たらず，精神医学は混乱を極めています。

　一方，かつての「うつ病（とその亜型分類）」「統合失調症（とその病型分類）」「てんかん」（てんかんの大部分は原因不明の「特発性てんかん」に分類されます）という3大精神疾患も，あるいは「躁うつ病」（DSM-5の双極性障害であり，I型・II型などに細分化されています）も「認知症」（アルツハイマー型・レビー小体型などに細分化されています）なども同様に，実は単に類似する表現型をもつもの同士を1つの疾患としてまとめ上げただけの疾患分類であり，まだまだ混乱したままの不完全な疾患分類であったこと（さらには，それぞれの疾患の「細分化」にも根拠がなかったこと）は，第6章などで説明してきたとおりです。

　それに対して私は，精神疾患とは「社会的生き物」であるヒトに特有の精神病理・神経病理であると考えました。その成り立ち・発生メカニズム（脳機能異常発現プロセス）を説明するためにはヒトの本質を探っていかなければならず，「ヒトは社会的な生き物である」という側面に着目していかなければならないことを説明してきました。社会性を担保する形質がいくつかあり（勤勉性，協調性，大脳の高効率性，自立性，共感性，知性など），それらの過不足などによって精神疾患が生じると考えました。細分化を追求するのではなく，本質の追究が重要であると考えて「プロセス概念」に行きつきました。

　そのなかで「認知症」の捉えかた（後天性の全機能障害），「発達障害」の捉え

かた（共感性障害ないしはコミュニケーション障害）にも言及し，「感情」と「主体性」と「自我意識」の関係，「意識」というものの捉えかた（いわば「意識」の解明），「病的体験」と呼ばれる一見不可思議に見える諸症状の成り立ちかたの説明，そのほかさまざまな問題を単純明快に解き明かしてきたのではないかと自負しています。

　私のこのような思い切った発想の転換が，精神医学におけるブレイクスルーないしはパラダイムシフトとなり，大いに皆さんの診療・研究のために，あるいは，皆さんの心身の健康の維持・増進のためにお役に立つことができるならば幸いです。

　また，この本の内容をスライドにして，多くのかたがたに視聴していただき，多くのご意見・ご質問を受けてきました。多くのかたがたからの素朴なご質問によって私は自分がまだまだ説明不足であることに気づかされました。批判的なご意見によって私の考えかた・疾患の捉えかたにまだまだ誤り・詰めの甘さがあることを教えていただきました。おそらくまだまだ多くのご意見・ご批判・ご質問があるのではないかと思います。それを受けて私の考えを修正し，さらに深めていけるならば幸いです。

多田　直人 (ただ　なおと)

精神科専門医、精神保健指定医。日本精神神経学会、日本児童青年精神医学会、日本精神衛生会に所属。

1951年北海道生まれ。北海道大学医学部卒業後、北海道大学医学部精神医学教室に入局。市立釧路総合病院精神神経科、国立十勝療養所に勤務後、市立稚内病院精神神経科医長を11年間務める。その間、社会福祉法人稚内木馬館理事、稚内保健所嘱託医、天塩保健所嘱託医、旭川児童相談所稚内分室嘱託医を歴任。1994年4月から麻生メンタルクリニック副院長。1994年6月から富田病院で精神科医長、副院長、院長を歴任。2000年5月五稜郭メンタルクリニックを開業、現在に至る。

精神疾患はなぜ生じるのか
精神疾患の本質に迫る ― パラダイムシフトをめざして ―

2021年5月31日　初版第1刷発行

著　　者　多田直人
発 行 者　中田典昭
発 行 所　東京図書出版
発行発売　株式会社 リフレ出版
　　　　　〒113-0021　東京都文京区本駒込3-10-4
　　　　　電話 (03)3823-9171　FAX 0120-41-8080
印　　刷　株式会社 ブレイン